经方求真

——名老中医临证医案集

主 审 胡 珂

主 编 张 涛 章美玲

全国百佳图书出版单位

中国中医药出版社

·北 京·

图书在版编目（CIP）数据

经方求真：名老中医临证医案集 / 张涛，章美玲主
编 . —北京：中国中医药出版社，2023.12
ISBN 978 - 7 - 5132 - 8241 - 3

Ⅰ.①经… Ⅱ.①张… ②章… Ⅲ.①经方-汇编 ②
中医临床-经验-中国-现代 ③医案-汇编-中国-现代
Ⅳ.①R289.2 ②R249.7

中国国家版本馆 CIP 数据核字（2023）第 107423 号

中国中医药出版社出版

北京经济技术开发区科创十三街 31 号院二区 8 号楼
邮政编码 100176
传真 010 - 64405721
河北联合印务有限公司印刷
各地新华书店经销

开本 710×1000 1/16 印张 18 字数 299千字
2023 年 12 月第 1 版 2023 年 12 月第 1 次印刷
书号 ISBN 978 - 7 - 5132 - 8241 - 3

定价 68.00 元
网址 www.cptcm.com

服 务 热 线 010 - 64405510
购 书 热 线 010 - 89535836
维 权 打 假 010 - 64405753

微信服务号 zgzyycbs
微商城网址 https：//kdt.im/LIdUGr
官 方 微 博 http：//e.weibo.com/cptcm
天猫旗舰店网址 https://zgzyycbs.tmall.com

如有印装质量问题请与本社出版部联系（010 - 64405510）
版权专有 侵权必究

《经方求真——名老中医临证医案集》编委会

胡珂教授简介

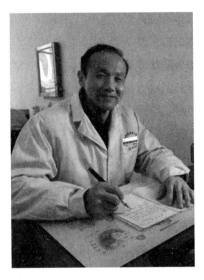

胡珂教授近照

胡珂，教授，主任中医师，硕士研究生导师。国家级名中医，江西省名中医，首批全国优秀中医临床人才，第二批全国老中医药专家学术经验继承人，全国第五、六批老中医药专家学术经验继承工作指导老师，江西中西医结合学会消化专业委员会常务委员，江西中医药学会内科中医委员会常务委员，中华医学会江西分会消化内镜专业委员会委员。临证时崇尚经典，师承名家，善用经方，注重调畅气机，疏达三焦，升降出入，重视脾胃后天之本，有胃气则生；调衡木土，肝胆脾胃，相互影响，肝达则脾健，脾运肝易疏。擅治口咽、食管、胃肠、肝胆膜腺疾病，对于杂病诊疗、亚健康中医调理有丰富的临床经验。尤其诊疗溃疡性结肠炎独具匠心，以疏肝健脾、清肠化湿为主，融合消通补涩诸法，自拟口服溃结方及溃结灌肠方，口服灌肠，内外同治，疗效显著。完成建设国家中医药管理局"全国名老中医药专家（胡珂）传承工作室建设项目"，发表国家/省级学术论文100余篇，培养硕士研究生60余人。

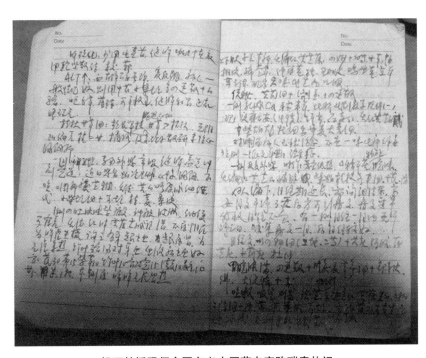

胡珂教授跟师全国名老中医药专家陈瑞春札记

代　序
我的中医之路

　　我于1956年10月出生于江西南昌，父母都是机关干部。小学四年级时"文革"开始，至1974年高中毕业，学校的教与学均不大正常。好在家教较严，未嬉戏荒废学业。高中毕业后，按照国家"知识青年到农村去，接受贫下中农再教育"的政策，我被下放至当时属江西省抚州地区所辖的进贤县云桥公社高岭大队生产劳动。

　　少年时我身体羸瘦，患支气管淋巴结核，清楚地记得常被带到医院看病，每次都予服雷米封（学医后知道通用名叫异烟肼）。高中时，为提高身体素质，跟邻家一般大小的孩子一起练习举重。因方法不当，勉力负重，造成逆伤，胸闷憋气。1975年适逢中国中医研究院中国中医科学院方药中教授应邀来江西讲学，经父亲同事引荐，得请方老诊治处方，疗效颇佳。后又在母亲机关图书室翻得一本中医基础书籍——《辨证论治》，遂对中医有了初步兴趣，将书借来，劳动之余，不时翻看，虽难以读懂，但也算跟中医初结情缘。

　　1977年国家恢复高考制度，我以第一志愿报考了江西中医学院（现江西中医药大学）中医专业，并如愿以偿。大学5年，我跟我的同学一样，非常珍惜这来之不易的学习机会，刻苦攻读，几乎废寝忘食，甚至年三十与家人吃完年夜饭就独自一人看书。因为学习努力，医学基础打得比较扎实。

　　1982年12月毕业后，我跟许多医学生一样，学业初成就跃跃欲试，迫切渴望从事临床工作，用所学的医学知识治病救人。不想却被分配至医学科研单位工作。两年后我总算有机会回到母校附属医院工作，满足了治病救人的初衷。身为年轻医生，在病房工作，管病床，值夜班；作为教学医院的医生，还要承担实习、见习学生的临床带教任务。由此我深感自己的西医基本功不足，遂花了较多的时间与精力复习、学习西医知识。那时医院内科是按中医脏腑分科的，我在脾胃科。所幸分科并不细，也能收治、经管脾胃病科之外的其他内科患者，这让我见识了不少内科病种；之后又在急诊病房工作了两年，综合处置能力得到了提高。以后随着医院的不断发展，为适应患者专病找专科医生看病的需求，医院分科细化，按西医的模式分成了多个内科专科，我被留在了脾胃科，之后脾胃科与肝胆科合并，成立了脾胃肝胆科。这些经历为我走上治病专博结合打下了基础。所谓"专"是主专业消化病，"博"是病种多样，即治疗专病为主，兼治杂病。

中医学强调整体观，以五脏为中心，通过经脉相连，机体上下内外成为一个有机的整体。只关注局部，不重视整体的治病方式，不是中医思维。自古中医仅大致分为内、外、妇、幼、眼科，更有不少名医精通内科诸病，兼通妇、幼。只专不博，往往容易限制目光，只关注专科疾病的症状，"只见树木，不见森林"，对患者同时出现的其他科疾病的症状视而不见，或忽略不管。如治疗口腔溃疡，若只看到口腔局部"热证"，忽略脾虚之本，一味寒凉降火，则会重伤中阳，使病情加重。有时恰恰是其他病的一些症状可以开拓医者的思路，提高疗效。尤其是运用经典，使用经方，更应以经方思路指导用方。举例来说，我曾治疗一个痞满证的中年女性患者，使用柴胡疏肝散、香砂六君子汤、半夏泻心汤等治疗效果均不理想，于是我根据患者慢性阻塞性肺疾病复发，咳吐痰涎清稀量多，咳剧则胃中泛吐清涎，上腹扣之稍有紧硬感，以《伤寒论》第40条、41条"心下有水气"为指导，用小青龙汤加厚朴、杏仁治疗，病情明显好转。其他案例有：泄泻伴心悸，心血管科用养心镇心方法不效，我从水饮论治，用五苓散加附子，泄泻、心悸同时减轻；用清热化痰、宣降肺气治疗前列腺肥大引起的急性尿潴留，同时有咳喘病；用柴胡剂治疗胃病女患者，结果不仅胃胀痛好转，并意外获得面色改观、黄褐斑消失的惊喜。

我年轻时看的书多以西医为主，进修学习也去的是西医院，虽然也看中医书籍，但以现代书籍、期刊及温习教材为主，对古典医籍，特别是经典著作的学习不够重视。

国家中医药管理局本着"学经典，做临床，跟名师"的宗旨，为培养优秀中医临床人才，组织并实施了全国优秀中医临床人才研修项目。2004年通过考试，我有幸成为第一批全国200名研修学员中的一人。研修期间，我通过集中培训、看光盘、自学等方式系统学习了"四大经典"。同时拜江西中医药大学伤寒学家、临床大家陈瑞春先生为师，跟师临床。陈师善用经方，如小柴胡汤、四逆散、半夏泻心汤、桂枝汤、柴胡桂枝汤、五苓散、厚朴生姜半夏甘草人参汤、竹叶石膏汤、当归芍药散等，特别是小柴胡汤的运用更是自如。跟师3年，我获益良多。跟名师学习的另一种途径与形式就是通过书籍、网络、视频等方式学习其他名家如刘渡舟、江尔逊、郑钦安等的学术和临床经验。通过学经典、用经典、用经方，我感觉自己的辨证论治水平、临床疗效均较之前有了较大提高。由此学习经典的兴趣也不断提高，从"要我学"转变为"我要学"。3年研修结束后，我仍能坚持不懈地继续研习经典。我体会，学经典应反复地精读、细读，每读完一遍都会有新的收获、新的提高。我深深地感到：要想提高临床疗效，要想成为名中医，学好经典是必由之路。学习经典，用好经方，不但是治疗各种疑难杂症的利器，而且对常法疗效欠佳的常见病、多发病，经方也常能取得意想不到的效果，有时甚至覆杯而愈。余曾治一老妪，泄泻多年，前医用真人养脏汤加减，泄泻加重。我根据其伴自汗淋淋，恶风，舌淡，苔白，脉细，予桂枝汤原方调和营卫，调和脾胃，服药3剂，诸症若失，继服3剂而愈。我还体会到，并不是年龄大了才开始研习经典就为时已晚，只要持之以恒，坚持不懈，任何年龄开始学习都会有所提高、有所收获。借用战争年代的一句话："革命不分前后。"我认为，"学经典不分老少"，学经典真正可以说是"活到老，学到老，用到老"。

岁月匆匆，弹指一挥间，我从事中医工作已40年，由一名青年中医成为一位老中医，也获得了诸如全国优秀中医临床人才、全国老中医药专家学术经验继承工作指导老师、江西省名中医等荣誉称号，获得并完成"全国名老中医药专家（胡珂）传承工作室建设项目"。

"老骥伏枥，志在千里。"我现已年过八八，仍愿继续学习，不断提高，为人民群众解除病痛，为中医事业发挥余热。

胡珂

2023年2月撰于江西南昌

前　言

中医药文化是中华民族优秀传统文化的重要组成部分，是中医药学发展过程中的精神财富和物质财富，是中华民族几千年来认识生命、维护健康、防治疾病的思想和方法体系，是中医药服务的内在精神和思想基础。"传承精华、守正创新"是习近平总书记对于中医药事业的殷切希望，"不忘历史才能开辟未来，善于继承才能善于创新"。

随着"西学东渐"，我们总是用现代科学研究的三要素来证实中医的科学性，即：第一要素是提出问题，其实质就是探究什么；第二要素是猜想与假设，实质就是根据生活经验对提出的问题进行猜想；第三要素是设计并进行实验。这种方法在一定层面上带着科学的质疑，为验证中医药的科学性提供证据，并用科学的语言解释中医的一些未知现象。我不由地反思一些重大科学问题的本质，比如："脾升胃降的实质真的就是几个基因、几个信号通路的变化吗？"再如："脾主运化中精华和糟粕部分的变化就是细胞转运蛋白的变化吗？"又比如诸多报道称单味中药存在肾毒性，那么肝毒性为什么不会在复方中出现呢？中药药理学研究的中药单体，脱离了中医药理论指导它还是中药吗？又诚如邓铁涛教授所说的"用了近三千年的中药，其安全性经历几十亿中国人的检验，为什么现在需要老鼠点头？"这些问题的产生，我想大多是因为"中华民族优秀文化的缺失，人民群众失去信仰，短平快的功利思想盛行及所谓的证据而忽略了个案"。

按照现代科学模式的原则，中医学不是自然科学，中医学是人文科学、是哲学。中医治疗的不是人的病，而是病的人。中医学的很多重要内容，从更多层面看是中华民族的优秀文化，比如药物的四气五味、归经、五音疗法、情志疗法、心理暗示、行为治疗等。中医药文化是中华民族优秀传统文化中体现中医药本质与特色的精神文明和物质文明的总和。中医学根植于中华民族，必然受到中国传统文化的影响，中医药的发展实际上也是一个文化的发展，最终形成中医文化，比如我们经常说的"医易同源""中医与道医"等。中医学在自身发展过程中不断与中国传统文化相融合，既促进了自身发展，也完善了中医学文化体系。同时中医学文化体系也逐渐成为中国传统文化的重要组成部分，是对中华传统文化宝库的进一步丰富。"求木之长者，必固其根本；欲流之远者，必浚其泉源"，中华民族的优秀文化是中医药创新与发展的基石。

党的十九大报告提出，要"深入发掘中华优秀传统文化蕴含的思想观念、人文精神、道德规范，结合时代要求继承创新，让中华文化展现出永久魅力和时代风采"。中华民族的优秀文化是中华文明成果的根本创造力，是中华民族历史上道德传承、各种文化思想和精神观念形态的总体。当前，文化作为软实力，是决定一切的内在驱动力。文化又是社会意识形态，是中华民族的思想精神，是社会政治和经济的根本。

当然，我们在弘扬中华民族优秀文化的同时也不提倡全盘接受，毕竟在几千年的传承中亦有不少糟粕，需要去伪存真，需要与时俱进。时下的中医已经不是传统中医，而是"西学东渐"之后与现代科学技术相融合，强调中西医协作、中西医并重的中医。王永炎院士说："学中医必须读经典、做临床、跟名师，中医要学得深、学得通，西医要懂。"当今中医的发展，一方面要注重其医学性，强调其自然科学的属性；另一方面也要注重其人文属性，弘扬和发展中医文化。这既是对中国传统文化的传承和丰富，也是民族文化自信的一个体现。

中医学本质上与中国古代哲学至少在三点上是高度一致的：一是以完整的、形神兼备的"人"展开研究；二是绝不将人孤立看待，而是将人置于自然宇宙之中，探究天人关系；三是探寻人与人的关系，即社会关系。中医与传统文化也有相同之处。就研究对象而言，中医和传统文化都是以研究人为对象的。中医学是研究人体和生命的学科；中国古代哲学思想也是如此，无论道家、儒家，都是以人作为关注的核心，以生命作为根本而展开论述的。更深一步来说，中医研究的"人"是"形神"无缺的人，是身心一体的人，并且将这一完整的、一体的人放在天地万物、自然、社会这一宇宙空间背景之中展开讨论和研究，这就要求医者要"上知天文，下知地理，中知人事"（《素问·气交变大论》），这与中国古代传统哲学"究天人之际"的思想是一致的。

为什么中医教育要强调师承呢？师承，顾名思义就是必须采用传统的师带徒模式，类似过去的父传子、子传孙的样式。中医学作为实践医学，除了要熟悉中医四大经典、明清医书外，更重要的是经验传承。比如近现代比较有名的孟河医派，费、马、巢、丁四大家。孟河四大家以其高深的学术造诣、丰富的临床经验，对中医学的发展作出了卓越功绩。以他们为核心而形成的孟河医派，似一颗璀璨的明星，照耀在清代末年、民国初年的医坛上，流派所及，至今未衰。近年来，在国家中医药管理局的主持下，全国各地挖掘并支持众多中医流派，评选国医大师、全国名中医及全国名老中医指导老师，建立名中医工作室，强调"学经典、拜名师、做临床"，这为中医学的传承与创新作出不可磨灭的贡献。

要想培养大师，就要注重厚植传统文化，避免个体知识结构的不完整与心理及人格发展的片面性，避免"重视接受，忽视创造；重视学习，忽视思想；重视知识，忽视智慧；重视认知，忽视道德"的情况。传统文化教育对中医学生的人格塑造和高尚品德建立是不可或缺的。儒、释、道思想是中医传统文化中非常重要的三个组成部分，儒学、道家与佛教的一个共同之处就是注重心性的修养和人格的完善，儒修身，道养性，佛净心，所谓"医者仁术，仁者爱人"。

医圣张仲景曾在《伤寒论》中说"进则救世，退则救民"。范仲淹也曾说过"不为良相，便为良医"。医者与儒家所谓"修身、齐家、治国、平天下"的理念是相通的。中医学在西汉"罢黜百家，独尊儒术"之后的两千多年时间里，受儒家文化的影响颇深。传统中医学是科学性、技术性与艺术性的统一，如果现代中医教育缺乏儒家思想教育，就会影响现代中医人对中医学的继承与理解。

中医学发展到今天，面临着巨大挑战。新时代的中医不仅要具有丰富的经史子集的文化根基，也要具有丰厚的现代人文社会科学知识素养。中国古医者，多幼年习儒或经从儒生中分离出来，儒学之伦理观在中医伦理观的基本范畴、医德评价、医德修养、医德教育等多个方面留有深深的印记。诚所谓"先知儒理，然后方知医理"。儒家重视个人修养，强调"修身"和"仁"。"仁"为诸德之和，包括"温、良、恭、俭、让、孝、佛、礼、爱人"等，是儒家伦理之核心。"仁"的基本要素是"仁者爱人"，这也是中医伦理之核心，故中医学将"仁心"作为一个医生所必备的基本条件。

胡珂教授是我的老师，也是我学习中医的引路人。他强调"学经典、做临床、半日临证、半日读书"。胡珂教授作为江西省名中医，被人事部、卫生部、国家中医药管理局联合遴选为第五、六批全国老中医药专家学术经验继承工作指导老师。他从事临床工作40年，娴熟中医理论，擅用经方辨治内科疑难杂症。胡珂教授临证以中医为主，提倡中西医协作，临证善于抓住主证，"必先伏其所主，先其所因"，立法处方，有据可循，博览群书，勤求古训，故疗效卓著。对胡珂教授的临证经验进行系统总结是我多年来一直想做的一件事。为此，依托全国中医临床优秀人才项目，在胡珂名老中医药专家传承工作室的支持下，先后有章美玲、吴运瑶、姜劼琳、陈燕珠、龚鹏、汪瑶、王飞、万常俊、王露露、符小聪、曾丽莉、刘宗臻、王本田、刘倩倩、熊莎莎、罗安、王艳芳、罗晗、钟倩丽、秦梦娴、郁成、丁思羽、江水玉、赖冬萍、李清梅、李绅绅、覃靖燊、陈子瑶、汤善能、朱梓铭、张馨月、周旋、陈子瑶等数十名青年教师、博士、硕士研究生参与，通过跟师临诊，构建了胡珂教授病案数据库，并专人负责录入每次的门诊资料，分析总结疗效，随访患者，加工整理，然后送呈胡珂教授亲自修订。本书的大部分按语由胡珂教授亲自审定。经过3年的努力，我们从胡珂教授临证的近万例病历资料中精选出典型案例，目前呈现在读者面前的这些案例基本能够反映胡珂教授的学术思想、诊疗思维和临床经验，内容以内科、儿科病例为主，有40多个病种，200多则病案。我相信，这些源自胡珂教授临床的真实案例，对广大中医医院的医师、初学中医的研究生，包括中医爱好者是大有帮助的；对于树立中医文化自信、真正的守正创新、传承精华是大有裨益的。

张涛

2023年夏季撰于广西中医药大学

目　录

一、嗳气

嗳气出自《丹溪心法·嗳气》，是指胃气上逆，出胃而作声，多见于饱食之后。嗳声沉而长，常兼有脘腹饱胀感。《伤寒指掌·卷三》引邵仙根谓："嗳气者，因气抑遏不宣，上逆作声而嗳气，每有饱食之后而作者，可知其因于胃气瘀滞也。"胡珂教授认为，嗳气多因中虚、胃气不和，或气、火、痰、食致使清气下陷、浊气上泛而致，亦可因肺气不降所致。临证宜以和胃降逆为法。

案一

曹某，男，55岁，2020年4月20日初诊。

主诉：嗳气频作两个月。

现病史：两个月前因进食生冷后腹泻1天，治疗后好转，但见嗳气频作。刻下症：嗳气频作，无烧心，无反酸，偶有饥饿感。口气臭，无口干口苦。头面油。大便每日1次、质可，矢气频。小便偏黄。寐尚安，夜寐汗多。舌质暗红胖，苔黄白，脉细弦。

辅助检查：胃镜（2020年4月7日）提示复合性溃疡（A$_2$期），幽门螺杆菌阳性。

中医诊断：嗳气（肝气乘脾，气机上逆）。

治法：疏肝健脾。

处方：小柴胡汤合平胃散合四逆散加减。柴胡15g，黄芩6g，法半夏10g，白芍20g，炒枳实15g，党参10g，炙甘草6g，苍术10g，厚朴15g，陈皮10g，柿蒂30g。7剂，水煎，日1剂，分两次服。

4月30日二诊：服药后嗳气减轻，矢气减少。舌尖红，苔白腻，脉弦滑软。守方再进14剂，服法同前。

5月14日三诊：服药后嗳气已除，矢气频，颜面汗多、黏滞，无口干苦，食欲可，无胃胀。舌质偏暗红、边有齿痕，苔黄白腻满布，脉弦滑软。

上方去柿蒂，加炒麦芽 15g，炒谷芽 15g。再进 14 剂，水煎，日 1 剂，分两次服。

随访情况：患者述无明显嗳气，肛门矢气减少，胃纳可。

按语

张介宾曰："嗳气者，即《内经》之所谓噫也。此实脾胃之气滞，起自中焦而出于上焦，故经曰上走心为噫也。"嗳气多因胃气上逆而致，临床常以调畅脾胃气机升降为主，多以行气降气治之。胡珂教授认为，本病病位虽在脾胃，病机以气机失调为主，但单纯治疗脾胃效果往往不佳。因脾胃气机升降与肝之疏泄功能密切相关。《类证治裁》云："肝木性升散，不受遏郁，郁则经气逆，为嗳、为胀……皆肝气横决也。"此论深中肯綮，诚为肝郁致嗳之要言。因此，治疗本病使脾升胃降，兼以疏肝，其效立彰。本案患者脉弦主肝气郁滞，说明其基本病机为肝木犯土。张景岳云："肝邪犯脾者，肝脾俱实，单平肝气可也。"患者嗳气频，无反酸，烧心，虽然肝气犯脾，但肝胆热郁不重；口气臭，矢气频，头面油，夜寐汗多，多属脾胃湿热，故方选小柴胡汤合平胃散合四逆散加减，以疏肝和胃，恢复胃之和降。平胃散首见于《太平惠民和剂局方》，主治脾胃不和，乃因痰湿阻滞，困遏脾胃，或感受山岚瘴气，或水土不服所致。患者进食生冷，痰湿留滞属本方证。柿蒂降气止呃，本为治疗呃逆之专药，胡珂教授认为本品有很好的降气和胃作用，用于治疗嗳气效果颇佳，常用至 20～30g；陈皮也是胡珂教授用于嗳气的常用药，常用至 10～30g，并以此二药为主，自拟治嗳气的"降气方"。该方由柿蒂、陈皮、旋覆花、木香四味组成。

案二

邓某，女，26 岁，2020 年 11 月 19 日初诊。

主诉：反复嗳气伴胃中烧心感半年余。

现病史：嗳气频，反复发作，常一两声。胃部有胀满感，嗳气后缓解；无反酸，有烧心感，饥饿时略重，多食后胃胀，咽喉有梗阻感；口苦甚；大便 1 日 2 次、溏结不调；小便尚利。纳食可，寐一般，多梦。曾服兰索拉唑、枸橼酸莫沙必利片，症状可缓解，但服用兰索拉唑后大便干结甚。舌淡红，苔黄腻，脉弦。

辅助检查：外院胃镜（2020 年 9 月 24 日）提示：①慢性非萎缩性胃炎；

②反流性食管炎，幽门螺杆菌阴性。

中医诊断：嗳气（肝胆气郁，湿热蕴阻）。

治法：疏肝解郁，清热利湿。

处方：四逆散合半夏泻心汤合上焦宣痹汤加减。柴胡 15g，黄芩 10g，法半夏 10g，白芍 20g，炒枳实 12g，党参 10g，黄连 3g，干姜 6g，炙甘草 6g，大枣 10g，槟榔 10g，香附 12g，木香 15g，陈皮 30g，柿蒂 30g，旋覆花 15g，郁金 10g，射干 10g，枇杷叶 10g，炒栀子 12g，炒麦芽 20g，炒谷芽 20g，鸡内金 10g。7 剂，水煎，日 1 剂，分两次服。

11 月 26 日二诊：药后有时上腹部偏左隐痛，受寒后明显。仍嗳气，无烧心感，无咽喉梗阻感。胸骨偏右隐痛。怕冷，易疲倦乏力，时头晕。大便成形、日两次、质黏挂厕。纳可，眠可。舌边红、边有齿痕，苔白，脉弦滑。

上方去炒栀子，法半夏增至 15g，干姜减至 4g，加青皮 10g。7 剂，水煎，日 1 剂，分两次服。

12 月 3 日三诊：药后嗳气、烧心等症明显改善，饭后觉有物上反，偶尔上腹部梗阻感，无嗳气，无反酸，饥饿时有烧心感，口干。大便成形、日两次、偏软、质黏挂厕、不尽感。纳可，眠可。舌偏红，中后苔薄黄，脉细弦偏软。

上方党参增至 15g。7 剂，水煎，日 1 剂，分两次服。

12 月 10 日四诊：药后食物上反感减轻，现晚饭后或受凉后上腹部梗阻感，时嗳气。大便日两次、成形，小便干。双下肢夜间发疹、高出皮肤、色红、痒甚，常每夜发一两粒，遇热甚。纳可，眠可。舌淡红，苔白，脉弦。

守方再进 7 剂。

按语

本病主症为嗳气，虽无明显反酸，但心下灼热，并伴咽喉梗阻感，亦属胃食管反流之象。胡珂教授认为，部分胃食管反流患者表现为咽中梗阻或异物感。此类患者多为肝胆气郁，湿热蕴阻证。当今之人，生活压力过重，思虑过多，易气机郁滞。肝主疏泄，调畅气机，肝木疏土，促其运化，脾土营木，利其疏泄，二者相互为用，病理上亦相互影响，诚如仲景所云"见肝之病，知肝传脾"。此类患者多为木郁乘土，致脾土之气不足。即使脾气尚足，但久病，木气不伸，脾气必现壅滞，终致运化失司。气血生化无源，营血亏虚，肝失濡养，气机壅滞，郁而化热。患者还可见心烦易怒，甚者头晕。脾气壅滞，运化失权，可致湿邪内生，内生之湿郁而化热。同时肝胆气郁，郁而生热，合热上蒸，可见咽部异物梗阻，甚则胸骨下痛。嗳气、反流与木气偏胜、肝胃失和有关。此患者嗳气后仍觉胃脘胀满，吞酸嘈杂，口苦，但大便溏结不调，受凉后腹痛明显，属肝胃不和、枢机不利、上热下寒、寒热夹杂、虚实并存之象。上焦宣痹汤原方针对太阴湿热郁痹上焦。如《温病条辨·上焦》曰："太阴湿温，气分痹郁而哕者，宣痹汤主之。"胡珂教授认为，咽中阻痹、异物感、痰阻感多为气机郁滞，肺胃之气郁阻，常以本方去通草、豆豉，宣降肺胃气机，更主以小柴胡汤、四逆散调和肝胆脾胃，畅达三焦枢机。三方共施，效果颇佳。

案三

万某，女，19 岁，2017 年 7 月 3 日初诊。

主诉：嗳气、口黏 20 余天。

现病史：嗳气、口黏，雨天潮湿易作。刻下症：胸骨后不适，饭后嗳气，反酸，口中流清水，有气上冲感。口黏，口稍苦、稍干，喜热饮。食欲可，纳食可，稍多食则胃胀。寐欠安，梦多。大便日 1 次、质软、易挂厕，小便干。末次月经 2017 年 6 月 10 日，周期规律，量一般，无痛经，经前乳房胀痛。舌暗淡胖，苔白腻，脉细弦。

中医诊断：嗳气（肝胃不和，痰气互结）。

治法：疏肝和胃，化痰散结。

处方：半夏厚朴汤合小柴胡汤加减。法半夏 10g，厚朴 15g，藿香 10g，苏梗 10g，茯苓 10g，甘松 10g，乌药 10g，柴胡 6g，黄芩 6g，党参 10g，炙甘草 6g，豆蔻仁 10g。7 剂，水煎，日 1 剂，分两次服。

7 月 10 日二诊：服药后诸症减轻，稍口黏、口苦、口干，时反酸。食后感胸骨后堵塞，嗳气则舒，口中流清水减轻，嗳气，无胃痛胃胀，无气冲感，纳可，多梦，二便可。舌暗淡，苔中后略白腻，脉弦细。

处方：半夏厚朴汤合小柴胡汤合上焦宣痹汤加减。法半夏 10g，厚朴 15g，苏梗 10g，茯苓 10g，甘松 10g，乌药 10g，柴胡 6g，黄芩 6g，党参 10g，炙甘草 6g，郁金 10g，射干 6g，枇杷叶 10g。7 剂，水煎，日 1 剂，分两次服。

按语

半夏厚朴汤又称七气汤、四七汤，该方出自《金匮要略·妇人杂病篇》。云："妇人咽中如有炙脔，半夏厚朴汤主之。"炙脔是中医常用以比喻堵塞咽喉中的痰涎，吐之不出，吞之不下，古人称之为"梅核气"，尤以女性多见。梅核气一词首见于宋代的《仁斋直指方论》，而早在《灵枢·邪气脏腑病形》中就对该病进行了记载。其曰："心脉大甚为喉吤。"即言喉中有异物梗阻。又曰："胆病者，善太息，口苦，呕宿汁，心下澹澹，恐人将捕之，嗌中吤吤然，数唾。"描述了胆腑病变会出现咽部有物梗阻，频频欲吐之，吐出无物的症状。

胡珂教授认为，此类患者多因情志不畅，肝气郁结，加之痰湿阻滞，壅滞胆腑，横逆犯脾胃，心下澹澹，气机上逆，咽中如有核。因此既要健脾化湿，行气和胃，又要肝脾同治，肝胃同调，以复气机升降，气行痰自消。可用半夏厚朴汤散结降逆，行气燥湿。同时，胆与肝相表里，胃与脾相表里，木郁克土，进而表现出口苦口黏、胸中堵塞等症状，病属少阳枢机不利。少阳枢机不利，影响脾胃之气升降，正邪纷争，可见气滞水结火郁相兼、寒热虚实交错。该患者即属本方之证。小柴胡汤拨动少阳枢机，以调升降出入，疏畅全身气机，导引人体正气周流通体，激动机体自主调控机制，使"阴阳自和"，从而达到治疗的目的。

（王　飞　朱梓铭　张　涛）

二、鼻衄

鼻衄即鼻出血，是以症状命名的病名。《血证论》曰鼻为肺窍，鼻根上接太阳经脉，鼻孔下夹阳明经脉，内通于肺，以司呼吸，乃清虚之道与天地相通之门户，宜通不宜塞，宜息不宜喘，宜出气不宜出血者也。胡珂教授临证多从阳明经热盛论治。

病案

林某，男，6岁，2020年8月6日初诊。

主诉：反复鼻衄1年余。

现病史：患儿易鼻衄，下午及晚上多发，食欲差，大便干、1天1次，小便平，寐可。舌淡红、体胖，苔稍白，脉细滑。

中医诊断：鼻衄（阳明胃热，伤津耗气）。

治疗：清热和胃，益气生津。

处方：竹叶石膏汤加减。竹叶6g，石膏15g，人参8g，麦冬6g，山药10g，白茅根15g，石斛10g，茯苓10g，炙甘草5g，白术6g，炒麦芽15g，炒谷芽15g，鸡内金10g。7剂，水煎，日1剂，分两次服。

8月13日二诊：服上药后未再流鼻血，食欲改善，前两天受凉后咽痛，现无。平素易咽痛，口干，欲饮温，饮水量可，二便平。家属代述夏季易出现皮肤干燥、瘙痒，寐可，无流涎。舌淡红，苔薄白、中后稍腻，脉沉细滑软。

守方再进7剂，水煎，日1剂，分两次服。

按 语

《诸病源候论》曰："血之与气，相随而行，内荣腑脏，外循经脉……腑脏有热，热乘血气，血性得热即流溢妄行，发于鼻者为鼻衄。"胃，足阳明之脉，起于鼻。胡珂教授认为，阳明胃经为多气多血之经，易发热病，故鼻衄等病变多从胃热论治。该患者系儿童，小孩素体脾胃虚弱，如若喂养不当，易内生积热，从而出现鼻衄、双侧扁桃体Ⅱ°～Ⅲ°肿大、咽痛等实热性症状，故使用竹叶石膏汤加减，以清胃热，养胃阴，佐以消食化积之品而获奇效。鸡内金、白术，为消化癖积之要药，更为健补脾胃之妙品，脾胃健壮，亦能运化药力而消积。

（汪　瑶　江水玉　张　涛）

三、便血

便血系胃肠脉络受损，血不循经，溢入胃肠，随大便而下，或大便色黑呈柏油样为主要临床表现的病证。若病位在胃，因其远离肛门，血色变黑，又称远血；若病位在肠，出血色多鲜红，则称近血。便血的原因多样，但以热灼血络和脾虚不摄两类所致者为多，胡珂教授治疗本病以清热凉血、健脾温中为主要治法。

病案

黄某，男，50岁，2016年7月5日初诊。

主诉：反复便血1周余。

现病史：患者既往有溃疡性结肠炎病史，近1周便血鲜红，大便日7～8次、不成形、量少、夹血及黏液，无腹痛、脘腹胀，纳少，嗳气，怕冷，不耐寒食，神疲乏力，懒言，四肢清冷，口干。舌淡胖、尖红，苔黄白腻少津，脉偏弦软。

中医诊断：便血（脾虚湿热，浊毒阻滞）。

治法：温脾清热利湿，敛疮生肌。

处方一：半夏泻心汤加减。法半夏10g，炮姜10g，黄芩5g，黄连3g，党参10g，槐花10g，地榆炭30g，鸡冠花10g，三七3g，防风10g，木香10g，炙甘草6g，枳壳10g，苎麻根15g。7剂，水煎，日1剂，分两次服。

处方二：青黛15g，马勃15g，煅牡蛎30g，儿茶30g，赤石脂30g。7剂。水煎，保留灌肠，日1次。

7月13日二诊：服上药后，便血已止数日，昨日再见少许便血，大便日4～5次、不成形、黏滞、黏液少，纳仍少，少许嗳气，腹胀。舌胖偏红，苔少许黄，脉弦。

上方去鸡冠花、苎麻根、防风，加黄芪15g，槟榔10g，制乳香10g，炒谷芽15g，炒麦芽15g，鸡内金10g，败酱草15g；黄连改6g，黄芩6g，三七

6g，槐花15g。7剂，水煎，日1剂，分两次服。

按 语

中医古籍里虽无溃疡性结肠炎病名记载，但很早就有其相关描述。本病属中医学"痢疾""便血""泄泻""肠澼""脏毒"等范畴。《素问·脏气法时论》云："脾病者，虚则腹满肠鸣，飧泄，食不化。"盖脾虚健运无权，水谷不化精微，湿浊内生，混杂而下，则生泄泻。湿浊内蕴，郁而化热，又复感湿热毒邪，气血与湿毒热邪搏结于肠之脂膜，腐败化为脓血，则成湿热痢。

此患者以便鲜血为主症，伴大便不成形、腹胀、纳少、胃寒为次症，其关键病机可归纳为"本虚标实，虚实夹杂"八字。脾虚脏寒，运化不及，湿浊不化，下注大肠，阻滞肠腑气机，湿郁化热，湿热蕴结肠腑，灼伤血络。治疗上温脾清肠，寒热并用。本案首诊以半夏泻心汤化裁，清利湿热，配伍地榆炭、鸡冠花、槐花、苎麻根收湿敛疮，凉血止血；木香、防风疏气化滞；败酱草清热化湿解毒，消痈排脓，活血行瘀；三七活血化瘀又止血。因溃疡性结肠炎发病以左半结肠、直肠居多，故局部保留灌肠治疗，可使药物直达病所，与肠黏膜接触更充分，就近驱邪，敛疮生肌，清除肠间毒素，修复大肠黏膜，因此可提高疗效。保留灌肠既可将局部治疗作用发挥到极致，又不损伤全身气血，故具有一定优势。采用自拟"灌肠方"可清热解毒，敛疮生肌。该方以青黛、马勃为主。方中青黛清热解毒，凉血止血；马勃清热解毒止血，二药合用，清解肠道湿热毒邪。其均呈粉末状，敷撒于疮面以敛疮。煅牡蛎涩肠止泻，可软坚散结，对病灶黏膜粗糙、假息肉的消散有一定作用。儿茶、赤石脂收敛止血，消肿生肌。全方融敛疮生肌、止血固涩、解毒祛湿、活血化瘀为一体。

（陈燕珠 江水玉 张 涛）

四、便秘

便秘是指大便次数减少，一般每周少于 3 次，伴排便困难、粪便干结。好发于女性及老年人。中医学认为，本病临床可分"冷、热、虚、实"四大证，胡珂教授临床多从肝论治，从气血阴阳、六经辨证入手。

案一

范某，女，63 岁，2012 年 7 月 13 日初诊。

主诉：大便排出困难 3 年余。

现病史：患者自 2008 年岁末起出现大便排出困难、2～4 日一行、质软黏滞、有不尽感，肛门灼热。前医多从湿论治，以藿、佩、薏苡之辈芳化淡渗，少效。刻诊：大便两日 1 次、排便艰难、便细软、黏滞不畅，便后腹部不适，肛门灼热，胃纳可，口干口黏，欲饮但不敢多饮，小便调。神疲乏力，全身沉重感、上半身汗多、动则加剧，气短，夜寐差，不易入睡。腰软，背部疼痛感。舌淡胖、边有齿痕，苔黄白腻，脉沉细无力。

中医诊断：便秘（气虚夹湿，蕴而化热）。

治法：补气健脾，清热化湿。

处方：东垣清暑益气汤加减。黄芪 30g，党参 10g，白术 10g，当归 10g，防风 10g，柴胡 10g，升麻 6g，黄连 3g，苍术 6g，葛根 10g，炙甘草 6g，豆蔻仁 10g。7 剂，水煎，日 1 剂，分两次服。

7 月 20 日二诊：服上药后乏力缓解，全身沉重感减轻，仍腰软背痛，头晕，视物昏蒙。自汗、上半身尤甚。大便两日一行、难解、不尽感、稍黏滞、稀软便。口干，喜温饮，饮水多。矢气多，纳可，口中酸苦味，眠可。夜尿两次，排尿无力。舌淡胖、边有齿痕，苔薄黄腻，脉沉细。

上方去苍术、葛根、防风，加川厚朴 10g，槟榔 10g，枸杞子 12g。7 剂，水煎，日 1 剂，分两次服。

7 年 27 日三诊：自觉乏力稍好转，大便仍黏滞不畅、2～3 日一行、不尽感，矢气多，纳可。小便可，夜尿两次。自汗多、上半身尤甚，全身沉重感，腰软，夜寐差。舌淡红，苔薄黄，脉沉细无力。

处方：东垣清暑益气汤加减。黄芪30g，白术20g，党参15g，升麻6g，柴胡10g，当归10g，苍术20g，陈皮10g，厚朴10g，黄连5g，炙甘草5g，槟榔15g，生姜3g，大枣3g。7剂，水煎，日1剂，分两次服。

8月3日四诊：服药后大便量少，仍排便不畅，口干，咽干，咽梗不利，嗳气，小便不利、灼热。动则头汗出，齐胸而还，面赤如醉，头晕眼蒙，前天曾眩晕欲仆。腰酸，精神不振，体力不支，极易疲乏，稍事劳作则气短。汗出加重，昼日思睡，夜卧不安。身不怕冷，反时觉烦热，四末温暖。舌体胖偏红，苔薄黄腻，脉沉弱、按之空豁若无。

中医诊断：便秘（肾阳衰惫，虚阳上浮）。

治法：温肾扶元，潜纳浮阳。

处方：潜阳封髓丹加减。制附片15g（先煎40分钟），砂仁20g，炙甘草25g，黄柏10g，龟甲10g，白豆蔻10g。4剂，水煎，日1剂，分两次服。

8月7日五诊：服上方后排出宿便尺许，大便成形、通畅，困顿乏力大减，头汗出少，小便正常。舌淡红略胖，苔灰黄，脉沉细紧。

黄柏改为6g，龟甲改为6g，加煅龙骨、煅牡蛎各15g。7剂，水煎，日1剂，分两次服。

8月14日六诊：寐差，入睡难，多梦易醒，大便两日一行、成形、夹不消化食物，小便正常，乏力减，上半身动则汗出。舌红，苔黄腻，脉沉细。

上方去煅龙牡，加肉桂6g，黄连3g。7剂，水煎，日1剂，分两次服。

8月21日七诊：服上方后大便1~2日一行、成形、稍黏滞，睡眠改善，易入睡，多梦，自汗，动则汗出，乏力，目眵较多。纳可，小便可。舌淡胖、边有齿痕，苔薄白黄，脉沉细。

上方肉桂改为3g。7剂，水煎，日1剂，分两次服。

8月29日八诊：服药后口苦偏干，寐少，肢软乏力。舌淡胖，苔薄黄，脉弱。

中医诊断：便秘（肾阳衰惫，虚阳上浮）。

治法：温肾补火，回阳纳元。

处方：炮附片15g（先煎40分钟），干姜10g，葱白4根，炙甘草25g。5剂，水煎，日1剂，分两次服。

9月2日九诊：服药后精神好转，睡眠改善，乏力好转。口干，晨起两颧红，头汗出，大便成形、日一行，小便白，纳可。舌淡红胖，苔白，脉细沉软。

炮附片改为20g，干姜改为15g，炙甘草改为30g。7剂，水煎，日1剂，分两次服。

9月9日十诊：服上方后精神明显好转。大便平、日一行。舌淡胖，苔薄少许腻，脉沉细。

干姜改为10g。7剂，水煎，日1剂，分两次服。

后电话随访，症状消失。

按语

本案诊疗过程出现二度误诊，前医根据患者大便质软黏滞，排便不尽感，肛门灼热，辨为大肠湿热；后胡珂教授因其困倦疲乏及以往经验，辨为脾胃升清降浊失常，一直以东垣清暑益气汤为主治疗达3周，直至见面赤晕仆，结合脉象，考虑肾阳虚衰，补气升提药升发即欲上浮之阳。试用温阳潜纳之法，用大剂附子为主，温壮肾阳。肾为先天之本，诸脏腑必赖肾阳温煦而始健。肾阳虚衰，肠腑失煦，传导不及，则排便艰涩。阳虚水湿不化，故伴见湿象；湿阻气机，可出现黄腻苔，这也是误为湿热的主要方面。通过温阳则肠得温煦，传导正常，便秘自愈。

胡珂教授认为，本例虽然一直不见阳虚失温常见的形寒怕冷、四肢不温，但突出表现为阳气不振之精神倦怠之象。如《素问·生气通天论》云："阳气者，精则养神……"意为阳气健旺则神志清晰，思维敏捷，精力充沛，动作协调。《素问·阴阳应象大论》云："清阳实四支……"阳气充实，则肢体、肌肉动作有力，体力充沛。阳气疲惫，则肢体懈怠，困顿乏力。虽然气虚证也可导致肢体无力，懒于动作，不耐劳作，但与阳虚证比较，以阳虚证表现更为明显，证情更加严重。阳气是人生命之火，人的生、长、壮、老、已即是阳气由稚而旺、而衰、而亡的过程。观临床上大病、久病、重病之人，多易耗损阳气，形神俱伤，身困懒动，甚至卧床不起。郑钦安所言的"人困无神"除精神萎靡外，也寓有困乏无力极甚之意。胡珂教授以为，在脉象具备的基础上，身困无力甚至可以作为阳虚证的辨证眼目，而形寒肢凉等典型的阳虚寒象有时反不一定具备。阳气能够推动血脉运行。阳气旺盛则脉象平和，表现为脉来不浮不沉，不大不小，从容和缓，柔和有力，节律一致，也就是脉有胃（气）、神、根。若阳气虚衰，则脉运无力，微弱无根。

故仲景将"脉微细，但欲寐"作为少阴病提纲；火神派开山宗师郑钦安也把"脉息无神"（《医理真传》）、"人困无神"（《医法圆通》）视为阳虚证的重要依据。胡珂教授在临床上也常根据脉象、精神辨别阳虚证，尤其沉弱无力、微细欲绝，或浮大中空之脉确认为阳虚、使用附子的主要指征。刘渡舟提出"附子脉"是"脉沉而缓，或微细如丝，而按之无神……少阴病当凭脉辨证，其方法不论脉之浮沉大小，但觉指下无力，而按之筋骨全无者，反映了内有伏阴，阳气不足之候"。

阳虚证患者可伴有一些自觉或他觉的上热或外热表现。此"热"乃阳虚之极，阴寒内盛，格拒虚阳于上、于外的假热。仲景对这种阴盛格阳证的描述是："少阴病，下利清谷，里寒外热，手足厥逆，脉微欲绝，身反不恶寒，其人面色赤……通脉四逆汤主之。"（《伤寒论》第 317 条）仲景所论为寒邪直犯或内传少阴，损伤心肾阳气，病势危急，一线残阳外脱，阴阳即欲离决，患者虽面色赤，身热不恶寒，却四肢厥冷，下利清谷；内伤杂病证情虽缓，病机却与伤寒相似，乃真阳耗伤，阴寒格拒，虚阳上浮。患者四肢不一定清冷，可不见怕冷、下利清谷等内外寒象，反可见面红、面部痤疮、目赤、咽红疼痛、唇红、牙痛、口疮、口苦口臭甚至舌红（多红而舌体胖）等"上热"，或身热、自觉发热等"外热"，或心烦、不寐等"内热"。当这种乏力神懒，或伴有"热象"的证候，经用补气培元、补中益气、甘温除热，或清热降火等治法后疗效不佳，甚或有所加重时，更应考虑证属阳虚，甚或虚阳上浮（如本例即出现动则头汗出、齐胸而还、面赤如醉、头晕眼蒙、曾眩晕欲仆等虚阳上浮的表现），急当易弦更张，以温肾补火、回阳纳元为治，放胆投用较大剂量的附子剂，方如四逆汤、白通汤、郑钦安的潜阳丹合封髓丹（火神派大师吴佩衡名之潜阳封髓丹）。制附子剂量根据证情可用至 15～30g，根据用量先煎 30～60 分钟甚至更久，以尝至不麻口为度，并伍以炙甘草 20～30g，制约附子之毒，方为妥妥。

案二

康某，女，28 岁，2019 年 9 月 17 日初诊。

主诉：大便干结半月余。

现病史：近半个月无明显诱因出现大便干结如栗，曾服黄连上清片无效。刻下大便日行一次、质地干结、解出不畅，小便黄，自觉口黏，口干欲饮，口苦，口臭，纳可，食凉易胃脘胀满。无眼胀目眩，无头晕头痛，无明显恶寒发热，汗出正常，无胸闷心慌，寐安，月经调。舌淡尖偏红，苔黄腻，脉沉细弦。

既往史：既往盆腔炎两个月。

中医诊断：便秘（气郁证）。

治法：疏肝解郁，润肠通便。

处方：小柴胡汤合四逆散加减。柴胡15g，黄芩10g，法半夏10g，白芍20g，炒枳壳15g，党参10g，槟榔10g，黄连5g，厚朴10g，苍术20g，炒莱菔子20g，炙甘草6g。7剂，水煎，日1剂，分两次服。

9月24日二诊：患者述服药至第2剂，大便好转，成条质软，解之通畅，后因行经减至每日服半剂，大便溏、不成形。现腹中肠鸣，脐周隐痛，呈游走性，时双侧腹股沟隐痛，大便前段成形、后段偏稀，矢气频，偶有嗳气。纳寐可。舌淡尖稍红，苔前薄白、中后黄稍腻，脉弦。

处方：小柴胡汤合四逆散合当归芍药散加减。柴胡15g，黄芩10g，法半夏10g，白芍20g，炒枳壳15g，党参10g，苍术15g，槟榔10g，香附10g，当归10g，茯苓10g，白术20g，泽泻10g，川芎10g，炙甘草6g。10剂，水煎，日1剂，分两次服。

按 语

对于便秘的病因病机，历代医家多从肠腑热结、气滞不通、寒凝阻滞、气血阴阳亏虚等方面考虑，故多从脏腑、气血、阴阳论治。便秘的基本病变属大肠传导失常，治疗上以通下为常法。然临床上，今人饮食不节，肥甘厚味，烟酒炙煿，酿生湿热，脾胃升清降浊失常，形成便秘者亦不少。此类型患者，脾胃湿热蕴积，升降失常，肠腑气机壅滞，腑失通利。若单纯运用清热泻下之法，部分患者不效，且容易病情反复，缠绵难愈；多用、久用泻下之剂更可损伤人体正气，或苦寒伤阳，或苦燥伤阴。三焦者，决渎之官，水湿运行之道，肠腑气滞，传导失常，且脾胃升降功能能否正常发挥有赖于肝胆的疏泄。本案患者的病机关键乃肝胆气郁，失于疏泄，三焦不利，升降失司，水湿内蕴，故胡珂教授以疏肝理气之法运转气机。肝脾得以舒畅，便秘得以缓解。经云："少阴病，四逆，其人或咳，或悸，或小便不利，或腹中痛，或泄利下重者，四逆散主之。"故此类患者治便秘之法重在调达肝脾，以小柴胡汤合四逆散为基础方，根据病证变化佐以槟榔、莱菔子加强通降之功，如此大便自然通畅。

案三

陶某，男，42岁，2020年9月10日初诊。

主诉：反复便秘1年余，加重1周。

现病史：患者既往偶有便秘，近1周出现排便困难，排出无力，大便量少、成形、日一行，伴肛门坠胀感，矢气频，小便平，进稍硬食物胃中有阻感。口苦口干，夜间明显，右下腹觉胀、按压不显。寐一般、多梦。食纳可，无嗳气反酸。舌淡胖，苔白，脉弦软。既往垂体瘤病史。

辅助检查：2019年12月25日当地医院胃镜检查提示：①胃溃疡（A₂期）；②慢性非萎缩性胃炎伴糜烂。肠镜检查提示全大肠未见明显异常。腹部B超提示：①肝内稍高回声团，考虑肝血管瘤；②胆囊息肉。

中医诊断：便秘（气虚型）。

治法：益气润肠通便。

处方：自拟"升降通便汤"加减。黄芪30g，升麻6g，柴胡15g，白术30g，党参10g，当归15g，炙甘草6g，炒枳壳15g，槟榔10g，火麻仁30g，杏仁10g，黄芩10g，生地黄15g。7剂，水煎，日1剂，分两次服。

9月17日二诊：服药后诸症改善明显。大便日一行、量不规则、质软，矢气多，小便频，进稍硬食物则胃中有阻感，口苦口干症减。纳可，无嗳气反酸，无胃脘不适。舌尖胖，苔薄白，脉细滑软。

守方再进7剂，水煎，日1剂，分两次服。

按语

胡珂教授认为，气虚便秘型患者如厕，常虚坐努挣，精神疲乏，排便困难，但并不干结，说明乃中气虚弱而推动乏力。详察舌脉之象，可见脾虚端倪，当属虚中夹实。《灵枢·口问》云："中气不足，溲便为之变。"意为中焦气虚，大小便可出现异常改变，包括便秘、泄泻、便血、尿血等。脾胃主升降，升清降浊，脾升胃降，相反相成，病理上则相互影响。脾虚清气不升，导致胃中浊气不得下降。肠腑属广义的"胃"，即《灵枢·本输》中所说的"大肠小肠皆属于胃"。胃气下降包括肠腑之气下降，故胃浊不降则出现便秘；且脾虚不能履行"为胃行其津液"之职，致肠腑无津，糟粕内停而致便秘。治疗此类便秘当抓住脾虚不升的主要矛盾，治以益气健脾为主，以复升清之能，辅以和降胃气。采用自拟"升降通便汤"，补脾升清，疏气降

15

浊，斡旋气机升降之枢，使排便爽利。"升降通便汤"（组成黄芪20g，升麻6g，柴胡6g，白术30g，党参10g，当归15g，炙甘草6g，炒枳壳15g，槟榔10g，火麻仁30g，杏仁10g）以补中益气汤为基础，健运脾气，重用黄芪补益脾气，使脾气传送有力；并重用生白术运化脾阳，恢复升清降浊之功；柴胡、升麻升举清阳，清阳升，浊气自降；肺与大肠相表里，肺气宣降则肠腑通利，故以杏仁宣降肺气；果仁多脂，润滑肠腑，故重用火麻仁润肠通便；枳壳宽肠理气，槟榔辛散苦泄，入胃、肠经，善于消积导滞，兼能缓泻通便，二者共奏和降腑气之能。若阴液不足者，可加增液汤，滋阴润肠通便；腹胀明显者，可灵活配伍炒莱菔子、大腹皮、路路通，以理气通降。

案四

涂某，女，49岁，2005年4月16日初诊。

主诉：便秘5年余。

现病史：大便4~5日一行、干结难解，无明显便意感，腹无胀痛。眼睑及双下肢水肿，腰痛，小便短少。舌淡、边有齿痕，苔薄白，脉沉细。

中医诊断：便秘（阳虚水湿证）。

治法：温阳通便，利水消肿。

处方：真武汤合防己黄芪汤加减。制附片8g（先煎30分钟），白芍15g，白术10g，生姜3片，茯苓15g，防己15g，黄芪15g。7剂，水煎，日1剂，分两次服。

4月22日二诊：服药后大便通畅、每日一行，颜面及双下肢水肿减轻，腰痛消失，尿量增加。

上方去防己，加猪苓15g，泽泻20g，即真武汤合五苓散加减。15剂，水煎，日1剂，分两次服。

后随访，大便通畅，水肿消除。停药后大便一直正常。偶有水肿复发，但较轻，用上方仍效。

按语

本例患者虽有水湿留滞体表之征象，肠道却现燥涩之象，同时伴有腰痛、脉沉细，此系肾的气化不及，以致水津不能四布，五经不能并行所致，故首诊选用真武汤合防己黄芪汤，复诊选用真武汤与五苓散并投，治疗原则旨在温阳化气行水，令水津四布，内渗肠道，大便自然正常。阳气具有兴奋、推动、温煦及发散功能。黄元御《四圣心源》指出："阳主开，阴主阖，阳盛则隧窍开通而便坚，阴盛则关门闭涩而便结。"阳不化津之便秘者，临床上并非少数，但却常常易被忽略。该类患者往往存在多服、久服寒凉泻下药物的病史，临床可见便秘又可伴见眩晕、身重、肢体浮肿、小便不利、口干不欲饮等症。肾为水脏，主司二便。肾阳亏虚，气化不利，气不化津而致便秘者，因水液不能化生阴津以润肠腑，反可致内停泛溢肌肤，前不利则小便短少而不利，后不利则大便干秘而不利。阳虚水湿不化，也可伴见湿象，苔白腻或舌面润，胡珂教授临床多选用五苓散或真武汤加减。

案五

徐某，女，53 岁，2016 年 12 月 27 日初诊。

主诉：大便干结 8 年。

现病史：患者述结肠癌化疗术后大便干结、如羊屎状，服中药可见效，大便未解时则腹胀，有便意，无腹痛；夜尿 2～3 次；易疲劳；口干欲饮，夜间口苦；纳食差，寐差，活动多则下肢肌肉灼热。舌胖边红，苔薄白，脉沉细、按之少力。

既往史：有结肠癌病史 8 年。

中医诊断：便秘（气阴两虚型）。

治法：补气健脾，润肠通便。

处方：补中益气汤加减。黄芪 30g，白术 30g，柴胡 10g，当归 10g，黄芩 10g，党参 15g，升麻 6g，麦冬 10g，生地黄 12g，炙甘草 6g，路路通 15g，川牛膝 10g。14 剂，水煎，日 1 剂，分两次服。

2017 年 2 月 9 日二诊：初服上药后腹痛，继服上药数剂大便转软、日 3～4 行、成形，无腹胀腹痛。舌偏红，苔薄黄，脉细弦。

处方：补中益气汤合增液汤加减。黄芪 30g，白术 30g，柴胡 10g，当归 10g，黄芩 10g，党参 15g，升麻 6g，麦冬 10g，生地黄 12g，炙甘草 6g，川牛膝 10g，枳壳 12g，白芍 20g，乌药 6g。14 剂，水煎，日 1 剂，分两次服。

3 月 15 日三诊：服药后大便干结缓解，便后乏力，有便意，腹痛，胃痛，纳少，不耐寒食，口干苦。舌暗红，苔薄黄腻、稍少，脉细。

处方：补中益气汤合济川煎加减。肉苁蓉 20g，决明子 20g，白芍 30g，黄芪 20g，炙甘草 5g，生甘草 6g，炒莱菔子 20g，生地黄 10g，锁阳 10g，乌药 6g，百合 12g。7 剂，水煎，日 1 剂，分两次服。

按语

患者结肠癌术后耗伤气血，出现大便秘结不通，可谓"塞因塞用"。胡珂教授治以补中益气汤加减，以补开塞，病药合拍，症状改善。肠道津液不足，配伍增液汤增液润燥；同时加肉苁蓉、锁阳补肾助阳，补益精血，润肠通便。

案六

游某，女，25岁，2020年10月20日初诊。

主诉：便秘1年余。

现病史：大便3~4日一行、质地干结、努挣难下，无口干口苦，无嗳气反酸，偶有胃胀。自述服调月经方时，大便通畅，小便平。寐时梦多，易疲乏，午后及夜间无发热感，齿痛。纳可。舌淡，苔白，脉弦偏数。

中医诊断：便秘（气郁证）。

治疗：疏肝解郁，润肠通便。

处方：自拟"疏气通便方"加减。柴胡18g，黄芩10g，法半夏10g，党参10g，白芍30g，炒枳壳15g，槟榔15g，路路通15g，白术30g，炙甘草6g，杏仁10g，当归30g，黄芪15g，知母10。7剂，水煎，日1剂，分两次服。

10月27日二诊：服上药后便秘明显缓解，现大便日一行、质软、排出顺畅，矢气频，齿痛略缓解。纳寐可，小便平。余无其他不适，欲巩固疗效。舌偏红，苔薄黄，脉细弦滑。

守方再进14剂，水煎，日1剂，分两次服。

按语

胡珂教授认为，便秘多与气机郁滞、中气不足、血燥津亏相关。经云"大肠者，传导之官"，便秘病位在大肠，可责之肺、脾、肝、肾。肺与大肠相表里，脾主运化，便秘属本虚标实证，本在脾虚不运、传化失司；标实在气机不畅、肝郁不疏，肝郁脾虚终致肠腑通降失司，发为本病。证属肝胆气郁，失于疏泄，三焦不利，胡珂教授治以自拟"疏气通便方"。该方由小柴胡汤合四逆散加减而成。《伤寒论》第230条云："阳明病，胁下硬满，不大便而呕……可与小柴胡汤。上焦得通，津液得下，胃气因和。"第148条云：

"阳微结……可与小柴胡汤……得屎则解。"同名经脉关系密切,经气相通。肝气疏泄,则胆气疏泄,足少阳胆经、手少阳三焦经脉调畅,则气机畅达。三焦是气、水津的运行通道,三焦气机通畅,则津液通畅,肠腑得润,大便自出。若肝胆气郁,三焦不畅,津液不行,大肠失濡;肝失疏泄,大肠气机不利,传导失常,则发为便秘。小柴胡汤疏利肝胆,畅达三焦;四逆散养血柔肝,宽肠理气。胡珂教授认为,柴胡具有很好的通便功能。诚如《神农本草经》所言,柴胡"主心腹肠胃中结气,饮食积聚,寒热邪气,推陈致新"。可知柴胡具有疏通肠胃、消除积滞的功效。况《神农本草经》中具有"推陈致新"的药物只有两味,即大黄、柴胡。大黄"荡涤肠胃",泻下通便,故从"推陈致新"的角度也可理解柴胡通便之功。柴胡因不同病机、病证而用量不同。用量较小的 3～6g 以升阳举陷为主,如补中益气汤;和解少阳,调畅枢机,疏利三焦则需较大剂量,15～30g;和解退热则可大至 25～60g。

案七

李某,男,36 岁,2019 年 11 月 8 日初诊。

主诉:便秘 3 年。

现病史:便秘,用开塞露则 2～3 日一行、质干结如羊屎,近 1 个月有便血、色鲜红。腹胀,饱食则呕吐。口干,余可。舌偏红,苔白,脉弦细。

辅助检查:2016 年 10 月 11 日当地医院胃镜检查提示非萎缩性胃炎;2016 年 10 月 28 日当地医院彩超未见异常;2018 年 8 月 20 日当地医院肠镜提示内痔,余未见异常。

中医诊断:便秘(气机郁滞证)。

治疗:疏肝解郁,导滞通便。

处方:自拟"疏气通便方"加减。柴胡 18g,黄芩 10g,法半夏 10g,党参 10g,白芍 30g,炒枳壳 15g,槟榔 15g,路路通 15g,白术 30g,炙甘草 6g,杏仁 10g,苍术 10g,厚朴 15g,陈皮 10g,炙甘草 6g,槐花 15g,炒莱菔子 30g。10 剂,水煎,日 1 剂,分两次服。

11 月 18 日二诊:服药后症状改善可,大便 2～3 日一行、质较前稍软,排便费力较前较减轻,矢气多,无明显便血;胃胀、饱食后明显,食后欲吐,吐胃内容物。食欲一般,小便可,夜寐一般。无明显口干口苦。舌红,苔白稍腻,脉细弦滑。

上方去槐花,加紫菀 30g,法半夏改 15g。7 剂,水煎,日 1 剂,分两次服。

后随访，便秘症状完全缓解，未见复发。

案八

章某，女，49 岁，2021 年 3 月 2 日初诊。

主诉：反复便秘 20 余年，加重 1 年。

现病史：大便 3 ~ 4 日一行、质地干结；下腹胀、按之硬、稍隐痛；矢气、排便后减轻；无胃痛胃胀，食纳可，寐欠佳，眠浅易醒，醒后稍难入睡；小便可，矢气频，臭秽；平素易急躁，平素常服助排便药物。舌暗红胖，苔薄白腻，脉沉细弦偏软。

辅助检查：2021 年 3 月 2 日本院呼气试验（＋），自述肠镜检查未见明显异常。

中医诊断：便秘（气郁证）。

治法：疏肝解郁，导滞通便。

处方：自拟"疏气通便方"加减。柴胡 18g，黄芩 10g，法半夏 10g，党参 10g，白芍 30g，炒枳壳 15g，槟榔 20g，路路通 15g，生白术 30g，炙甘草 6g，杏仁 10g，当归 30g，黄芪 20g，炒莱菔子 30g。14 剂，水煎，日 1 剂，分两次服。

3 月 16 日二诊：服药后大便日 3 ~ 4 次、偏软成形、量少，无下腹胀，口稍苦，口干，不欲饮，服药期间胃脘嘈杂，余无不适。平素月经提前 1 周，现推迟 3 日；两胸胁胀；食纳可，寐欠佳，易醒，小便可。舌红，苔黄，脉细滑软。

上方去炒莱菔子，加川牛膝 10g，槟榔改 15g，黄芪改 30g。14 剂，水煎，日 1 剂，分两次服。

按 语

便秘的主要病机是脾阴不足，肠燥津乏，腑气不通，患者平时常服用泻下通便药物，然效果不佳。胡珂教授另辟蹊径，从三焦论治。《伤寒论》第 230 条曰："阳明病，胁下硬满，不大便而呕，舌上白苔者，可与小柴胡汤。上焦得通，津液得下，胃气因和，身濈然汗出而解。"此胃气实含广义的胃，即包括肠腑之气。可见三焦气机枢纽不利，能够影响上焦肺通调水道、输布津液之职，导致肺气壅塞，不能下降大肠。三焦气道不畅，水道不利，津液不行，肠腑亦失濡润，噫逆泛满，肠腑气壅，则便秘。此乃三焦辨治便秘的经典诠释。胡珂教授自拟"疏气通便方"（如案六、案七、案八，组成：柴胡18g，黄芩10g，法半夏10g，党参10g，白芍30g，炒枳实15g，槟榔15g，路路通15g，白术30g，炙甘草6g，火麻仁30g，杏仁10g，当归15g），旨在疏达三焦，气行则津运，津液得下，胃气因和，肠腑得濡，大便自通。《神农本草经》记载"柴胡主心腹，去肠胃中结气，饮食积聚……推陈致新"，故方中重用柴胡为君，白芍养血润肠，通便之功颇佳，俗有"小大黄"之称，在治疗脾约不大便的麻子仁丸中芍药重用达半斤也可见一斑。仲景在《伤寒论》第280条中特别强调"太阴为病，脉弱，其人续自便利，设当行大黄芍药者，宜减之，以其人胃气弱，易动故也"，意为脾虚便泄需用芍药者，应当减量，否则损伤脾胃，"动胃气"，加重泄泻，加重下利，反证白芍具有通便作用。槟榔、路路通可增强降气除胀之效，重用生白术运脾通便，当归养血润肠通便，火麻仁润肠通便，加入杏仁宣肃肺气，提壶揭盖，收效显著。若气虚明显，可加黄芪补气；若寒湿中阻，可配合平胃散降浊祛湿。

案九

方某，女，62岁，2019年9月23日初诊。

主诉：便秘、腹泻交替10余年。

现病史：患者自2002年子宫内膜异位、直肠切除术后开始出现便秘、腹泻交替症状，近期加重。现大便日行3次、量少、排出不畅，不大便则腹胀，自觉脐下拉扯感、左下腹甚，无肠鸣；怕冷甚，怕热，胸闷；无心悸；双目发蒙；前额不适；口苦，口干不欲饮水；纳可；寐差易醒，醒后难入睡。舌红胖，苔黄白腻，脉弦细。

中医诊断：便溏（肝胆气郁，脾虚湿热下注）。

治法：疏肝理气，辛开苦降，扶脾清热燥湿。

处方：四逆散合半夏泻心汤合平胃散加减。柴胡10g，黄芩8g，法半夏10g，黄连3g，干姜6g，党参10g，白芍15g，炒枳壳10g，大腹皮15g，苍术15g，厚朴10g，陈皮10g。7剂，水煎，日1剂，分两次服。

10月10日二诊：服药后排便前腹痛加重，双侧太阳穴胀痛感。现大便两日一行，排便前腹痛甚欲排便，初大便硬结，后质稀糊状，排便后腹痛减；食纳可，稍口干口苦，饭后口中酸，饮水一般，小腹仍有牵拉感，腹部怕冷。舌暗红胖，苔薄白腻，脉细弦滑。

中医诊断：便秘（肝胆气郁，脾虚湿热下注）。

治法：疏肝理气，辛开苦降，扶脾清热燥湿。

处方：四逆散合半夏泻心汤合平胃散加减。柴胡10g，黄芩10g，法半夏10g，炒白芍15g，枳壳10g，党参10g，桂枝10g，白芍20g，生姜10g，大枣10g，制大黄3g，炙甘草6g。7剂，水煎，日1剂，分两次服。

10月17日三诊：服药后腹痛减，现大便日两次，先稍干成形，后质稍软。服药后出现胃部空磨感，进食及饮水后可缓解，稍口干口苦，口酸，四肢发热，自觉从骨蒸热，余部无发热感，纳可，大便前稍有腹痛，矢气少，骶骨、腰部、腹部怕冷，腹部牵拉感减，自觉阴部有热气感，小便无灼热感。舌暗红胖，苔前薄白根白腻，脉细弦。

上方加黄连6g，吴茱萸1g，山药10g。7剂，水煎，日1剂，分两次服。

按语

便秘、腹泻属于临床上常见的消化道疾病，中医对于习惯性便秘、慢性腹泻治法多样，灵活性强。此案属外科手术损伤脾胃，为子宫内膜异位、直肠切除术后引起的肠道功能紊乱，类似肠易激综合征的临床表现。《灵枢·本输》云："大小肠皆属于胃。"这里的大肠属广义的"胃"。"六腑以和降为顺"，胃气下降则肠腑气降，传输糟粕。脾主升清，胃主降浊，脾升胃降是脾胃重要的生理功能之一。脾气上升以转化、吸收水谷精微；胃气和降将所摄纳之水谷下传小肠分清泌浊，糟粕则由大肠排出体外。脾不升清则泄泻，胃不降浊则便秘，故便秘与腹泻交替出现。脾胃升降失常也可引起单纯便秘，表现为大便一至数日一行，排便艰涩。临床治疗可以半夏泻心汤为主辛开苦降，以味辛能开能升，味苦能降能泄，所谓"辛甘发散为阳，酸苦涌泄为阴"，合则苦辛通降，升脾降胃。方中主药半夏，既可辛开气机，又可和降胃气；干姜以其辛热之性温升脾阳；黄连、黄芩苦降胃肠之气；参、枣、草甘温调补脾气，复其升降功能之常。应当注意的是，临床寒热药的用量当随脾胃升降之侧重灵活掌握，且随机变化。对便秘而言，还应芩、连降胃为主。若胃气通降不利较甚，便秘腹部胀痛窘迫，可加大黄速降胃气，但宜中病即止，不可过用，否则易损伤脾阳，加重脾气不升。大黄又名"将军"，取其斩关夺隘之性，泻下通腑，但需少少佐之，甚者1~3g即可；证情轻者可用熟大黄，泻下作用和缓。

（陈燕珠　江水玉　张　涛）

五、不寐

　　不寐亦称目不瞑、不得卧、不得眠。《难经·四十六难》曰："老人卧而不寐，少壮寐而不寤者……故昼日不能精，夜不得寐也。"不寐常有入睡困难、易醒、早醒3种形式。轻者入睡困难，或寐而不酣，时寐时醒，或醒后不能再寐，重则彻夜不寐。伴随神疲乏力，或紧张焦虑、心神不安、心悸、气短、胸闷、多汗等症状，严重影响人的正常生活。胡珂教授认为，不寐总的病机责之于阳不入阴，阴阳失交。分而言之，脏腑气血功能失调，寒热痰湿瘀滞不畅，故临床治疗以引阳入阴、交通阴阳为总则，调和脏腑，泻实补虚，祛邪通络，畅通三焦，分而治之，疗效颇佳。

案一

　　曾某，女，50岁，2017年11月2日初诊。

　　主诉：寐差3年，加重1个月。

　　现病史：患者3年前无明显诱因开始出现寐差，主要表现为难入睡，易醒，梦多；伴见思虑重，易紧张。近1个月寐差加重，甚至彻夜难寐，头晕，易疲乏。患者素来易怕冷，受凉易感冒，得暖后缓解；腰部怕冷，易冷痛。纳差，不欲食，多食则胃不适，嗳气多；受凉及多食易便溏，饮食稍不慎则腹泻，食热则易上火；小便淡黄，饮水后小便频；口干不喜饮；眼睛视物模糊，流泪。舌质暗淡，苔薄白、根薄黄腻，脉弦滑细软。

　　中医诊断：不寐（脾虚湿热夹痰，胆胃不和）。

　　治法：清热化痰祛湿，和解胆胃，调和阴阳。

　　处方：柴胡桂枝汤合半夏泻心温胆汤加减。柴胡6g，黄芩6g，法半夏30g，桂枝6g，白芍6g，生姜3片，大枣4枚，生晒参6g，炙甘草6g，干姜3g，黄连5g，菟丝子10g，陈皮10g，竹茹10g，茯苓10g。7剂，水煎，日1剂，分两次服。

　　11月9日二诊：服药后睡眠较前好转，能入睡，睡眠仍浅，梦多。现稍饱食则易呃逆；进食生冷硬物则大便不成形，甚至腹泻，腹痛，便后缓解；仍怕冷，口干不欲饮，易觉疲劳，乏力感明显。舌质淡，苔根少许薄黄，脉弦细软。

上方去竹茹，加黄芪 15g，炒谷麦芽各 15g。7 剂，水煎，日 1 剂，分两次服。

11 月 16 日三诊：服药后睡眠较之前好转，入睡尚可，眠仍浅，梦多，醒后精神可，持续 1~2 小时后精神转差；易疲劳，身体乏力感，不喜动；呃逆较前减少；食欲差，进食量少，仍多食则易腹泻，未再伴见腹痛；仍怕冷；口干较前减少。舌质淡，苔薄黄、根部少许黄稍腻，脉浮弦。

中医诊断：不寐（脾虚肝郁，枢机不利）。

治法：健脾疏肝，和解胆胃，调和阴阳。

处方：柴胡桂枝汤加炒谷麦芽、北沙参、竹茹、钩藤。柴胡 10g，黄芩 10g，法半夏 15g，桂枝 6g，白芍 6g，生姜 3 片，大枣 4 枚，太子参 15g，炙甘草 5g，炒谷麦芽各 15g，北沙参 10g，竹茹 10g，钩藤 10g（后下）。7 剂，水煎，日 1 剂，分两次服。

11 月 30 日四诊：服药后睡眠较前稍改善，入睡尚可；腰酸软无力，劳后易汗出，站立久则汗出乏力；食凉及油腻则易腹泻，得热则舒；头部怕风，易紧张；食欲较前稍好，口干不欲饮。舌质淡红，苔薄黄白腻，脉弦细软。

上方去太子参，加党参 12g，桑寄生 30g。10 剂，水煎，日 1 剂，分两次服。

12 月 9 日五诊：服药期间效可，停药后易反复。刻下症见眠差，难入睡，睡眠时长 3~4 小时，多梦，易醒，晨起觉疲乏无力，今晨起觉头晕；无头痛，觉口稍干；无口苦，不欲饮水；无胃痛胃胀；时觉双目干涩，双眼发胀，眼皮重；胃纳少，易饱；二便正常，进食不洁易腹泻；平素较怕冷；面色㿠白。舌深红，苔薄白，脉弦。

中医诊断：不寐（脾肾不足，枢机不利）。

治法：和解枢机，调和阴阳，健补脾肾。

处方：小柴胡汤合桂枝加龙骨牡蛎汤加减。柴胡 10g，黄芩 10g，法半夏 20g，桂枝 10g，白芍 10g，生姜 3 片，大枣 4 枚，生晒参 10g，当归 10g，龙骨 15g（先煎 30 分钟），牡蛎 15g（先煎 30 分钟），女贞子 10g，锁阳 6g，枳壳 10g，炙甘草 6g。14 剂，水煎，日 1 剂，分两次服。

4月23日六诊：服上方后症状稍好转。现入睡尚可，偶夜寐多梦易醒，伴晨起全身乏力；易腰酸痛，头晕；口干不欲饮，无口苦；近来略焦虑，纳少，二便平，进食不洁易腹泻，平素怕冷。舌偏淡，苔白黄，脉弦细。

上方去锁阳，加北沙参10g，黄芪15g，菟丝子10g。14剂，水煎，日1剂，分两次服。

随访3月余，述睡眠已较平稳，偶因家庭琐事影响睡眠。

按语

《灵枢·营卫生会》云："营在脉中，卫在脉外，营周不休，五十度而复大会，阴阳相贯，如环无端，卫气行于阴二十五度，行于阳二十五度，分为昼夜，故气至阳而起，至阴而止……夜半而大会，万民皆卧，命曰合阴。"由此可知，睡眠乃因营卫相合。营卫和谐，"阳入于阴则寐，阳出于阴则寤"。《灵枢·邪客》云："卫气者……昼日行于阳，夜行于阴……今厥气客于五脏六腑，则卫气独卫其外，行于阳，不得入于阴……阴虚，故目不瞑。"此处的"阴虚"是指卫气不入于体内，而体内（阴）阳气不足（虚），并非阴液亏虚。

卫气循经而行，白天行于阳经（体表），夜晚行于阴经（五脏），白天寤，夜间寐，"卫出于阳则寤，卫入于阴则寐"。睡眠与营卫关系密切，其关键在于卫气运行通畅与否。卫气运行通畅，则营卫和谐。张景岳说："营卫即是气血。"营卫、气血、阴阳，分之为三，合论实一。换言之，营卫即是气血，气血即是阴阳。治疗失眠当调和营卫，实则调和阴阳，使阴阳相交。

胡珂教授认为，失眠病因虽多，但总属阴阳失调，阳不交阴。而阴阳之气相交又当以气机调达、经脉和畅为基础。少阳为气机阴阳之枢纽，少阳枢机开阖有度，三焦气机调畅，则阴阳之气运行无阻。因此，予小柴胡汤疏利肝胆，运转枢机，调和营卫，调畅气血，调节阴阳。然分而言之，不寐病机乃脏腑气血功能失调，寒热痰湿瘀滞不畅。患者因长期眠差，伴见脾胃不适，或嗳气不适，或便溏不利，此为脾虚之证，故以柴胡桂枝汤为基础方，内以调脾胃，外以调营卫，终以和解枢机，调节睡眠。患者因病程长，病机复杂，故治疗周期偏长，且症状易反复。"脾胃乃气血生化之源"，气血不足则营卫不和，阴阳失调，因此，胡珂教授治疗本病十分重视调节脾胃，多采用健脾和胃之法，调节中焦枢纽，以使少阳枢机得利，同时固护先天，补益肝肾。

案二

蒋某，男，67 岁，2020 年 3 月 31 日初诊。

主诉：夜寐难入睡 1 年余。

现病史：患者近 1 年无明显诱因出现入睡困难，短则半小时方入睡，甚则彻夜难眠，多梦；白天精神尚可，食后易胃脘胀满，晚饭后时有嘈杂感，偶有胃脘痛，食后明显；偶口干，饮水一般，稍口苦，无明显寒热；大便素急迫、欠畅、色黄褐、质溏、日 2~3 次，小便平；纳一般，脾气急躁，易焦虑。舌偏红，苔中稍黄腻、两侧略少，脉细弦。

中医诊断：不寐（肝胃不和，中焦气机升降失常）。

治法：疏肝和胃，升脾降胃。

处方：半夏泻心汤合四逆散合平胃散加减。柴胡 15g，白芍 20g，炒枳壳 15g，炙甘草 6g，黄芩 10g，法半夏 10g，干姜 10g，黄连 3g，苍术 10g，厚朴 15g，陈皮 10g，茯苓 10g，白术 10g，党参 10g，大枣 4 枚，蒺藜 12g，炒麦芽 30g，炒谷芽 30g，鸡内金 10g。14 剂，水煎，日 1 剂，分两次服。

4 月 15 日二诊：服药后夜寐较前稍好转，胃胀痛大减，口干口苦减轻，仍胃中时有嘈杂感，大便急迫、糊状、较前顺畅，夜间偶易醒，能复睡。

治法：加强柔肝泻肝、燥湿清热之力。

上方干姜减至 6g，黄连增至 5g，法半夏增至 30g，加乌梅 30g，夏枯草 15g，夜交藤 60g。14 剂，水煎，日 1 剂，分两次服。

4 月 30 日三诊：服药后患者夜寐可安睡，偶难入睡，偶有胃胀痛，大便平，小便可。舌质略红，苔薄略黄，脉细弦。

守方再进 7 剂，水煎，日 1 剂，分两次服。

后随访，失眠未再发。

按语

《素问·逆调论》云："胃者，六腑之海，其气亦下行。阳明逆，不得从其道，故不得卧也。《下经》曰：胃不和则卧不安。此之谓也。"脾胃居中焦，为人体气机升降之枢纽，上焦心气下降，下焦肾气上升，心肾相交需中焦斡旋。脾胃调和，升降有序，则阴阳出入、心肾交泰有度。若痰浊、湿热、积食阻滞中焦，或脾胃自乱，升降失常，则阴阳不交，水火不济，则不寐始作。故治疗予半夏泻心汤合平胃散以安胃，使中焦湿热积滞尽去，则气机升降有序，里和而寐自安。

胡珂教授临证善从脾胃入手，以半夏泻心汤治疗不寐，功用有四：其一，阳明经乃由阳入阴之当口，手足阳明经是由阳入阴之最后两条经脉。中焦湿热、痰湿、郁热（厥气）阻滞，阳明经脉不畅，阳气入阴受阻。芩、连、半夏清热，燥湿，化痰，以祛除病邪。其二，脾胃不和，升降乖乱，斡旋失常，则心肾不交。本方辛开苦降，调畅气机，调和上下，既可交通心肾，使水火既济，又可调和胃气，畅达阳明。其三，中焦阻滞，上下不通，阳气不得下降而上（心）热，阴气不能上升而下（脾、肾）寒，热扰则神不藏，黄连、黄芩清心宁神。其四，阴阳气血营卫之气不足，卫阳之气不能正常由阳入阴而营卫交合。营卫气血均为水谷所化，水谷精微出于中焦脾胃，脾胃不和，化生乏源，则营卫不易调和，调和阴阳气血营卫就必须调脾胃。不寐之人常有脾胃病，故调和脾胃亦为治不寐之法，尤其是脾胃失调，升降不利者，半夏泻心汤不失为一张好方。

案三

程某，男，17岁，2020年4月14日初诊。

主诉：困倦失眠5年余。

现病史：患者近5年反复入睡困难，眠浅易醒，困倦乏力，运动后入睡稍好转。近1周无明显诱因下出现盗汗，以胸背为主，平素汗出正常；无畏寒，无胸闷心慌；晨起口干口苦，纳差，食欲尚可；大便偏软、日一行；小便平，平素易感冒。舌偏红瘦，苔白稍腻、中有点刺，脉弦。

中医诊断：不寐（营卫不和，兼有表湿）。

治法：调和营卫枢机，健脾和胃。

处方：柴胡桂枝汤加减。柴胡15g，桂枝6g，黄芩6g，党参10g，白芍6g，法半夏10g，炙甘草6g，生姜3片，大枣4枚，煅龙骨20g（先煎30分钟），煅牡蛎20g（先煎30分钟），酸枣仁10g，夜交藤60g，女贞子10g，菟丝子6g，黄芪12g，炒麦芽30g，炒谷芽30g，炒枳壳10g。14剂，水煎，日1剂，分两次服。

4月28日二诊：服药后夜寐改善，服完前3剂身痛，现缓，纳增。舌淡红，苔白，脉弦细。

上方去炒谷麦芽，加鸡血藤30g。14剂，水煎，日1剂，分两次服。

按语

患者平素易外感，外邪易犯于经络，营卫运行不畅，不能从阳明入内以行于阴，故入睡困难，眠浅易醒；卫气不能内行于阴，故白天困倦乏力；营卫出入失常，久则影响脾胃，胃气不降则纳食差；脾不运化则湿邪内蕴，故舌苔白腻；湿邪久而不化，则易化热，故口干口苦；卫气夜行于阴，与湿热合，则寐而汗出。治疗以调和营卫枢机、健脾和胃为主，方用柴胡桂枝汤。该方既有小柴胡汤之和解枢机、疏利肝胆之功，又有桂枝汤调和营卫、调和阴阳之效，适用于少阳、肝胆气机郁滞，郁热较轻，正虚（营卫气血）相对明显，尤其伴有肢体、关节酸软、疼痛、气窜者。如《医法圆通》谓："不卧一症……有因肾阳衰而不能启真水上升以交于心，心气即不得下降，故不卧。"胡珂教授认为，肾虚也可导致不寐，因脑为髓海，肾藏精，精生髓，髓通于脑者也。本例少年学生，学习用脑伤神，耗损精髓，心肾不交，水火不济，则发不寐。以足少阴肾经有邪，故不能寐。方中菟丝子、女贞子补益肝肾，充髓养神，养血安魂；龙骨、牡蛎敛汗，敛精，敛神，镇肝魂；因苔腻，故予炒谷麦芽消食化滞，麦芽兼能行气疏肝，调畅气机。药后患者夜寐安，食纳增，苔腻除，提示积滞除，在内之气机顺畅，故减谷麦芽，继用上方调和阴阳收工。

案四

夏某，男，46岁，2016年9月9日初诊。

主诉：寐则易醒两年。

现病史：患者近两年寐则易醒，入睡可，梦多，偶尔彻夜难眠；心烦，精力稍差，易发口疮，口干欲温饮；咽干痒，干咳为主，偶咳少量白色黏痰；偶发眩晕，发时视物旋转；矢气频，肠鸣甚；纳可，二便平。舌边尖红，苔薄黄腻，脉弦滑。

中医诊断：不寐（肝胃不和，湿痰热中阻）。

治法：疏肝和胃，化痰祛湿清热。

处方：小柴胡汤合温胆汤、封髓丹加减。柴胡10g，黄芩10g，法半夏20g，夏枯草15g，党参10g，竹茹10g，茯神15g，陈皮6g，枳实6g，黄柏10g，砂仁10g，生甘草10g，钩藤15g（后下15分钟），琥珀5g（冲），龙齿15g（先煎30分钟）。7剂，水煎，日1剂，分两次服。

患者服 7 剂药后失眠改善明显，后依此思路调理一月余，睡眠恢复如常，未再就诊。

按语

《寿世保元·不寐》云："痰在胆经，神不守舍，亦令人不寐。"陈无择《三因极一病证方论》亦云："心虚胆怯，气郁生涎，涎与气搏，变生诸证。触事易惊，或梦寐不祥，或短气悸乏，或自汗，并温胆汤主之，呕则以人参代竹茹。"此病例肝胆脾胃功能失调，三焦气水运行不畅，水谷不运，化生湿浊，津液凝结，酿生痰浊，阻滞中焦，影响胃气和降。即《灵枢·邪客》所言"厥气客于五脏六腑，则卫气独卫其外，行于阳，不得入于阴"而不寐。患者寐则易醒是因卫尚可入营，因体内郁热，则神不安，不安则易醒；肝胆有热，肝藏魂，魂不安则梦多、脉弦、舌边尖红而苔黄；湿胜则体乏脉滑、苔腻；湿郁热于脾则口疮反复发作；湿热阻滞中焦，胃失和降，肝不得疏泄，化风迫于肠，则矢气肠鸣；肝风亢扰于上则头眩；湿热聚于上焦则咽干；蒸灼于肺则咳嗽。治以小柴胡汤合温胆汤疏肝和胃，涤痰宁神，予封髓丹补土伏火，以愈口疮。方中半夏和胃而通阴阳，故《内经》用半夏秫米汤以治不眠，唯其助眠一般用量宜大，胡珂教授常用至 30g。二陈非特温胆，亦以和胃，主治胆虚痰扰，惊悸不眠。此处虽三方之合剂，然用药多而不杂，服药后反应良好。导痰清火以治其标，稍得效验，仍须养血收神，健脾益气，兼之静定，以治其本，则不再复以竭其真也。

案五

王某，女，46 岁，2017 年 9 月 8 日初诊。

主诉：寐时多梦、易醒两年，加重半月余。

现病史：患者自述两年前患子宫肌瘤，行子宫全切术。术后常无明显诱因出现心烦易怒，夜不能寐，寐则多梦，轻时每晚睡 2～3 小时，甚时彻夜难眠，服安眠药则可勉强入睡 3～4 小时，但停药后如故。近半个月因情志不畅失眠加重，自觉发热，但体温正常，时有口苦，纳差，稍食则脘腹胀闷不舒，大便欠畅，小便稍黄。舌边红，苔黄腻，脉弦。

中医诊断：不寐（少阳气郁，阴阳失调）。

治法：和解枢机，调和阴阳。

处方：小柴胡汤加减。柴胡 18g，黄芩 10g，党参 10g，半夏 30g，炙甘草 10g，生姜 3 片，大枣 4 枚。7 剂，水煎，日 1 剂，分两次服。

9 月 15 日二诊：服药后心烦、失眠、肤热感均明显减轻，口干口苦减，脘腹部胀闷消失，食欲增加，二便平。舌稍红，苔薄白隐黄，脉弦。

上方继服 10 剂而安。后以上方加减调之而恢复良好。

按语

不寐之故非一，总缘阳不交阴。《素问·阴阳离合论》云："太阳为开，阳明为阖，少阳为枢。"太阳主表，敷布阳气卫于外，故为开；阳明主里，受纳阳气以援内脏，故为阖；少阳居于半表半里之间，为内外之门户，转枢内外，故为枢，太阳之开、阳明之阖全赖少阳之枢。现代人多工作、生活节奏较快，起居无常，压力较大，情绪紧张，所愿不遂，易致肝胆气郁，少阳枢机不利，气血运行紊乱，表里开阖无度，营卫失谐，阴阳不交。患者肝胆疏泄不利，三焦气机不畅，内外上下不通，阴阳枢转失运，阳不交阴而出现不寐；肝胆气机郁滞，郁久化热化火故心烦易怒、口苦、自觉发热、脉弦；中焦气机不通，故出现脘腹胀闷不舒、纳差、大便不畅。营卫均为水谷所化，水谷精微出于中焦脾胃，脾胃不和则营卫不易调和，调营卫就须调脾胃。小柴胡汤既能调和脾胃，恢复脾胃升降、纳化功能，又可调理肝胆，疏利气机。肝胆气和，脾胃安谧，营卫化生。

案六

方某，女，48 岁，2020 年 8 月 4 日初诊。

主诉：寐差反复两年余。

现病史：患者近两年出现寐时梦多，眠浅；其间体重增加约 10kg，牙龈易出血。近 6 年来脱发明显，乏力，动则出汗，头油多，稍目蒙，时头晕；无口干苦；月经色黑量少、1~2 个月 1 次、血块较多，伴腹稍痛，腰酸；易烦躁，无潮热盗汗；大便尚可，小便平。舌淡红，苔薄黄偏胖，脉弦滑偏细、左弦细。

中医诊断：不寐（血虚气弱，心神不安，枢机不调）。

治法：调和枢机，养血安神。

处方：柴胡桂枝汤合四物汤加减。柴胡 15g，桂枝 6g，黄芩 6g，党参 15g，白芍 10g，炙甘草 6g，生姜 10g，大枣 10g，熟地黄 10g，川芎 10g，当归 10g，远志 10g，石菖蒲 10g，灵芝 15g，法半夏 30g，薏苡仁 40g，煅龙骨

15g，煅牡蛎 15g，浮小麦 30g，侧柏叶 30g，女贞子 10g。14 剂，水煎，日 1剂，分两次服。

8 月 17 日二诊：服药后夜寐改善，偶晨起口干；牙龈易出血，头油多，目眵；稍活动则易疲劳，身重，眼前发黑，头晕，呕吐，眩晕，视物旋转；食欲尚可，不敢多食，偶多食则胃胀，二便平。舌淡胖、边有齿痕，苔薄白，脉弦滑细。

上方去龙骨、牡蛎，加黄芪 20g，补骨脂 10g。14 剂，水煎，日 1 剂，分两次服。

9 月 2 日三诊：服药后睡眠可，精神较前改善，现晨起口苦，眼眵减，仍牙龈易出血，无牙龈红肿疼痛，头皮油脂多，精神尚可，偶头痛，仍乏力；食纳可，无明显胃脘不适；二便平，寐尚可。舌淡苔白，脉弦滑。

治以加强益气健脾固血之力。上方去浮小麦，黄芪增至 30g，加白术10g，茯苓 10g，即合四君子汤。10 剂，水煎，日 1 剂，分两次服。

服药后症状消失。电话随访，未再发作。

案七

陶某，男，53 岁，2020 年 7 月 16 日初诊。

主诉：寐时难入睡，易醒数年余。

现病史：患者失眠，寐时难入睡，易醒。右颈肩痛，腰椎左下侧疼痛不适，怕冷；大便日 1~2 次、成形、夹不消化食物、不尽感；纳食欠佳，不易饥，常有饱腹感，精神不佳。舌淡胖，苔白，脉弦偏滑软。

中医诊断：不寐（心脾两虚，营卫不和，枢机不利）。

治法：益气养血，调和营卫。

处方：柴胡桂枝汤合归脾汤加减。柴胡 15g，桂枝 6g，黄芩 6g，党参15g，白芍 6g，法半夏 30g，炙甘草 6g，生姜 10g，大枣 10g，当归 10g，白术 10g，黄芪 20g，茯神 10g，远志 10g，龙眼肉 15g，木香 6g，炒酸枣仁15g，枳壳 15g，炒谷麦芽各 30g，鸡内金 10g，香附 10g。7 剂，水煎，日 1剂，分两次服。

7 月 23 日二诊：服药后夜寐较前改善，现大便日 1~2 行、成形、夹不消化食物减少，便前腹痛，便后痛减，通畅；小便偏黄，午休醒后口苦明显，无口干；纳食欠佳，易受情绪影响，不易饥饿，常有饱腹感；怕冷同前，恶风，右颈肩痛击减，腰椎左下疼痛减。舌暗胖、边隐见齿痕，苔薄黄，脉弦。

治疗加强安神助眠之力。

上方改桂枝、白芍各10g，黄芩8g，加薏苡仁40g，灵芝15g。7剂，水煎，日1剂，分两次服。

8月1日三诊：药后睡眠改善明显，现时有嗳气，纳欠佳，口干苦稍有，怕冷，工作性质熬夜，精神欠佳，情绪较前平稳，近3天大便日2~3次、质软、不尽感。舌淡红，苔白，脉弦。

上方加槟榔10g，香附10g，炒谷麦芽各20g，鸡内金10g，陈皮12g。14剂，水煎，日1剂，分两次服。

按 语

失眠的基本病机是阴阳失调，营卫不和，脑髓失养，心神不宁。营卫气血不足，卫气不能正常由阳入阴使营卫交合。营卫均为水谷所化，水谷精微出于中焦脾胃，脾胃不和则营卫不易调和，调营卫就须调脾胃。脾胃不运化水谷精微则气虚血亏，脑髓失于荣养则失眠。心藏神而生血，脾藏意而统血，思虑太过则两脏受伤而血不归经。心脾关系密切，心脾气血不足，心神失养，遂予柴胡桂枝汤调脾胃，理肝胆，和营卫；予归脾汤养血安神。归脾汤一方，从肝补心，从心补脾，率所藏所生，而从所统，所谓隔二之治，其意盖归血分药一边。若属气血不足之虚亏型不寐，胡珂教授善用自拟的"宁神小方"（药物组成：远志10g，石菖蒲10g，灵芝15g，法半夏30g，薏苡仁40g），以通窍补心、化痰宁神治疗。方中远志、灵芝安神助眠；石菖蒲、法半夏、薏苡仁调阴阳，和枢机，以助眠；远志、石菖蒲相配又能交通心肾，远志升肾气上达于心，石菖蒲开心窍，通心气，二者还可豁痰。案六患者素体血亏气弱，心神不安，故治予八珍汤养血安神。

案八

彭某，女，53岁，2021年1月11日初诊。

主诉：失眠10年余，加重1年。

现病史：自述10年前因家庭问题出现情绪不宁，遂出现失眠。近1年因与女儿吵架症状加重。每于夜间临卧则思绪繁杂，难以入睡，睡眠时长缩短，每夜寐3~4小时即醒，眠浅易醒，不能闻及声音，闻音即醒；精神略亢奋，晨起无困倦感，夜间手足心易出汗，心悸胆怯；胃脘胀，矢气频，得矢气则舒，饥饿时胃痛、压痛，舌尖发热，口干喜饮；大便1日1次、不成形，小便平；食纳差，食欲不振；双目干涩，鼻尖易长痘。舌偏淡胖、有齿印，苔薄黄（自述苔厚黄刮除），脉沉细滑。

中医诊断：不寐（肝郁气滞，痰热扰神）。

治法：疏肝理气，化痰清热。

处方：柴胡四逆散合黄连温胆汤加减。柴胡15g，黄芩10g，法半夏30g，白芍20g，炒枳实15g，黄连3g，党参15g，炙甘草6g，竹茹10g，陈皮10g，茯苓10g，炙甘草6g，远志10g，石菖蒲10g，灵芝15g，薏苡仁40g，夏枯草20g，瓜蒌10g，琥珀6g，炒栀子15g，合欢花15g。7剂，水煎，日1剂，分两次服。

1月18日二诊：服药后症状稍缓解，入睡较前易，每于凌晨2~4时醒，醒后可入睡，眠浅；胃胀缓解，矢气减，偶尔腹痛，刺痛为主，阵发性发作；舌尖仍发热，口气重，自觉口中有热气，大便日一行、不成形、偶有不尽感；小便平，食纳差，食欲不振。舌偏暗红胖，苔黄白腻，脉细滑软。

治法：增强清心除烦宁神之力。

上方去瓜蒌，加连翘12g。7剂，水煎，日1剂，分两次服。

按语

《素问·五脏生成》曰："凡十一脏，皆取决于胆。"少阳胆气机调畅，则疏泄、决断正常，情志调畅，心情开朗，决断果敢；少阳三焦为决渎之官，气水运行通道，三焦调畅，则通调水道，水液升降出入有度。《普济方》云："夫胆虚不得眠者，是五脏虚邪之气，上淫于心，心有忧患，伏气在胆，所以睡卧欠安。"胆虚，故不得眠也。然亦有肝胆痰热扰心之不寐，实为气机郁滞而停痰停气，日久化热，致使痰热内扰，心神不宁，故予黄连温胆汤清热化痰，和中安神。此方纯以二陈、竹茹、枳实、生姜和胃豁痰、破气开郁之品，内中并无温胆之药，而以温胆名方者，亦以胆为甲木，常欲其得春气温和之意耳。抑郁、焦虑等心理障碍易合并消化道症状，且互为影响，逐渐加重，既可"因郁致病"，又可"因病致郁"。此所谓脑-肠轴理论，故有"胃肠为人第二脑"之说。小柴胡汤和解枢机，疏肝解郁，使情志调畅，又能调理肝胆脾胃，改善消化道症状，是治疗抑郁的合适方剂之一。患者因家庭关系导致气机郁滞，枢机不利而见不寐，日久气不行，则津液停聚，成痰成湿，蕴而化热，扰及心神，夜而难寐，治予柴胡四逆散疏气为主，予黄连温胆汤兼顾化痰祛湿，清热宁神。气机得疏，痰热得清，心神得宁，故睡眠好转。

案九

周某，男，62 岁，2019 年 12 月 26 日初诊。

主诉：不寐 30 余年，加重 1 月余。

现病史：患者 30 年前开始出现眠差，难入睡，近 1 个月因行结肠腺瘤 ESD（内镜下黏膜剥离）术加重，中西药治疗未见明显疗效。症见夜寐差，甚则彻夜不寐，难入睡，多梦，烦躁，伴两侧太阳穴胀痛，术后便秘，需服双歧杆菌、麻子仁丸、乳果糖通便，平素大便日行两次、成形，小便可；怕冷；胃纳可，夜间腹胀、无痛，矢气频、味臭；口干口苦，不欲饮。舌淡略红，苔前薄白、中后白黄腻，脉沉细弦。

中医诊断：不寐（肝胆气郁化热，肝肠不和，循经扰心）。

治法：疏肝理气，通便泄热。

处方：自拟"疏气通便方"加减。柴胡 18g，黄芩 10g，法半夏 30g，党参 10g，白芍 30g，炒枳壳 15g，槟榔 15g，路路通 15g，白术 60g，炙甘草 6g，火麻仁 30g，杏仁 10g，当归 15g，夏枯草 15g，灵芝 15g，石菖蒲 10g，远志 10g，焦栀子 15g，连翘 10g。14 剂，水煎，日 1 剂，分两次服。

1 月 11 日二诊：服药后失眠、烦躁、便秘均明显减轻。

后依此思路调理两月余，睡眠恢复如常，未再就诊。

按语

胡珂教授指出，凡内伤、外感之病，皆有不寐者，必审其因而治之，方能见效也。通降胃气，则阴阳交通，其卧立至。《灵枢》曰："补其不足，泻其有余，调其虚实，以通其道，而去其邪。"因此，不寐的治疗原则就是补虚泻实，引阳入阴，平衡阴阳，调养心神。该患者虽以不寐求诊，然关键在于腑气不通，主因肝胆气郁，疏泄不利，大肠传导失职。足阳明大肠经与足阳明胃经，同名经脉经气相通，阳明腑气不畅，气郁化热，循经扰心故而不寐。胡珂教授自拟"疏气通便方"治疗，其乃柴胡四逆散加槟榔、路路通、白术、炙甘草、火麻仁、杏仁、当归，以疏泄肝胆，调畅三焦，通利肠腑，清解郁热，促进浊气下降，其神自宁。结合患者失眠病史达数十年，辅以自拟"宁神小方"养心安神，通窍宁神。

（章美玲　李绅绅　张　涛）

六、痤疮

痤疮是临床常见、多发的一种皮肤病，是由多种原因引起面、颈、胸、背部皮肤毛囊皮脂分泌过多、皮脂腺导管堵塞导致的慢性炎症病变，多发于青少年，故俗称青春痘，又称粉刺、暗疮，中医古代称面疮、酒刺。胡珂教授认为，痤疮的发生多与肺经风热、肠胃湿热、气滞血瘀及肝气郁结等有关，治疗应疏风清肺，清热解毒，健脾除湿，活血散结，疏肝解郁。

案一

邹某，男，42岁，2020年9月15日初诊。

主诉：痤疮反复发作两年余。

现病史：患者述近两年多面部易生痤疮，进食油腻、辛辣后加重，枕部、颈部易发。初发时痒痛、色暗红。无口干口苦。近半年体力较前下降，易疲倦。形体肥胖，运动后无降重。要求减脂，体重较去年增加10kg。夜寐一般。大便日一行、偏软，食凉易腹泻、时黏，小便正常。舌淡红、边尖偏红，苔白黄，脉沉细滑软。

中医诊断：痤疮（脾阳亏虚，胃热熏蒸，上热下寒之证）。

治法：平调寒热，健脾助运。

处方：甘草泻心汤合小柴胡汤合四君子汤加减。柴胡15g，黄芩10g，法半夏10g，党参15g，甘草10g，黄连6g，干姜6g，大枣10g，白术10g，茯苓10g，升麻10g，荷叶15g，连翘15g，陈皮10g，山香圆叶10g。14剂，水煎，日1剂，分两次服。

9月29日二诊：服药后痤疮明显好转，现形体肥胖，要求减脂，调体；无胃脘部不适，无口干口苦，食欲可；寐一般；大便日1~2次、质稀，小便正常；饮食辛辣刺激食物后头枕部痤疮发作，检查见少许皮疹，胸部左上部牵拉痛。舌淡红、边尖偏红偏暗，苔白，脉细滑软。

处方：甘草泻心汤合柴胡桂枝汤加减。柴胡15g，桂枝6g，黄芩6g，党参 15g，白芍 6g，法半夏 10g，生姜 10g，大枣 10g，甘草 10g，黄连 6g，干姜 6g，升麻 10g，茯苓 15g，炒白术 10g，冬瓜皮 30g，泽泻 10g，猪苓 10g，山香圆叶 1 包。14 剂，水煎，日 1 剂，分两次服。

1 个月后随访，痤疮基本消失，现无明显不适。

按语

《诸病源候论·面皰候》中记载："面皰者，谓面上有风热气生皰，头如米大，亦如谷大，白色者是也。"历代医家治疗痤疮多从肺经风热、脾胃湿热两型辨治。脾胃居中属土，为气机升降之枢纽，脾升胃降乃脾胃正常生理功能特点，一升一降协调配合，既不能升降太过，也不能升降不及，方可使中焦气机达到平衡状态。"阳明主面"，若脾虚不升，胃浊不降，胃气壅滞化热，上熏于面而生痤疮。此案患者素体偏胖，脾阳亏虚，中气偏虚，稍食凉则易腹泻。脾胃虚弱，脾失升清，胃浊不降，胃气壅滞化热，故进食油腻、辛辣加重胃腑之热，上熏于面而生痤疮。当从脾病论治。中焦脾胃气机升降失调，若单以苦寒清解阳明之热，则会加重损伤脾阳，此时宜温清并用，攻补兼施，辛开苦降，燮理阴阳。甘草泻心汤中重用生甘草，清热解毒为君药；因中焦脾气偏虚，故合四君子汤健脾益气，加升麻清解愈疮。胡珂教授曾说，升麻有很好的解毒愈疮功效，能清热解毒，又入阳明经，具透发之性，因势利导，有助于发散阳明之郁热，辛散外达之性又可防黄芩、黄连苦寒凉遏气机，郁痹邪热之弊端。后以茯苓、泽泻、猪苓、冬瓜皮含五苓散之意，以利水减肥；因脾胃升降失司，枢机不利，故合小柴胡汤外可清热散邪，益气解表，内可调理肝脾，和解少阳，清化湿热。诸药合用，寒热平调，中气健运，痤疮得消。

案二

黄某，女，30 岁，2017 年 3 月 11 日初诊。

主诉：痤疮半年余。

现病史：患者近半年来脸部痤疮反复发作，曾反复于当地医院诊治，用红霉素软膏外用，间断口服中药五味消毒饮、黄连解毒汤化裁方治疗，服药期间病情控制尚可，然每用"清火"药泄下后症状缓解，但停药后随即复发。诊见脸部多发痤疮，以额头及下颌较多，痤疮色暗，扪之内有硬结，平时饮食稍有不慎即腹泻，精神尚可，食欲不佳。舌淡红，苔薄白，脉弦细。

中医诊断：痤疮（脾湿失运，胃热熏蒸，上热下寒证）。

治法：平调寒热，健脾助运。

处方：甘草泻心汤加野菊花、紫花地丁。甘草 20g，干姜 8g，法半夏 8g，黄芩 8g，黄连 3g，党参 10g，大枣 10g，野菊花 15g，紫花地丁 15g。14 剂，水煎，日 1 剂，分两次服。

上方连用两周后痊愈，随访两个月未见复发。

按 语

胡珂教授在临床中体会到，痤疮出现脾胃虚弱，湿热中阻，或胃热郁蒸，寒热错杂，升降失和病机者并不少见。其原因或素体脾虚，或患者和医者认为痤疮为"上火"、为热毒，故服清凉饮食、寒凉药物，导致戕伐中阳，脾虚中寒，升降失调。然脾气不升，胃浊不降，胃气壅滞，郁而化热，熏蒸面部，则痤疮益甚。其辨之之法，除痤疮见症外，或有嘈杂烧心反酸、口苦口臭口渴、胃脘痞满胀痛等胃热症状，但必有大便溏薄、不耐寒凉、腹部冷痛、脉象软而少力等脾虚脏寒之证。本例痤疮患者，久用寒凉之品，致脾阳亏虚，无力旋转气机，出现脾不升清，中寒不运，而见大便溏薄、食纳不佳，其舌、脉及症状虽无热象，但能发为痤疮，则离不开热。此热为寒湿郁久，胃浊不降，胃气壅滞所化，此乃病机之关键。中焦脾胃气机升降失调，治疗上万不可单纯温阳或单纯清热，宜斡旋中焦气机，升脾降胃，温清并用，攻补兼施。

此案中胡珂教授选用甘草泻心汤化裁，重用生甘草，清热解毒为君药；黄芩、黄连苦寒降逆以泄热和胃；法半夏、干姜辛温，以通中焦之郁遏，调畅气机，则上下条达；同时合黄芩、黄连以平调寒热；佐党参、大枣，甘温益气健脾。诸药相辅相成，共奏寒温并用、辛开苦降、攻补兼施、阴阳并调之效，调理脾胃，杜病之源。加野菊花、紫花地丁更助清热解毒、消肿止痛、破痈疽恶疮之功。二者相伍，辛开苦降，开结除痞，消肿止痛。诸药协同，使中气健运，寒热消散，升降调和，阴阳通达，诸症得消。

案三

刘某，女，23 岁，2009 年 3 月 6 日初诊。

主诉：痤疮发作两月余。

现病史：患者自述近两个月来因过于劳碌，又偶进辛辣之品，致颜面及额头骤起米粒大小痤疮数处，以红色丘疹为主，局部肿痛，自用黄连上清丸、痤疮平软膏、甲硝唑软膏等效果不佳，反致病情加重，额头再起皮疹 10 余处，且部分化脓并融合成片。平素常畏寒神疲，四肢不温，腰酸腿软，大便时而稀溏。舌淡胖、边有齿痕，苔薄白，脉沉细无力。

中医诊断：痤疮（肾阳虚弱，阳虚火浮）。

治法：温肾扶元，潜纳浮阳。

处方：潜阳封髓丹加减。制附片 20g（先煎 40 分钟），龟甲 15g，黄柏 8g，砂仁 15g，甘草 20g，肉桂 8g。7 剂，水煎，日 1 剂，分两次服。

服药后颜面皮疹未再新发，原有皮疹部分消退，局部肿痛有所改善。原方加减，再进 7 剂。

药后颜面及额头部红色斑丘疹皆退，仅留下陈旧性瘢痕及色素沉着。

1 个月后随访，瘢痕及色素沉着均已消失，痤疮未再复发。

按语

火性炎上，凡上部的热性病变，如目赤、痤疮、口疮、咽痛等多火热为患，或实火亢盛，或阴虚火旺。肾为水火之宅，内藏真阴真阳。若肾阳虚衰，下焦阴寒，则可格拒肾阳浮越于上，出现类似于少阴病"戴阳证"的假热，发为痤疮等"上热"之证。其辨证眼目当为舌脉之象，尤其是脉象，而肾虚阴寒的全身症状倒不一定有。部分患者在淡胖舌的基础上，伴舌边尖稍偏红，舌苔薄黄，往往误以为热象，但脉沉细无力，或滑、弦，按之软而无力，或浮大中空。治以潜阳封髓丹加减。该方由潜阳丹与封髓丹合方而成。此二方为清末名医、火神派开山祖师郑钦安先生著作中提及次数最多的两个方剂。对于二方的方义，郑钦安在《医理真传》中说："潜阳丹一方，乃纳气归肾之法也。夫西砂辛温，能宣中宫一切阴邪，又能纳气归肾；附子辛热，能补坎中真阳……况龟甲一物坚硬，得水之精气而生，有通阴助阳之力……佐以甘草补中，有伏火互根之妙，故曰潜阳。""封髓丹一方，乃纳气归肾之法……夫黄柏味苦入心，禀天冬寒水之气而入肾，色黄而入脾，脾也者，调和水火之枢也……况西砂辛温，能纳五脏之气而归肾；甘草调和上下，又能伏火，真火伏藏，则人身之根蒂永固，故曰封髓"。胡珂教授常在此基础上加用干姜，既助附片温肾壮阳，又能温中散寒；肉桂补火助阳，引火归原。全方共奏温肾助阳、引火归原之功。本例患者素体属脾肾阳虚，阳气失于固守，久则浮越于上，而见上假热下真寒之证。患者不识其中之真假，妄服清热寒凉之品，终致病情加重。治以潜阳封髓丹加减。方中桂、附辛热，温补脾肾，引火归原；龟甲甘寒，滋阴潜阳；佐黄柏、砂仁纳肾归原；砂仁醒脾和胃，制阴药之碍脾滞胃，兼畅中焦，利阳气下潜之通路；甘草调中，又可伏火，兼制附子之毒性。真火伏藏，则人身之根蒂永固。诸药合用，共奏温补脾肾、引火归原之功，使上热下寒得除。从阴引阳，引火归原之理，于此可见一斑。

（王露露　李清梅　陈子瑶　朱梓铭　张　涛）

七、嘈杂、烧心

嘈杂是指胃中空虚，似饥非饥，似辣非辣，似痛非痛，莫可名状，时作时止的一种病证。病位在胃，与肝脾相关。中医学认为，本病临床主要分"寒、热、虚、实"四大证。烧心是指胃部或胸骨后的烧灼感，常由胸骨下段向上伸延。临床上嘈杂、烧心常并见，西医常见的胃食管反流病（GERD）最易出现此类症状。胡珂教授临床从脾胃论治、从肝论治、从六经辨证入手，效如桴鼓。

案一

敖某，女，35岁，2020年12月17日初诊。

主诉：嘈杂烧心6月余。

现病史：患者近6个月午餐后易出现嘈杂、烧心，甚至延至咽部，伴嗳气，反酸，脘胀，时而胃痛，咽梗。大便干，小便平。舌淡红，苔薄白，脉弦。辅助检查：胃镜示糜烂性胃炎；病理示肠上皮化生。

中医诊断：嘈杂，烧心（素体肝郁脾虚，中焦湿热上泛）。

治法：疏肝理气健脾，清热化湿。

处方：小柴胡合四逆散、栀子豉汤、上焦宣痹汤加减。柴胡15g，黄芩10g，法半夏10g，白芍20g，炒枳实15g，党参10g，炙甘草6g，郁金10g，射干10g，枇杷叶10g，焦栀子15g，淡豆豉10g，莪术12g，三棱10g，木蝴蝶6g，白及10g，败酱草30g，连翘10g。7剂，水煎，日1剂，分两次服。

12月24日二诊：服药后症状缓解，现胃中嘈杂几除，烧心感较前缓解，未延及咽部，仍嗳气，稍胃胀；咽喉仍有梗阻感；食纳可；寐差，易醒；大便日1~2次、稍不成形，小便平。舌淡红，苔薄白，脉弦细。

上方加厚朴10g，茯苓10g，苏梗10g，生姜6g，即合半夏厚朴汤。7剂，水煎，日1剂，分两次服。

按语

胡珂教授指出，本患者脉弦，胃胀气，提示肝气郁结，而反酸、烧心多从湿热考虑。临床中往往见咽部异物感，咽梗，多从"梅核气"治疗。中医学认为，梅核气是由情志不遂、肝气瘀滞、痰气互结、停聚于咽所致，以咽中似有梅核阻塞、咳之不出、咽之不下、时发时止为主要表现的疾病。结合患者肝气郁结的症状，治法应以疏肝理气为主。肝主疏泄，肝气郁结则疏泄不利，脾气也因之运化失职，容易导致脾虚湿邪内生。舌苔白、脉弦或缓为肝郁脾虚之证。综上，此案湿热症状不明显，关键病机当为肝胆气郁，中上焦郁热。治以柴胡四逆散为主，疏肝健脾，利胆和胃，更以栀子豉汤清宣胸膈郁热。《伤寒论》第 77 条云："发汗，若下之，而烦热胸中窒者，栀子豉汤主之。"胸中窒，是指胸部正中间有窒塞感，实为胃酸反流刺激食道（食道狭窄）的自觉证。胡珂教授认为，栀子是治疗胃食管反流病非常好的一味药。其善清三焦郁热，且可清降郁热，清利湿热，使热邪自小便而出，给邪以出路，尤能清胸膈、心、胃、肝之热，以治胸咽灼热、胸闷、胸痛，清心则除烦安神。《神农本草经》云栀子"主……胃中热气……"清胃以疗胃中热痛、嘈杂；栀子质轻体浮，清中寓透，切合肝胆气机外达之性、"火郁发之"之理，清肝经郁热、肝胆湿热；栀子还可清肺。GERD 若伴发咳嗽、咳痰、哮喘等，不论肺热、痰热、湿热均可用之。上焦宣痹汤出自《温病条辨》上焦篇，此方以宣湿透热为主，病位以少阳三焦为主。而此合方与半夏厚朴汤的不同在于，前者针对湿热，为湿热交蒸，后者偏温，以寒湿气郁为主。该患者治疗后期两方合用，亦考虑湿热、气郁两者并重，而寒热之性不明显。再配伍白及消肿生肌，用治胃炎。久病及血，久病入络，故用三棱、莪术行气活血，木蝴蝶利咽。

案二

余某，女，42 岁，2017 年 6 月 23 日初诊。

主诉：反复胃中嘈杂、烧心 1 年。

现病史：患者近 1 年反复胃中嘈杂、烧心，偶有反酸，稍觉胃胀，无胃痛，晨起口中厚重黏腻，并吐出咖啡色唾沫，口干喜温饮，无口苦，偶觉口甜，食欲可。纳食后偶觉梗阻不下；二便平。舌边红暗、中裂，苔薄黄，脉沉弦细少力。

辅助检查：胃镜示浅表性胃炎伴糜烂；病理示轻度肠上皮化生；幽门螺杆菌阳性。

中医诊断：嘈杂、烧心（肝气郁滞，肝胃郁热）。

治法：疏肝理气，清解郁热。

处方：小柴胡汤加减。柴胡6g，黄芩10g，天花粉10g，白芍10g，枳壳15g，党参10g，竹茹10g，佛手10g，石膏20g（先煎），郁金10g，炙甘草5g。7剂，水煎，日1剂，分两次服。

7月1日二诊：服药后症状稍改善，患者服药过程中自行加用石膏。无烧心，稍有反酸；时胃胀，深呼吸则舒，口苦、晨起尤甚，口黏，痰多，白稀黏痰；口干不清爽，无口甜，口中有灼热感；嗳气多，纳寐可，二便平。舌暗淡，苔薄黄少津，脉弦。

上方去白芍，黄芩改15g，加佩兰15g。7剂，水煎，日1剂，分两次服。

7月8日三诊：药后胃中嘈杂明显改善，现偶尔烧心、嗳气，无反酸，无胃脘胀痛，口干涩，口苦口黏。咽中痰多、质黏色白，站立时胃脘部感坠胀痛，平躺缓解；二便平，纳寐可。舌红中裂，苔黄腻，脉细滑弦。

处方：小柴胡汤合上焦宣痹汤加减。柴胡10g，黄芩15g，石斛10g，黄连3g，党参10g，射干10g，竹茹12g，郁金10g，枇杷叶10g，通草10g，炙甘草3g，淡豆豉10g。7剂，水煎，日1剂，分两次服。

7月15日四诊：服药后胃中嘈杂、烧心感基本消失，仍偶有嗳气，无反酸，口中仍有灼热感，口干口苦，口中泛酸，善太息，纳寐可，二便平。舌红偏干、有裂纹，苔厚腻黄，脉弦。

上方去石斛，黄连改5g，加芦根12g。7剂，水煎，日1剂，分两次服。

7月23日五诊：仍嗳气，口中仍有烧灼感，痰多、白色黏液。无明显咳嗽，口干口苦较前好转，口中仍泛酸，纳寐可，二便平。舌红少津，脉细弦滑。

处方：小柴胡汤合上焦宣痹汤加减。柴胡10g，黄芩10g，郁金10g，射干10g，枇杷叶10g，党参10g，麦冬10g，知母10g，连翘10g，竹茹12g，甘草6g。7剂，水煎，日1剂，分两次服。

按语

胡珂教授治疗胃脘病常用小柴胡汤加减。小柴胡汤出自《伤寒论》，是治疗肝郁脾虚的代表方。此方柴胡为君药，一则可疏泄肝胆气机之郁滞，二则可透泄少阳半表半里之邪；以苦寒之黄芩为臣药，苦能化燥，寒能清热，无论是肝胆郁热还是湿热均可用之。《名医别录》记载其能"疗……胃中热"，所以又能清胃中郁热及湿热，二药配伍，既可使枢机和畅，又可调肝胆之气机，清内蕴之湿热。消化系统疾病，本与情绪相关，且病情日久，肝木克土，土运不及，则湿浊内生。郁久化热，湿聚成痰，且热可伤胃阴。此患者比较典型，故首诊治以小柴胡去半夏，加天花粉。诚如《伤寒论》第96条所云："若渴者，去半夏，加人参合前成四两半、瓜蒌根四两。"该患者不但口渴，而且舌可见裂纹，考虑久热伤阴引起，复诊应注意加用生津止咳、益胃养阴之品，如石斛、芦根等。患者晨起口中厚重黏腻感及口甜，说明中焦湿热重。《内经》称口甘为"脾瘅"。《素问·奇病论》云："有病口甘者，此五气之溢也，名曰脾瘅。夫五味入口，藏于胃，脾为之行其精气，津液在脾，故令人口甘也。"脾胃湿热熏蒸，其津气上犯于口，脾湿不化，故口为之甜；湿热为黏腻之邪，滞于中焦肠胃，上溢于口，则口黏腻不爽。因此，中焦湿热常可出现口干、口甜，或口中黏腻。关于"脾瘅"的治疗，《内经》提出"津液在脾，故令人口干也，治之以兰，除陈气也"。兰草即今之佩兰，味辛性平，气芳香，具有芳香化湿、醒脾开胃之效，长于治疗中焦湿热。因此，针对患者口干黏腻，复诊时配伍佩兰；而舌质暗，选用郁金，不但可以祛湿，还有活血功效。因患者湿热明显，故三诊合用上焦宣痹汤。上焦宣痹汤在《温病条辨》中虽用于上焦湿热，但胡珂教授多用于胃食管反流病伴咽喉异物感、反流性咽炎。其病机还是肝胆气郁，中上焦郁热，肺气不宣，胃气不降。方中郁金疏肝理气，活血化瘀，治胸胁胀闷、疼痛；射干降气化痰利咽；枇杷叶降肺胃之气，三药均以作用"气"为主，而不在湿，临床上胡珂教授常常去通草、豆豉，如果有湿热，则用全方。本方治疗咽喉异物感效果很好，如效果欠佳，也可合半夏厚朴汤。

案四

陈某，女，54岁，2020年10月15日初诊。

主诉：胃脘不适1年。

现病史：胃脘烧灼感，餐后尤甚，无胀痛，咽喉有梗阻感，吞咽不适，咽干不痒，夜间口干口苦，无口酸，纳可，量少。寐差易醒，五更时饥饿感加重，入秋后则背部胀痛不适。大便日一行、质干、难解，小便平。舌淡红，苔薄白黄，脉弦细。

辅助检查：当地医院胃镜（2020 年 8 月 29 日）检查提示：①浅表性胃炎伴糜烂；②食道炎。

中医诊断：嘈杂（素体胃阴不足，肝气郁滞，中焦湿热上泛）。

治法：疏肝健脾，宣湿透热。

处方：柴胡四逆散合上焦宣痹汤加减。柴胡 15g，黄芩 10g，法半夏 10g，白芍 20g，炒枳实 15g，党参 10g，炙甘草 6g，郁金 10g，射干 10g，枇杷叶 10g，栀子 15g，连翘 10g，北沙参 10g，木蝴蝶 6g。7 剂，水煎，日 1 剂，分两次服。

10 月 22 日二诊：服药后症状无明显改善，胃中烧心感无明显减轻，反酸加重，咽喉阻塞感好转，晨起口苦，大便日两次、成形，小便可，纳可，食多则脘胀，寐差，易醒。舌红，苔黄，脉弦细。

上方去法半夏、北沙参、木蝴蝶，改党参为 12g，加黄连 6g，吴茱萸 1g，败酱草 20g。7 剂，水煎，日 1 剂，分两次服。

10 月 29 日三诊：服药后胃中灼热感减轻，仍偶有胃中烧心，进食后反酸减。无嗳气，晨起口苦口干，自述夜间有肠鸣音，腹部未见明显痛。咽喉有堵塞感，咽不痛不干不痒。平素后背隐痛。纳可。寐一般，入睡难，易醒。大便日 1～2 次、前段成形后段稀、难解，小便可。舌红，苔薄白黄，脉弦细。

上方加玄参 10g。7 剂，水煎，日 1 剂，分两次服。

按语

胡珂教授指出，患者为中老年女性，正处于更年期前后，脉表现出弦，很多时候容易出现消化类疾病，故多从肝论治。肝热犯胃，胃腑积热（或湿热）易引起反酸、嘈杂、烧心。酸入肝，肝木曲直作酸；"诸呕吐酸……皆属于热"（《素问·至真要大论》），故烧心、反酸多属热证。患者就诊时，以胃烧灼为主，兼咽部梗阻感，考虑湿热上泛。患者食后加重，考虑以实邪为主，故首诊用小柴胡汤合四逆散，同时用上焦宣痹汤，加重清热药物。

少阳主诸气之枢机，行一身之水火，以手经司令，三焦为水道之腑，病气滞郁热之中，多夹水饮湿痰。以气滞郁热为主，则合用四逆散，少阳以厥阴互为表里。肝为将军之官，其性刚暴，病气滞郁热之中，多夹血少阴短之机，配枳实以升中有降，配白芍以散中有收。气滞郁热以透散为主，佐以清泄，即火郁发之。邪热乃相火被郁，无以外出而生，故必随宣透外泄而自平。两方合用，即为柴胡四逆散，可疏利肝胆，清解郁热。服用 7 剂后症状改善不明显，考虑两方面因素，湿性缠绵，时间未到，方向不变。二诊去燥湿、有伤阴之弊的半夏，合用佐金平木的左金丸（黄连、吴茱萸），清肝胃，疏肝郁，并有很好的制酸作用。胡珂教授临床一般按原方药比例，即黄连与吴茱萸之比 6：1，常用黄连 6g，吴茱萸 1g，根据反酸、嘈杂的程度，可按比例扩大二者用量，即黄连 12～18g，吴茱萸 2～3g。后期患者症状改善，还需注意清热不碍湿，燥湿不伤阴。因胃喜润而恶燥，故临床上湿热伤阴之胃脘病并不少见。

案五

黄某，男，69 岁，2018 年 11 月 29 日初诊。

主诉：反复胃脘嘈杂多年，加重 3 天。

现病史：自述前天食红薯后胃中烧灼，排便无力，肛门灼热，大便先硬后干（近 1 周均使用开塞露），口干明显，夜间甚，口苦偶有，饭后偶有胃脘胀满。反酸烧心，凌晨 2 点消失，腰背以上发痒。近两日因胃中灼热导致睡眠差，纳可，小便偏黄，自觉手脚凉。舌质淡红、尖偏红，苔白腻，脉弦细。

中医诊断：嘈杂（素体脾气不足，气机郁滞，湿热上泛）。

治法：疏肝理气，清热养阴。

处方：小柴胡汤合白虎加苍术汤加减。柴胡 10g，黄芩 10g，党参 10g，石膏 20g（先煎），知母 10g，白术 30g，连翘 15g，生地黄 15g，制大黄 4g，苍术 10g，炙甘草 6g。7 剂，水煎，日 1 剂，分两次服。

12 月 6 日二诊：服药后胃中烧灼感程度减轻、时间减少。现每当有便意排便仍无力，但较前有所改善，大便两天 1 次、先干后稀、微黏腻。反酸明显改善，饭后胀满亦减轻，口苦、口干仍未改善，后背以上发痒稍微改善。纳可，夜尿 4～5 次，偶偏黄，手脚冰凉有所减轻。舌质淡红，苔黄白腻，脉弦。

守方再进 7 剂，水煎，日 1 剂，分两次服。

12 月 13 日三诊：服药后症状改善七八成，现胃脘烧灼感基本消失，但夜寐前需服枸橼酸铋钾方可入睡，未服则胃脘仍有烧灼感，但较前明显减轻。现大便两天 1 次、成形，仍排便无力，但较前有所改善。晨起反酸，口苦改善、口干、夜尿仍频、手脚发凉、后背以上发痒稍微改善。舌质暗红，苔黄白腻，脉弦。

上方加栀子10g，7剂，水煎，日1剂，分两次服。

12月20日四诊：服药后症状改善明显，大便两天1次、成形但干结，排便费力，较以往改善明显，侧身夜寐胃脘烧灼甚，夜寐仍需服药方可入睡。近日头昏、夜间下午为甚，偶反酸。口苦、口干改善明显，手脚发凉、后背发痒亦改善明显。夜尿频，夜间需起夜饮水，不饮则胃脘不舒，微隐痛。舌质暗红、舌尖红，苔白黄腻，脉弦。

上方去苍术，制大黄改生大黄4g，加合欢花10g。7剂，水煎，日1剂，分两次服。

12月27日五诊：服药后症状改善，白天偶有胃脘灼热，多发于食后，食后稍觉胃胀，无嗳气。反酸，口干，饮水多，口苦稍减，大便两天1次、质偏干较前稍改善、色深黄，排便无力，夜尿频，夜醒口干，头晕改善明显。舌淡红，苔白厚腻、边有齿痕，脉弦细。

上方加黄芪15g。7剂，水煎，日1剂，分两次服。

2019年1月3日六诊：服药后胃中烧灼感继续好转，偶有反酸，食欲尚可；口干、饮水量多，喜温水；大便两天一行、便质偏干，便意不明显，稍有急胀感。舌质淡红，苔白腻夹黄，脉弦滑软。

上方去生地黄，加决明子30g，杏仁12g。14剂，水煎，日1剂，分两次服。

按语

胡珂教授指出，此老年患者以嘈杂不适就诊，病程较长。虽然患者年老，但仍胃热明显，表现为舌红、大便干、口苦、胃脘灼热。虽然舌苔腻，中焦湿邪明显，但患者口干、嗳气、有胃脘胀，考虑湿郁气滞。气滞热郁，阻遏阳气不达四末，手足发凉，故用柴胡白虎汤疏清并举，气畅肢自温。临床还可见胃中怕冷，冷痛，不能进食寒凉，食凉则痛作；吃辛辣炙煿又"上火"，亦属气滞阳郁，甚至郁热，可以小柴胡汤、四逆散疏利气机，气达则胃"寒"除。若误作寒证而投用热剂，不啻抱薪救火。患者病程日久，整体情况为气郁脾虚，在治疗过程中以调气为基础，随症加减，疗效可靠。

案六

李某，女，59 岁，2020 年 11 月 26 日初诊。

主诉：胃脘嘈杂 1 周。

现病史：患者既往胃胀，口服泮托拉唑后可缓解。近 1 周出现脘中嘈杂、烧心，以午饭后两小时为主，自服泮托拉唑无缓解，偶胃胀，晨起觉食管内梗阻感；晨起头昏沉；晨起口干，饮水可解；食欲不佳；寐差，入睡困难，易醒；大便 1～2 日一行，便前偶有腹痛，便后痛减，糊状；小便可。舌淡红，苔薄黄稍腻，脉弦滑。

辅助检查：胃镜（2020 年 7 月 1 日）示慢性萎缩性胃炎伴糜烂，胃体黏膜病变。肠镜示慢性结肠炎；Hp（－）。

中医诊断：嘈杂（素体脾胃虚弱，肝气郁结，痰湿中阻）。

治法：疏肝理气，化痰清热燥湿。

处方：四逆散合半夏泻心汤合温胆汤。柴胡 15g、黄芩 10g、法半夏 10g、白芍 20g、炒枳实 15g、党参 10g、炙甘草 6g、竹茹 10g、陈皮 10g、茯苓 10g、黄连 3g、干姜 10g、大枣 10g。7 剂，水煎，日 1 剂，分两次服。

12 月 3 日二诊：服上方后嘈杂、烧心改善明显。现偶烧心，偶觉食管内梗阻感；偶胃胀，口干，饮水后稍缓解，饮水量偏少；晨起头昏，食纳一般；寐差，入睡困难，多梦，易醒。大便 1～2 日 1 次、成形，小便可。舌尖红，苔薄白黄，脉沉细滑。

上方加炒栀子 15g，炒谷芽、炒麦芽各 20g，鸡内金 10g。7 剂，水煎，日 1 剂，分两次服。

按 语

嘈杂始见于元·朱丹溪《丹溪心法》。云"嘈杂，是痰因火动，治痰为先"，提出嘈杂的病因在于痰湿、气郁、食积、热邪四个方面。此外，脾胃虚弱、阴血不足亦可致嘈，阐明了外因所致嘈杂，尤以痰湿之邪为甚。后世医家对此病多有研究，如明代医家张景岳所著《景岳全书》云："嘈杂一证，或作或止，其为病也，则腹中空空，若无一物，似饥非饥，似辣非辣，似痛非痛，而胸膈懊憹，莫可名状，或得食则暂止，或食已而复嘈，或兼恶心，而渐见胃脘作痛……总之，嘈杂一证，多由脾气不和，或受伤脾虚而然，所以治此者，不可不先顾脾气。"胡珂教授指出，此证病机总以脾胃虚弱、痰饮停聚、脏腑气机受损所致，因此，临床辨证治疗中，当首辨虚实，以脾胃为中心，以治痰为主，标本兼顾。本案结合患者脉滑、舌苔腻、食管梗阻感，考虑为痰湿阻滞中焦，苔薄黄、口干考虑痰湿中阻，津液不能上乘，日久化热，治以清热燥湿化痰，兼顾补脾。患者食欲差，胡珂教授认为，脾胃为营卫气血生化之源，脾胃气虚，纳运乏力，饮食不消化，故见食欲不振、腹胀。由此可看出本案患者为虚实夹杂，寒热错杂。方选四逆散合用半夏泻心汤及温胆汤加减，以行气疏肝，化痰除湿，平调寒热。药证相符，故而疗效显著。

案七

刘某，女，63 岁，2020 年 8 月 27 日初诊。

主诉：胃中嘈杂 20 余日。

现病史：自述近 20 天来胃中嘈杂感，呈阵发性，偶有胃痛、嗳气，无反酸，咽中灼热感，稍恶心，口干欲饮，无口苦，食纳欠佳。大便日一行、不成形、质稀、夹不消化食物，偶腹泻，小便尿痛，灼热感，寐差。舌质淡红，苔白腻、中裂纹伴剥苔，脉滑软。

中医诊断：嘈杂（脾虚夹湿兼胃阴不足，寒热错杂）。

治法：健脾养阴，辛开苦降。

处方：半夏泻心合四君子汤加减。法半夏 10g，黄连 3g，黄芩 10g，干姜 10g，党参 15g，炙甘草 6g，大枣 10g，茯苓 10g，白术 10g，焦栀子 10g，花粉 15g，黄精 15g。7 剂，水煎，日 1 剂，分两次服。

9 月 3 日二诊：服药后诸症有所改善，胃脘嘈杂减，胃仍胀痛，稍食则加重；嗳气频，反酸、咽中灼热感，恶心减；口干口黏咽干，夜醒口干饮水，大便日一行、不成形、夹有不消化食物、无挂厕、排便不畅；小便灼热伴疼痛，尿频；食欲欠佳；寐差，需服安眠药。舌偏红胖、边有齿痕、有裂纹，苔黄中、剥苔，脉细弦滑软。

上方去半夏、黄连，加北沙参 10g，黄柏 6g，改黄芩、干姜为 6g。7 剂，水煎，日 1 剂，分两次服。

按语

胡珂教授指出，患者以嘈杂就诊，咽喉灼热，可见患者胃热，同时舌苔黄亦是热象。此时我们要考虑热从何处而来，舌面裂纹剥苔，为阴虚之确征；而大便偏稀，可见食物残渣，则属脾阳不足。又见小便热，可考虑下焦有热。此患者腹部痛偶作，发无定时，可考虑虚证。此患者病机看似繁杂，甚至相互矛盾，既有实热，又有阳虚；既有阳虚，又有阴虚，但胡珂教授认为，这种情况在临床并非罕见。脾胃同居中焦，一主运化，一主受纳；一主升清，一主降浊。脾胃升降有序，方可纳化和谐。病理上二者也相互影响，脾升失司则胃降反常，反之胃降亦影响脾升，故常表现出脾胃同病。胃为腑属阳，泻而不藏，其气以降为顺，胃又为多气多血之腑，若因外感、饮食、情志等因素影响了胃气的通降，胃气不降则壅滞不通。"气有余便是火"，胃气郁则易化热化火。脾为脏属阴，藏而不泻，其气当升，转输水谷精微，以为气血化生之源。寒湿、饮食、劳倦、情志等因素害脾，致脾阳不升，清气在下，寒浊内生；脾脏得不到水谷精微的充养，则脏气日虚。如此就形成了脾虚寒、胃实热的上热下寒、虚实夹杂病机。胃热日久，又可灼伤胃阴。因此该患者辨证为虚实夹杂，寒热错杂，升降失司，方选半夏泻心汤为主。半夏泻心汤是治疗寒热错杂之痞证的常用方剂，《伤寒论》第149条云："伤寒五六日，呕而发热者，柴胡汤证具，而以他药下之……但满而不痛者，此为痞，柴胡不中与之，宜半夏泻心汤。"临床中很多久病患者可见胃阴不足的表现，因热久而伤阴，同时胃喜润恶燥，用养阴药物不但能从病因出发治疗胃阴不足，还适合胃的生理特点。复诊时患者口干欲饮，因此去半夏，加北沙参，符合《伤寒论》小柴胡汤加减中的"口渴者，去半夏，加人参，加天花粉"。患者下焦热明显，则去黄连，加黄柏。黄连、黄柏均可清热燥湿，前者长于清上焦湿热，用于心火内炽、迫血妄行而致的吐血、衄血等症；后者苦寒下达，善清下焦湿热，以泻肾火，用于脚痿，作用偏于下焦，黄柏亦可用于阴虚发热、潮热盗汗及遗精等症。

案八

李某，男，25岁，2017年7月1日初诊。

主诉：心下及胸骨后（食道）灼痛两月余。

现病史：自述两个月前无明显诱因出现心下及胸骨后疼痛、呈灼痛，偶反酸，胃脘灼热，嗳气，饱餐后明显；胃胀，稍感胸闷，呼吸稍不畅，易疲劳，汗多，足部夜间易热，口干不苦，口黏、晨起明显；睡眠尚可；大便稀溏、呈绿色、无黏液、无食物残渣、不尽感、日行1次；小便色黄、短，无尿频尿急，时尿不尽。舌淡暗、尖红，苔白腻稍厚，脉沉细少力。

辅助检查：（2017 年 2 月 18 日）胃镜检查示：①Barrett 食管；②非萎缩性胃炎。病理示 Barrett 食管。

中医诊断：嘈杂（气郁痰阻，湿热上泛）。

治法：疏气清热，化痰祛瘀通络。

处方：小柴胡汤合半夏泻心汤加减。柴胡 10g，黄芩 10g，半夏 10g，党参 10g，干姜 10g，黄连 6g，莪术 10g，三棱 10g，柿蒂 30g，甘松 10g，橘络 10g，炙甘草 6g，八月札 10g，僵蚕 10g。14 剂，水煎，日 1 剂，分两次服。

7 月 14 日二诊：服药后胃脘灼痛明显减轻，偶见灼痛，嗳气、食后明显，偶反酸，稍胃胀，口苦口干、午休及晨起后明显，口黏，有口臭，易焦虑，心烦，易疲劳，汗多、动则益甚，大便质稀，服美沙拉嗪及地衣芽孢杆菌后大便前段质干后段质稀、日 1~2 次、解不尽感，肛门坠感；小便平，眠欠佳，梦多。舌偏红、有齿印，苔腻，脉右沉细、左弦软。

辅助检查：胃镜检查（2017 年 6 月 6 日）示反流性食管炎；非萎缩性胃炎。肠镜检查（2017 年 6 月 16 日）示溃疡性结肠炎；回肠末端炎。

处方：小柴胡汤合左金丸、上焦宣痹汤、四逆散加减。柴胡 10g，黄芩 10g，黄连 8g，吴茱萸 2g，党参 12g，黄芪 15g，白芍 10g，炒枳壳 15g，柿蒂 20g，射干 10g，郁金 10g，枇杷叶 10g，三棱 10g，八月札 10g，炙甘草 6g。14 剂，水煎，日 1 剂，分两次服。

7 月 28 日三诊：药后胃胀明显减轻，烧心偶发，口苦，大便溏软，夜尿多。舌偏红、边有齿印，苔腻，脉右沉细、左弦软。

上方去白芍、炒枳壳、柿蒂，加牡蛎 15g，龙胆草 3g，干姜 3g；改黄芩 8g，吴茱萸 3g，党参 15g，黄芪 12g。10 剂，水煎，日 1 剂，分两次服。

按语

胡珂教授指出，此患者年纪尚轻，又是急性起病，多因饮食不节、过食酸辣炙煿之品导致胃肠湿热内蕴，从而出现胃脘灼热、口干口黏、舌苔黄腻等症；大便稀溏是因湿热蕴结脾胃，脾失健运，水谷不化所致。因此方选小柴胡汤疏肝理气。方中柴胡、党参使气升，黄芩、半夏使气降，全身气机升降有序，阴阳平和。湿热蕴结中焦，灼伤胃肠，亦会导致营血受损，久病入络。舌质暗可见病入营血，故配伍莪术、三棱、橘络活血通络止痛。三棱、莪术虽方书曰其药性峻猛，易伤正气，实则较为和缓、安全，用量可至 10~15g，对异形增生、肠上皮化生等癌前期病变可配入使用。此患者胃镜诊断

Barrett 食管，也属癌前期病变，故以小柴胡汤主之，加入三棱、莪术，既可化瘀祛浊，又可疏肝健脾和胃，取治瘀血以徐徐"缓消"之意。胃脘胀闷不适，考虑三焦气机不畅，脾不升清，气机郁滞。八月札可疏肝理气，止胃痛。甘松理气散积，僵蚕升清气，可化痰息风。二诊口黏、心烦、咽部异物为主，提示上焦湿热证明显，故合用上焦宣痹汤。三诊口苦明显，则加牡蛎、龙胆草，此药对热重口苦效果明显。其中黄连、吴茱萸之左金丸为佐金平木、制酸止痛的常用方剂。后期加减治疗，以达远期疗效。

案九

沈某，女，69岁，2020年11月2日初诊。

主诉：胃脘嘈杂6年。

现病史：自述胃脘嘈杂不舒，胃胀痛，白天甚，夜间可缓，饮热水、按揉后亦可稍缓解。偶烧心，口麻舌麻，口酸涩感；饮水不多；胃脘不适，坐卧时觉胃中稍舒，站立行走时加重；食纳一般；寐差，多梦易醒，以噩梦为主；大便日1~2次、成形，小便可。舌淡红，苔白、有裂纹，脉细偏软。

辅助检查：胃镜（2020年7月8日）提示慢性非萎缩性胃炎伴胃体糜烂。

中医诊断：嘈杂（肝郁脾虚胃热，寒热错杂，升降失常）。

治法：疏肝理气，健脾益气，清热养阴。

处方：小柴胡汤合四君子汤加减。柴胡15g，黄芩10g，法半夏10g，白芍20g，炒枳实15g，党参15g，炙甘草6g，茯苓10g，白术10g，黄精15g，黄芪12g，山药12g，当归10g，酸枣仁10g。7剂，水煎，日1剂，分两次服。

11月9日二诊：服药后诸症明显改善，胃脘不适感减轻，现午饭后仍胃中隐痛，舌麻，稍口干口苦；大便日1次、成形，小便可，纳可，寐一般。舌胖，苔偏少干，脉弦细软。

上方加北沙参10g。14剂，水煎，日1剂，分两次服。

11月23日三诊：现下午觉胃脘不适，偶有胃堵、隐痛；口淡，自觉口中不适感，无舌麻，无口干口苦，易疲倦；食纳尚可，寐稍差，易醒（凌晨3点左右），醒后难入睡；大便日两次、成形，小便可。舌嫩红胖，苔少、有裂纹，脉细。

处方：小柴胡汤合四逆散、加减异功散。黄精15g，北沙参10g，合欢皮20g，木瓜15g，黄芪15g，当归10g，柴胡15g，黄芩10g，白芍20g，炒枳实15g，太子参15g，山药10g，茯苓10g，陈皮10g，黄精15g，北沙参10g，合欢皮20g，木瓜15g，黄芪15g，当归10g，炙甘草6g。14剂，水煎，日1剂，分两次服。

12月7日四诊：服苦寒药后胃脘部症状复发，现胃中偶有嘈杂感，无胃胀，轻微隐痛，无反酸、烧心，嗳气白天甚，夜间减轻。口中发麻，舌整体麻感，口淡无味。口干，不欲饮，无口苦，食纳可，食量一般，食后略胃胀，半小时则缓，大便日2～3次、成形，小便可，夜寐较差，易醒，醒后难入眠，怕冷，易疲倦。舌红胖，苔黄薄干，脉左弦、右弦细弱。

上方去木瓜，改北沙参为15g，加路路通15g，丹参10g。14剂，以善后。

按 语

胡珂教授指出，患者反复嘈杂，白天症状加重，可见胃内积热。胃脘隐痛，按揉后亦可稍缓解，提示乃虚性疼痛，即"不荣则痛"。结合患者脉细弱，舌淡红，苔白、有裂纹，考虑胃阴虚证。因不荣则痛，以阴血不足为主，睡眠差，因血不养神。阴虚生内热，也可表现出胃脘嘈杂。胡珂教授认为，嘈杂因脾胃虚弱所致者较为常见，治疗上当补益脾胃为主。临床选方用药当根据脾胃虚亏的侧重而有所不同。脾虚多为气虚，胃虚则以阴虚为主，甚或兼有血虚，脾胃气阴两虚也较常见。脾虚气弱者可用异功散加黄芪、白扁豆等。异功散出自宋代名医钱乙所著的《小儿药证直诀》，其方药组成是在《太平惠民和剂局方》中四君子汤的基础上加了陈皮，意在行气化滞，醒脾助运，补而不滞，主治脾胃气虚兼气滞诸证。此方补中有行、补而不滞。方中人参益气健脾，生津润肺，常用于治疗食欲不振、脾虚体倦；白术健脾益气，燥湿利水；茯苓利水渗湿，健脾宁心；陈皮理气健脾，燥湿化痰；炙甘草健脾益气。胃阴不足可选益胃汤，血虚加当归、枸杞子，兼肝阴虚合金铃子散。气阴两虚者胡珂教授采用加减异功散，加黄精、北沙参气阴双补。加减异功散为胡珂教授的导师陈瑞春老师所创，由异功散去白术，加山药而成。陈老认为，山药有白术健脾之功，而无白术温燥之性。方中的参常用太子参，太子参甘平清补，不似党参甘温助热。但太子参补气力较弱，气虚甚者陈老常二参同用，以太子参为主，少佐党参3～6g。

案十

王某，男，67 岁，2020 年 10 月 22 日初诊。

主诉：烧心伴胃胀 3 年余。

现病史：患者胃脘部胀满不舒伴烧心感，胸骨后烧灼感。反酸，食甜及饮酒后反酸明显。纳可，稍口苦，口气重，急躁易怒。眠可，二便平。舌质暗红胖，苔白腻，脉弦细。

辅助检查：电子胃镜（2020 年 10 月 22 日）提示：①胃角溃疡（H1 期）；②非萎缩性胃炎伴胆汁反流，幽门螺杆菌阳性。

中医诊断：嘈杂病（气郁化热夹湿，肝胃不和）。

治法：疏肝理气，清热和胃。

处方：柴胡四逆散合自拟"宽中小方""栀连饮"加减。柴胡 15g，黄芩 10g，法半夏 10g，白芍 20g，炒枳实 15g，党参 10g，炙甘草 6g，木香 15g，槟榔 10g，香附 12g，栀子 15g，连翘 10g。7 剂，水煎，日 1 剂，分两次服。

10 月 29 日二诊：服药期间胃脘烧心感除，仍胃胀，口苦、口臭改善。余可。舌红胖，苔黄白厚腻，脉细滑。

辅助检查：2020 年 10 月 26 日本院病理：（胃角）黏膜中度慢性炎伴中度急性活动。

处方：小柴胡汤合温胆汤、平胃散加减。炒栀子 10g，柴胡 15g，黄芩 10g，法半夏 10g，党参 10g，竹茹 10g，炒枳实 10g，陈皮 10g，茯苓 10g，炙甘草 6g，苍术 10g，厚朴 15g，炒栀子 10g。14 剂，水煎，日 1 剂，分两次服。

按语

胡珂教授指出，嘈杂反酸、烧心、口干、口苦、口臭皆提示胃中有热，胃失和降，从而导致胃脘胀痛不适；脉弦细、急躁易怒，提示肝郁气滞明显；苔白腻、进食甜食及饮酒后反酸明显，提示内生湿热。无论是根据病因病机特点，还是方证（口苦、咽干、脉弦）都指向选用小柴胡汤较为符合病机特点。考虑患者腹部胀闷不适，故加重行气宽中药木香、香附、槟榔，此乃胡珂教授自拟"宽中小方"，取其理气止痛，宽中消胀，以治脘腹胀满、疼痛。胡珂教授认为，胃脘疼痛、胀满主要是因气机不通，即肝郁气滞、脾胃气滞，治疗用药自当理气为主。理气药物很多，基本都能消胀除满，而有的理气药还有止痛功效。其止痛作用并不是单纯通过疏理滞气实现的，而是这些药物本身就具有止痛作用。其中最有代表性的药物就是香附、木香。香附味辛能行而长于止痛，除善疏肝解郁外，还能入脾经，而有宽中、消食、下气作用，常用于肝胃气滞、脾胃气滞证，用治脘腹胀痛、胸膈噎塞、嗳气吞酸、纳呆等症，是一味行气止痛的要药，止痛消胀作用部位也较广泛，胸、胁、胃、腹胀痛均可用之。《韩氏医通》称以香附为主的青囊丸（香附、乌药）能"治一切气痛"。木香善通行脾胃滞气，既为行气止痛之要药，又为健脾消食之佳品，可治气滞诸痛（如脘腹疼痛、下痢腹痛）。《大明本草》曰木香"治心腹一切气"。槟榔辛散苦泄，善行胃肠之气，消积导滞，兼能缓泻通便，对脾胃气塞、饮食积滞、大便不畅之症用之颇合。当然理气药多能耗气伤阴，故胡珂教授多配入疏补结合的柴胡四逆散中使用，兼阴虚者，在养阴的基础上，少用、暂用。患者口苦、异味，则加用连翘、栀子清胃热，和胃气，即胡珂教授自拟的"栀连饮"，既可清胸膈胃热，又可清心除烦宁神，是针对阳明经多气多血，易化热、易壅滞所设。

案十一

廖某，男，61 岁，2016 年 12 月 1 日初诊。

主诉：胃脘嘈杂伴消瘦半年。

现病史：自述间断性胃脘嘈杂，晨起空腹明显，胃脘部无明显疼痛，无头痛。纳可，寐差，梦多，大便素不成形、稀溏，小便可。舌偏红，苔中后黄腻，脉弦沉细（患者酷爱运动）。3 年来身体逐渐消瘦，体重减轻，由70kg 减到 58kg，近半年又减轻了约 2.5kg。3 年前检查餐后血糖 9.8mmol/L，后控制饮食，但血糖控制不稳定，糖化血红蛋白 6.3%。心率过缓，心率 51次/分，有停搏病史。

辅助检查：胃功能检测示胃蛋白酶原 I 165.7。胃蛋白酶原 II 33.5。病理示（胃窦）中度慢性浅表性胃炎活动期伴局限性肠上皮化生。

中医诊断：嘈杂（素体脾胃虚弱，肝胃不和，脾升胃降失司，中焦湿热上泛）。

治法：疏肝健脾，辛开苦降，清热化湿。

处方：四逆散合半夏泻心汤、四君子汤加减。柴胡 10g，白芍 15g，半夏 10g，黄芩 6g，黄连 6g，干姜 6g，党参 15g，炙甘草 6g，炒麦芽 15g，炒谷芽 15g，鸡内金 10g，茯苓 10g，炒白术 20g。7 剂，水煎，日 1 剂，分两次服。

12 月 8 日二诊：服药后脘中嘈杂感消除，寐欠佳，体重下降，大便时多时少、偏软。舌偏红、中暗，苔黄白，脉弱。

上方去白术，白芍改 10g，法半夏改 20g，加夏枯草 10g，丹参 10g。14 剂，水煎，日 1 剂，分两次服。

1 个月后随访，嘈杂除，睡眠好转。

按 语

患者因血糖偏高而控制饮食逐渐损伤脾胃，亦属饮食不节所致；日久中土不运，肝木乘犯，出现肝胃不和、肝脾不和；脾胃升降失常，上热下寒之寒热错杂。胡珂教授指出，嘈杂的关键病机当为脾胃虚弱、寒热错杂、升降失常，故治以半夏泻心汤合四君子汤健脾和胃，降浊升清。临床上胡珂教授特别重视中土与肝木之间的关系，肝木不和可乘犯中土，中土不利亦可招致肝木乘犯，故合用四逆散以疏肝理气，疏土扶木。古言之"胃不和则卧不安"，故临床上此类患者常合并睡眠不佳。当遇此类患者出现睡眠不佳时，胡珂教授喜重用法半夏、夏枯草调和阴阳，因二药皆成于夏季之半，即夏至时节，"夏至一阴生"，也就是夏至之时大自然阳气最旺，阴气初生，阴阳最易交合，取此药象，交合阴阳，有助睡眠。

案十二

周某，女，65 岁，2021 年 1 月 7 日初诊。

主诉：胃脘嘈杂隐痛 3 月余。

现病史：自述饥饿时胃脘嘈杂隐痛，大便溏、质黏、日 1 次；饮食不节易腹泻，大便不尽感，肠鸣音响；寐差，梦多易醒；纳可，口干，易疲倦乏力，易感冒，双下肢乏力，胸闷气短。舌淡胖暗，苔薄黄，脉沉细滑软。

既往史：缺铁性贫血 30 年余。

中医诊断：嘈杂（胆热脾寒，中焦气郁）。

治法：和解清热，行气止痛息风。

处方：柴胡桂枝干姜汤合四君子汤、青囊丸加减。柴胡 15g，桂枝 6g，干姜 10g，黄芩 6g，生牡蛎 20g，天花粉 10g，党参 15g，茯苓 10g，白术 10g，炙甘草 6g，香附 12g，乌药 10g，槟榔 10g，炒白芍 20g，白蒺藜 12g，乌梅20g，防风10g，黄精15g。7剂，水煎，日1剂，分两次服。

1月14日二诊：服药后症状改善，现胃脘部稍有隐痛，不定时。无口干口苦，无嗳气反酸，大便1天3次、偏软、成形、时有便意、量少、有不尽感、稍挂厕，小便常。纳可，寐差，不定时醒，梦多。舌淡胖偏暗，苔薄白黄，脉沉细滑软。

上方改干姜为12g，党参20g，黄芩4g，乌梅30g。7剂，水煎，日1剂，分两次服。

1月21日三诊：药后症状改善明显，胃脘部隐痛消，大便1天3~4次、偏软、成形、便意感强、有不尽感、挂厕，小便可，寐差，睡眠浅，梦多，胃脘部无不适。舌淡红胖，苔白黄，脉弦滑偏软。

上方改槟榔6g，党参15g，白蒺藜10g。7剂，水煎，日1剂，分两次服。

按语

胡珂教授指出，此患者慢性病多年，脉象以虚为主。胃脘隐痛，不通则痛，少阳气郁化热，胆胃不和，所以嘈杂。大便稀、食油腻易腹泻，考虑脾气不足。脾气不足生内湿，故大便黏、解出不畅。肠鸣较严重乃肝旺化风，风阳犯脾。胡珂教授认为，肝郁日久则阴血暗耗，肝之气阳失却涵养，则风阳鸱张。肝性急，为风木之脏，主动，风善行而数变。肝风克犯脾土则下利急迫，便意频频，腹痛攻窜，腹中雷鸣；上扰清空，横窜肢节，故眩晕头痛，耳鸣目胀，肢体麻木，震颤掉眩。方选和解清热，治疗胆热脾寒之柴胡桂枝干姜汤合四君子、青囊丸（乌药、香附）加减。胡珂教授参考刘渡舟经验，临床上遇到口苦、脘痛、便溏、眠差之胆热脾寒、寒热错杂者，即选用柴胡桂枝干姜汤治疗。风扰肠鸣用者，重用乌梅、白蒺藜、防风柔肝息风，达到酸以敛肝、泻肝。肝体阴而用阳，乌梅味酸入肝，补肝体，泻肝用，用量宜大，通常15~30g，甚至60g；平肝息风可选用白蒺藜、防风、钩藤、蝉蜕。胡珂教授经验，草本药物效果不佳时，必须要用僵蚕、蝉蜕等动物药，甚至全蝎，其控制肠鸣效果较好。

（万常俊　周　旋　张　涛）

八、纳差

纳差，所谓"纳"指"胃纳"，"纳差"意指食量减少。常见病因有感受时邪、饮食所伤、脾胃虚弱、肾阳虚衰等。中医学认为，本病临床主要分虚、实两大证，胡珂教授临床从升脾降胃、调和肝脾论治。

案一

包某，男，88 岁，2020 年 6 月 2 日初诊。

主诉：反复纳差两年，加重 6 个月。

现病史：自述近两年纳差，近 6 个月加重，不欲食，中午尤差，稍爱吃香、炒、炸物，嗜睡，形体肥胖，大便干结难解、1～2 日一行，久行易喘，自觉身重，反应迟缓，无口干苦、口臭。舌淡红、边见齿痕，苔中黄薄腻，舌体偏右侧，脉细滑软。

既往史：冠心病；轻度阿尔兹海默症；低血压；劳力性心绞痛。

中医诊断：纳差（肝郁脾虚湿热）。

治法：疏肝理气，健脾除湿。

处方：自拟"开胃方"加减。柴胡 15g，黄芩 6g，法半夏 10g，太子参 15g，炒麦芽 30g，炒谷芽 30g，炒鸡内金 15g，陈皮 10g，茯苓 10g，党参 15g，槟榔 10g，炙甘草 6g，白豆蔻 10g，生姜 6g，大枣 10g，乌梅 10g，川椒 2g，胡黄连 2g，石菖蒲 6g，白术 15g，佩兰 15g。7 剂，水煎，日 1 剂，分两次服。

6 月 10 日二诊：药后症状改善明显，纳食尚可，不欲饮食缓解；无口干口苦；大便 1～2 天一行、质一般；嗜睡、多梦，小便平，未诉其他不适。舌淡红，苔黄白厚腻，脉弦滑。

上方改党参 10g，加苍术 10g，厚朴 6g，石菖蒲 10g。14 剂，水煎，日 1 剂，分两次服。

按 语

胡珂教授指出，患者年老，脾气不足，痰湿蕴结，以致整体气机不畅，胃肠壅滞，从而导致寒热夹杂，中焦气津升降失常，胃纳失和，而见食欲差。治疗予自拟"开胃方"，即小柴胡汤加减。《伤寒论》第148条提到"口不欲食"，第96、97条提到"默默不欲饮食"，第266条提到"干呕不能食"，仲景均以小柴胡汤治疗，可见纳差亦是小柴胡汤的主要适应证之一。

胡珂教授认为，纳差多见于小儿、年老、体弱及部分青少年，尤以儿童多见。此类人群临床可表现为正气不足，脾虚失运；或兼肝胆失疏；三焦不利；食积生虫；湿浊中阻；外感邪恋等病机。老人、体弱自是气虚；小儿脏腑未充，饥饱不调；青少年喜食生冷、辛辣、厚味，易伤脾胃。外感导致纳少也很常见，如外感初起，症状尚未显露。外感期间或外感恢复期均可出现纳差。此乃正气不足，卫外不固，或寒温不适，感受外邪，导致脾胃运化欠佳所致。部分患者可无明显外感病史，脾胃运化尚可，平素貌似健康，但稍起居不慎，如劳倦思虑、晚睡熬夜、饮食不节、季节变更不适应、衣物增减不当等便出现纳差，或兼有以上两三种因素而又均较轻，仅表现为短期内食纳减少，食欲差，口中无味，而其他症状不明显。小柴胡汤扶正祛邪，调畅气机，舒达三焦，调和营卫，调和脾胃，调和肝胆；柴胡又主"饮食积聚……推陈致新"（《神农本草经》）。小柴胡汤是一张治疗食欲不振颇为有效的方子，不论病程长短、男女老幼均可用之，临床可配伍醒脾开胃消食之品。胡珂教授曾治1例八旬老翁，平素饮食正常，外出旅游10余日，返家后即出现纳差，自觉无明显诱因，也无其他不适，苔薄腻，脉弦细，以小柴胡汤加味数剂而愈。

据此，胡珂教授以小柴胡汤加味，自拟"开胃方"（药物组成：柴胡15g，黄芩6g，法半夏10g，太子参15g，炒麦芽30g，炒谷芽30g，炒鸡内金15g，槟榔10g，炙甘草6g，白豆蔻10g，生姜6g，大枣10g，乌梅10g，川椒2g，胡黄连2g），治疗食欲不振、小儿厌食、挑食，临床疗效显著，有的患儿用药1~2周即胃口大开。方以小柴胡汤调和脾胃肝胆、三焦枢机；白豆蔻芳香醒脾，化湿和中；石菖蒲化湿辟秽，和中健胃，促进消化液分泌；槟榔行气，消积，杀虫；炒谷芽、炒麦芽、鸡内金消食开胃。纳差甚，可加酸苦辛之乌梅6~10g，胡黄连2g或酒大黄1~2g（便秘不畅者），小茴香2g，调味以开胃；或加甘松3~6g开郁醒脾。《本草纲目》云："甘松芳香，甚开脾郁，少加入脾胃药中，甚醒胃气。"面部有白色"虫斑"者，可加使君子6～12g，并适当加大槟榔用量。

需要注意的是，有些老人纳差属胃阴虚或气阴两虚，不能用本方治疗。舌象具有鉴别意义，多见舌红、嫩红，苔少或无苔。

案二

何某，女，52岁，2014年3月10日初诊。

主诉：纳差半年。

现病史：自述纳差半年，烧心，咽干，反酸，无嗳气；口渴喜温饮，饮不解渴；进食生冷易呕吐；无腹胀腹痛，大便日行1～3次、前段硬结后段质软、色黄，小便正常；夜寐差、难入睡，平素易感冒。舌淡白偏暗，苔微黄偏腻，脉沉细滑软。

中医诊断：纳差（胃热失和，气津两伤）。

治法：清热和胃，益气生津。

处方：竹叶石膏汤加减。石膏20g（先煎30分钟），竹叶10g，法半夏10g，麦冬10g，山药20g，白扁豆15g，北沙参15g，柴胡10g，黄芩6g。10剂，水煎，日1剂，分两次服。

3月20日三诊：服药后胃纳改善明显，咽干较前减轻，进食不慎有反酸，偶烧心，无嗳气，大便1次1日、质软，进食生冷后胃脘不适明显，夜寐较差、入睡难。舌淡，苔薄白，脉沉细。

处方：加减异功散。党参15g，山药20g，茯苓10g，石斛10g，白扁豆15g，黄精10g，北沙参10g，鸡内金10g，陈皮6g，炙甘草6g，二芽各15g。10剂，水煎，日1剂，分两次服。

按语

患者为中老年女性，食欲差，伴烧心、反酸，提示患者胃热；口渴、咽干、大便坚，考虑津伤；胃络通心，胃热循经扰心，故睡眠差；胃津不足，胃热上升，故感到气逆欲吐。《伤寒论》第397条云："伤寒解后，虚羸少气，气逆欲吐，竹叶石膏汤主之。"胡珂教授认为，此患者考虑胃腑蕴热，损伤气津，胃失和降，方以竹叶石膏汤清胃热、降胃气、开胃口为主。关于此方，汪昂《医方集解·泻火之剂》亦云："此手太阴、足阳明药也。竹叶、石膏辛寒以散余热；人参、甘草、麦冬、粳米之甘平以益肺安胃，补虚生津；半夏之辛温以豁痰止呕，故去热而不损其真，导逆而能益其气也。"方中竹叶、石膏清透气分余热，除烦止呕为君药。人参配麦冬，补气养阴生津，为臣药。半夏和胃降逆止呕，为佐药。甘草、粳米和脾养胃，为使药。半夏性温，与清热生津药配伍使用，消除其温燥之性，使降逆止呕的功效增强，使人参、麦冬补而不滞，使石膏清而不寒。土不和，木易犯，故临床上胡珂教授遇到脾胃病患者，善于配伍小柴胡汤加减，以调和木土，疏肝和胃理脾。服药后纳差、口干、咽干等胃热津伤症状改善。二诊时脉沉细，故用药以扶正为主，用加减异功散，以达健脾养胃之效。

案三

何某，女，11 岁，2017 年 7 月 10 日初诊。

主诉：食欲不振近 3 个月。

现病史：食欲不振，口臭，素不挑食，时胃痛（隐痛），晨起头晕，时两侧头痛，眠差、浅睡、辗转，无汗出，冬天怕冷，大便干，小便黄。近半年易外感。舌尖红，苔黄腻，脉浮弦。

中医诊断：纳差（素体正气不足，脾胃虚弱，饮食不化，兼外邪留恋不去）。

治法：调畅枢机，扶正达邪，化湿和胃。

处方：小柴胡汤加减。柴胡 10g，黄芩 6g，法半夏 6g，太子参 10g，生姜 3 片，大枣 3 个，槟榔 10g，防风 6g，佩兰 12g，白豆蔻 6g（后下），炒麦芽 20g，炒谷芽 20g，鸡内金 10g，炙甘草 5g。7 剂，水煎，日 1 剂，分两次服。

7 月 18 日二诊：服药后食欲改善，仍口臭但较前缓解，睡眠改善，无胃痛，偶脐间痛（贴丁桂儿脐贴后缓），大便日一行、偏硬、粒状，小便平，不易有恶心感。舌淡红，苔白腻。

上方去防风、太子参，加党参 10g，苍术 15g，高良姜 3g。7 剂，水煎，日 1 剂，分两次服。

按语

胡珂教授认为，该患者虽以纳差为主诉就诊，但结合近半年来易外感病史，考虑乃少阳枢机不利，正虚易感，日久脾胃升降失司，胃失和降，纳运失和，浊阴蕴久化热，故见纳差、口臭等症。治疗参考《伤寒论》第 97 条

"血弱气尽，腠理开，邪气因入，与正气相搏，结于胁下，正邪纷争，往来寒热，休作有时，默默不欲饮食。脏腑相连，其痛必下，邪高痛下，故使呕也，小柴胡汤主之"，予小柴胡汤加减，和解枢机，调畅气机，恢复脾胃气机升降之功，配伍佩兰、白豆蔻上开，鸡内金、炒谷麦芽中消，槟榔下导，以达仲景所谓"上焦得通，津液得下，胃气因和"，实现胃气能降方能纳之目的。

案四

李某，女，20岁，2020年6月23日初诊。

主诉：左额颞间变性星形细胞瘤术后5月余。

现病史：患者5个月前行左额颞间变性星形细胞瘤切除术，后放化疗数次，现在医院住院化疗，出现食欲差，食量小，挑食，易疲劳乏力，夜寐可，二便可，月经2~3个月一行，痛经，稍有血块，3~5天干净，量稍多。舌淡红，苔黄夹白，脉沉细滑软。

辅助检查：血常规检查示白细胞（WBC）下降，血小板（PLT）下降。

中医诊断：纳差（脾胃虚弱）。

治法：健脾和胃，疏肝理气，兼化食积。

处方：六君子汤合小柴胡汤加减。党参15g，白术10g，茯苓15g，法半夏12g，陈皮10g，柴胡12g，黄芩5g，土茯苓60g，蔻仁10g，炒谷芽30g，炒麦芽30g，鸡内金12g，槟榔6g，炙甘草6g。14剂，水煎，日1剂，分两次服。

7月16日二诊：停药1周左右，现食欲一般，服药期间食欲较前好转，体力一般，易疲劳乏力，二便平，寐安，月经未来潮。舌光红，苔黄，脉沉细滑软。

处方：小柴胡汤合六君子汤加减。柴胡15g，黄芩6g，法半夏10g，人参12g，生姜6g，大枣10g，蔻仁10g，石菖蒲6g，甘草6g，炒谷芽30g，炒麦芽30g，鸡内金15g，土茯苓60g，陈皮10g，炙甘草6g，甘松3g。14剂，水煎，日1剂，分两次服。

8月1日三诊：服药后纳食不多，食欲尚可，挑食，早饱，无胃胀嗳气，欲口服中药提高抵抗力，PCT下降，易倦怠，稍畏寒，夜寐安，二便正常。舌淡红，苔黄稍腻、尖较红，脉右沉细滑软乏力、左沉细弦。

上方去菖蒲、甘松；土茯苓易茯苓；加白芍10g，枳实10g，厚朴10g，莪术 10g。14 剂，水煎，日 1 剂，分两次服。

按语

胡珂教授指出，肿瘤放化疗后常见消化不良、纳差等脾胃疾病，乃因化疗药物攻伐脾胃所致，故脾胃虚弱是这类人群纳差的关键病机，治疗时当重视脾胃运化功能，故予六君子汤合小柴胡汤疏补并用，恢复脾升胃降之功。同时配槟榔、厚朴以导滞；白豆蔻、石菖蒲以宣开；炒谷芽、炒麦芽、鸡内金以中消，恢复胃气和降之力，使纳化如常。重用土茯苓解毒，治疗肿瘤，兼具健脾功效。复诊时合用四逆散，以疏土扶木。张锡纯用莪术化食，遇气郁血瘀兼食积者，适当加用能取得不俗的疗效。

案五

李某，女，38 岁，2020 年 6 月 18 日初诊。

主诉：纳少两月余。

现病史：患者 2020 年 4 月于上海中医院行肝门部胆管腺癌术并化疗，后出现纳少，少食则有饱腹感，易饥，食欲可，饱腹后可出现左腹连及左背肩部隐痛，晨起左腹闷胀感，活动后可缓解，无嗳气反酸，无口干口苦，自觉头部昏沉感，多走路后明显，运动时无头痛，偶有晨起时胸闷气憋，咽喉疼。自诉游泳锻炼后精神、睡眠改善，大便日 1 次、成形、稍挂厕，矢气频，小便平。舌质偏暗红，苔薄黄，脉弦劲。

既往史：2005 年行胃癌切除术。

中医诊断：纳差（肝郁脾虚）。

治法：疏肝、理气、健脾。

处方：小柴胡汤合四逆散加减。柴胡 15g，黄芩 10g，法半夏 10g，白芍 20g，炒枳实 15g，炙甘草 6g，生晒参 10g（先煎），槟榔 10g，炒谷芽 30g，炒麦芽 30g，鸡内金 10g，北沙参 10g，白蒺藜 10g。14 剂，水煎，日 1 剂，分两次服。

7 月 2 日二诊：药后症状稍减，自觉食欲可，食量稍增加，进食后胃脘胀，伴左肋及肩颈牵扯样疼痛，晨起闷胀感、活动后减，左上腹压痛，大便日 1 次、时成形、时糊状、时挂厕、有不尽感，无腹痛，小便可、饮水少则黄，晨起咽中有痰；头部昏沉感减，晨起胸闷消，现晨起全身乏力、四肢疲软；寐差，入睡困难，易醒，可复睡；无烦躁。舌红尖甚，苔白满布、中后黄腻，脉弦。

上方去北沙参、白蒺藜，加枇杷叶 10g，射干 10g，郁金 10g，制大黄 2g，白花蛇舌草 15g，半枝莲 15g，香附 10g。14 剂，水煎，日 1 剂，分两次服。

按语

胡珂教授指出，患者肿瘤术后经过化疗后出现食欲不佳，伴胃脘不适、头晕等症，而且脉象弦劲，考虑肝郁脾虚；因胃有郁热，则少食则饥；脾气不足，运化无力，故稍多食则食积不化、脘腹胀痛甚至压痛；运动后眠差及疲劳症状缓解，是因肝气郁滞，经过运动，肝气稍微舒展，故症状缓解。治以疏肝理气健脾为主，方用小柴胡汤合四逆散加减。

胡珂教授临证时对脾胃病特别重视腹诊。凡胃脘或腹部按压疼痛、不舒、硬满，或屈曲身体按压脘腹疼痛或不舒，则考虑内有有形之邪，如食积、血瘀、痰湿、水饮，尤以食积为多。若判为饮食积滞所致的疼痛、压痛，胡珂教授常在方中加制大黄 1~3g，不用其泻下通腑，而取其消积导滞，疗效颇佳。胡珂教授说，大黄是仲景治疗宿食最重要的药物之一，泻宿食每用大黄。如《金匮要略·腹满寒疝宿食病脉证治》第 22 条云："脉数而滑者，实也，此有宿食，下之愈，宜大承气汤。"即便是大病瘥后劳复及妇人产后，若有宿食者，也可不因大病后、产后正气损伤而避用大黄。如《伤寒论》第 393 条云："大病瘥后，劳复者，枳实栀子汤主之。"方后注："若有宿食者，内大黄如博棋子大五六枚，服之愈。"《金匮要略·妇人产后病脉证治》第 3 条："此为胃实，大承气汤主之。"

（万常俊　周　旋　张　涛）

九、呃逆

呃逆是指气从胃中上逆，喉间频频作声，声音急而短促，不自主的膈肌痉挛引起的一种临床表现。呃逆是一种常见的脾胃疾病，一年四季均可发生。中医学认为，本病可分"寒、热、虚、实"四大证，胡珂教授临床多从升脾降胃、调和肝脾论治。

案一

侯某，49 岁，2016 年 9 月 22 日初诊。

主诉：餐后呃逆 4 月余。

现病史：自述 4 个月前出现饭后呃逆，无胃脘疼痛，无反酸、恶心。两日前因食粥后胃脘部紧痛半日，后自行缓解。食欲尚可。自觉感冒，鼻塞流清涕，服三九感冒灵颗粒症状缓解，现觉咽干，鼻塞，无咳嗽，口干。更年期，易烦躁，阵汗。寐差，多梦，易醒。小便可，大便一日一行、不成形、偶夹有不消化食物。舌淡，苔薄黄，脉弦细。

中医诊断：呃逆病（素体脾胃虚弱，胃气上逆）。

治法：健脾疏肝，降气止逆。

处方：小柴胡汤合半夏泻心汤加减。柴胡 10g，黄芩 6g，法半夏 10g，干姜 5g，党参 10g，柿蒂 30g，防风 6g，黄连 3g，甘松 10g，苏梗 10g，炙甘草 6g。7 剂，水煎，日 1 剂，分两次服。

9 月 30 日二诊：服药后呃逆减轻，食生冷易现。无胃脘胀痛，无反酸烧心，无咳嗽，无恶寒，流清涕减轻，汗多，易急躁，寐差、梦多易醒，纳稍差，大便成形。舌淡稍暗，苔中黄白，脉细弦。

处方：柴胡 6g，黄芩 6g，桔梗 6g，白芍 6g，生姜 3g，党参 10g，法半夏 10g，大枣 3g，炙甘草 5g，柿蒂 30g，甘松 10g，苏梗 10g，干姜 3g。14 剂，水煎，日 1 剂，分两次服。

按语

呃逆又称"哕""哕逆"。如《素问·宣明五气》谓："胃为气逆为哕。"指出此病病位在胃，主要病机为胃气上逆。此患者在饭后明显，大便不成形，考虑脾虚为本。受凉后呃逆加重，多为虚人外感。因此胡珂教授指出，此案属脾胃虚弱、胃气上逆之证，选方以小柴胡汤为主。叶桂云："肝为起病之源，胃为传病之所……醒脾胃必先制肝。"指出治脾胃勿忘治肝。脾胃运化水谷，脾升胃降需靠肝胆的疏泄。肝胆疏泄脾土，脾土才不壅实，气机才可舒畅。若单纯依靠脾胃自身的升降，则脾胃运化能力不足。肝胆气机疏达向外，其实也是气机的发散、宣泄，肝胆通过疏泄脾土，使自身气机得以释放。小柴胡汤不仅可以疏利肝胆，又能调和脾胃，畅达三焦，调和营卫，使肝气疏，协脾运化，助胃和降。方中柴胡疏理肝气，黄芩清解郁热，半夏降胃气，党参健脾，干姜暖中，加防风、苏叶以祛新感之外风，同时苏叶宽中理气，柿蒂乃降气止呃之专药，重用降逆以治疗呃逆，甘松理气散积，黄连清热燥湿。复诊症状好转，食冷物则呃逆加重，故去黄连。新感之邪已清，则去防风、苏叶，将苏叶改苏梗，重点作用于中焦。

案二

唐某，43岁，2016年4月14日初诊。

主诉：呃逆两年余。

现病史：自述食辛辣刺激后呃逆加重，频数久则胃痛、胃胀，服中药后（养阴、降气药物）呃逆好转，胃胀反复。胃按之明显胀痛，两腮发酸，舌有烧灼感，欲呕。唇红，口干，舌烧灼感（药后），纳可，寐不安、难入睡，大便日一行、成形，小便平。舌淡红、舌体胖嫩，苔白，脉细滑软。

中医诊断：呃逆（胃阴不足，胃气上逆）。

治法：养阴降逆，健脾缓肝。

处方：北沙参10g，麦冬10g，白芍20g，石斛10g，柿蒂30g，枇杷叶15g，代赭石10g，旋覆花10g，党参10g，炙甘草6g，钩藤20g。7剂，水煎，日1剂，分两次服。

4月21日二诊：服药后呃逆几除，大便日一行、成形、量可、不畅、便后不尽感，左脐上腹胀痛，胃胀明显减轻，两腮发酸、舌有烧灼感、呕吐除。舌嫩红，苔少，脉细。

辨证：三焦气机郁滞。

治法：疏理三焦气机，行气止痛。

处方：小柴胡汤合金铃子散加减。北沙参 10g，石斛 10g，柴胡 10g，川楝子 10g，元胡 10g，麦冬 12g，党参 15g，柿蒂 30g，黄芩 6g，法半夏 10g，炙甘草 6g，枳实 10g。14 剂，水煎，日 1 剂，分两次服。

按语

胡珂教授指出，此患者病史较长，症状反复，发病多以虚为主。大便干、舌烧灼、舌体胖嫩，考虑久病致胃阴虚，耗伤津液。此证属胃阴不足，胃气上逆，治宜养阴和胃，补脾升清，用药宜甘平，养阴不可过凉，以免碍脾气之升。考虑胃的生理特点是"喜润恶燥"，故以沙参、麦冬、石斛、白芍养阴，其中石斛养胃阴而不碍邪；柿蒂、枇杷叶、代赭石、旋覆花降胃气，胃气以降为顺。两组药一者以复胃之体，二者以复胃之用。党参则健脾，以防止降药运用太过损伤脾气。考虑患者时发时止，有风邪特性，故予钩藤息内外之风。腮部为少阳经脉循行之所，两腮发酸是为少阳经气不利。二诊效果明显，胃脘胀痛为主要症状，故予小柴胡汤疏理三焦气机，合用金铃子散行气止痛。后期仍以养阴行气健脾为主要方向，随症加减治疗。

（万常俊　周　旋　张　涛）

十、腹痛

腹痛是指耻骨联合毛际之上、胃脘之下部位产生疼痛的症状，多因脏腑气机阻滞，经脉麻痹，或脏腑经脉失养所致。其病因病机由寒邪、热邪客于肠胃，气机不通而引起。《诸病源候论·腹痛候》云："腹痛者，由腑脏虚，寒冷之气客于肠胃、募原之间，结聚不散，正气与邪气交争相击，故痛。"中医学认为，"通则不痛，不通则痛"，故胡珂教授临床治疗本病以"通"为主。

案一

白某，男，23岁，2020年10月29日初诊。

主诉：腹部胀痛不适3月余。

现病史：3个月前无明显诱因出现腹部胀痛不适，午后与夜间较明显，夜间偶有烧灼感，伴口干，晨起口苦，怕冷，乏力，易疲倦，怕冷，纳一般，食欲差；寐差，小便正常，大便不成形、质稍黏、日2～3次、排便欠畅、有不尽感，多矢气。未经治疗。舌淡胖大、边有齿痕，苔薄白腻，脉弦细软。

中医诊断：腹痛（脾虚脏寒，肝胆热郁）。

治法：健脾温中行气，疏肝解郁清热。

处方：柴胡桂枝干姜汤合四君子汤加减。柴胡15g，桂枝6g，生牡蛎20g，干姜10g，天花粉10g，黄芩6g，炙甘草6g，炒白术10g，党参30g，茯苓15g，乌药15g，沉香10g，肉豆蔻10g，小茴香6g。7剂，水煎，日1剂，分两次服。

11月5日二诊：药后口苦、怕冷、乏力症状较前缓解，大便已成形、日1次，腹部仍胀满疼痛不舒，有烧心感，晚餐后明显，多矢气、嗳气，脐周轻压痛。舌淡红胖，苔中薄白腻，脉细弱。

上方加厚朴15g，木香10g。7剂，水煎，日1剂，分两次服。

11月12日三诊：腹部胀满疼痛改善不明显，时有嗳气，矢气频繁，尤以夜间明显，伴烧心感，肠鸣有声，怕冷，口干口苦，手心易出汗，大便成形、日1~2次、排便欠畅、不尽感，纳寐可。舌淡胖、边有齿痕，苔白黄腻，脉弦细。

处方：柴胡四逆散合理中汤、自拟"宽中小方"加减。柴胡15g，黄芩6g，法半夏10g，党参10g，生姜10g，大枣10g，干姜10g，炒白术10g，槟榔10g，香附12g，木香15g，厚朴15g，沉香6g，小茴香6g，炙甘草6g。7剂，水煎，日1剂，分两次服。

11月19日四诊：药后腹胀痛缓解明显，嗳气、矢气缓解。服药期间大便日2~3行、第1次成形、后两次偏稀、不尽感，纳寐可，小便平。舌淡胖，苔白，脉弱细。

上方改黄芩4g，加乌药10g，高良姜3g。7剂，水煎，日1剂，分两次服。

11月26日五诊：药后腹胀痛偶发，仍有矢气。大便日1~2行、偶不成形，小便平，晨起口干口苦，纳可，寐一般，多梦。舌淡胖、边有齿痕，苔中白腻，脉弦细。

中医诊断：腹痛（肝郁气滞，脾胃虚寒）。

治法：和解少阳，理气温中，加强行气之力。

上方加大腹皮15g，川椒6g。14剂，水煎，日1剂，分两次服。

随访1个月，腹痛未再明显发作，偶因饮食不慎而发。

按语

《金匮要略·脏腑经络先后病脉证》曰："见肝之病，知肝传脾，当先实脾。"又云："实脾则肝自愈，此治肝补脾之要妙也。"肝脾两脏，关系最密，临床上脾胃之病多从肝论治，胡珂教授在选方治疗方面颇具特色。胡珂教授认为，腹痛之辨，首辨寒热、虚实，继定脏腑、经络。实者多由邪气郁阻，气血不通，不通则痛；虚证因脏腑阴阳亏虚，不荣则痛。然临床多有寒热虚实夹杂，常涉两个及以上脏腑。本例脾虚脏寒，脾主大腹，寒凝气滞，脾络不通；又肝郁不舒，气郁化热。温脾散寒则助肝热，清解郁热则败中阳，治当温清并举。因寒重热轻，故以温为主。患者前三诊重在温中健脾散寒，然效果不显，四诊改以疏肝理气健脾之柴胡四逆散为主，配伍温中散寒之理中汤，效果显著。此即抑木扶土法，通过疏肝达到理脾之效，也体现了胡珂教授临床上治疗脾胃疾病时，重视木土之间的五行生克关系。高良姜辛散温通，善散脾胃寒邪，且能温中止痛，为治中寒脘腹冷痛的常用药。干姜健运脾阳，温中止泻，《太平惠民和剂局方》的二姜丸即由此二者组成。案中所用小茴香、肉桂、川椒等热药均有较好的散寒止痛功效。

案二

蔡某，女，63岁，2015年3月12日初诊。

主诉：少腹闷痛10余天。

现病史：自述少腹闷痛，胀不甚，口苦，大便先硬后软，小便正常。舌偏红，苔黄，脉弦滑。

中医诊断：腹痛（肝郁气滞）。

治法：疏肝解郁，理气止痛。

处方：四逆散加减。柴胡10g，白芍20g，枳壳10g，厚朴15g，大腹皮15g，黄芩10g，干姜3g，炙甘草6g，青皮10g。5剂，水煎，日1剂，分两次服。

3月17日二诊：服药后少腹闷痛较前减轻，便后痛减，伴排便不尽感，大便软、成形，尚口苦但不甚，无口干，食纳可，夜寐尚可，小便平。舌红，苔黄腻，脉弦滑。

上方加赤小豆30g。7剂，水煎，日1剂，分两次服。

3月23日三诊：服药后少腹痛除，大便仍不成形，口苦。舌淡红，苔稍腻，脉右沉细、左滑。

守方再进7剂，水煎，日1剂，分两次服。

按 语

《素问·举痛论》云："寒气客于厥阴之脉，厥阴之脉者，络阴器，系于肝。寒气客于脉中，则血泣脉急，故胁肋与少腹相引痛矣。"又谓"脾主大腹，肝主少腹"。故对于少腹不适，胡珂教授多从肝论治。本案患者少腹闷痛，考虑肝气郁滞，故予四逆散疏肝理气通络。肝木易乘中土，中土不运则清不升、浊不降，故临床上胡珂教授特别强调治疗消化系统疾病要懂得恢复脾升胃降之功，故配以大腹皮、厚朴降浊，干姜升清，即"实脾则肝自愈，此治肝补脾之要妙也"。青皮既能疏肝，亦能降气导滞，但辛散苦降，性烈耗气，胡珂教授临床一般用至6g左右，对肝郁气滞不降者尤宜。赤小豆性平，利湿清热偏下焦，针对大便黏滞不畅者，胡珂教授重用至30g；若下焦湿阻大便不畅、热邪不显者，常用薤白行气导滞。

案三

曾某，男，47岁，2017年7月19日初诊。

主诉：下腹痛1月余，加重两周。

现病史：自述1个月前无明显诱因出现腹痛，以下腹隐痛为主，伴大便次数增多，未予重视，未经诊治。两周前下腹痛加重，拒按，自服中药及消炎药（具体不详），未见明显好转。刻诊：左下腹压痛，喜暖，无恶寒，无呕吐，纳寐可，无口干口苦。大便日2~3行、成形、稍短、偶有便前腹痛、便后则痛缓，小便平。舌偏红，苔白黄厚腻、舌中少苔，脉弦滑偏细。

中医诊断：腹痛（肠腑积热内滞）。

治法：降气导滞。

处方：厚朴三物汤。厚朴15g，枳实12g，大黄6g。4剂，水煎，日1剂，分两次服。

7月23日二诊：服药后下腹痛减，便前即发，便后好转，拒按。舌红，苔偏少，脉细弦滑。此乃兼燥热伤阴，治以滋阴润燥。

上方加生地黄10g，白芍20g，甘草6g。7剂，水煎，日1剂，分两次服。

按语

仲景之方，观其脉证，随证治之，若加一味、减一药，形有相异，量有不同。厚朴三物汤与小承气汤药味虽同，然主治却有偏重。前者重用厚朴为君，重在降气导滞以通腑。本案患者腹痛拒按，便后痛缓，考虑乃有形积滞所致，故以厚朴降气通腑；大黄、枳实导滞通腑。三药相合，使腑积滞导下，腑气得以通畅，则诸症自解。二诊痛减，考虑素体阴亏及热结伤阴，故加用生地黄、白芍、甘草类养阴润肠，酸甘化阴，缓急止痛。

案四

陈某，男，41岁，2017年6月28日初诊。

主诉：小腹胀痛10余年。

现病史：小腹胀痛、按之甚，呃逆，嗳气，多食则胃胀，口干，晨起口苦，喜热饮，大便不成形、完谷不化、质黏稠、有少量黏液、1~2天一行、排便不尽感，无里急后重，多矢气，易疲倦，怕冷，纳寐差，早醒，小便平。舌淡红，苔白腻，脉弦。

中医诊断：腹痛（肝郁脾虚，木土失和）。

治法：抑木扶土，调和肝脾。

处方：当归芍药散加减。当归10g，川芎10g，炒白芍30g，白术10g，茯苓10g，黄连6g，乌药12g，小茴香6g，法半夏10g。7剂，水煎，日1剂，分两次服。

7月5日二诊：服药后小腹痛几除，故自行停药未再复诊。近周再发小腹胀气，按之痛，嗳气，口干口苦，矢气频，大便1~2日一行、不成形，无不尽感，无黏液，不欲食，小便平。舌淡红胖，苔薄白，脉弦滑。

上方去法半夏，改黄连3g，加大腹皮15g。7剂，水煎，日1剂，分两次服。

按 语

腹痛、腹泻之症，成因极繁，治法非一。徐忠可言："痛者，绵绵而痛……乃正气不足，使阴得乘阳，而水气胜土，脾郁不伸，郁而求伸，土气不调，则痛绵绵矣。"胡珂教授认为，肝脾两脏，密切相关，生理上相互为用，病理上彼此影响。脾主运化，化生阴血，滋养肝体；肝主疏泄，助脾健运。脾生气，生血，统血；肝疏气，藏血，行血。慢性腹痛的发生常责之于肝脾不和，气血不调。脾虚失运，肝失柔和，气机疏泄失职，郁勃之气乖戾亢逆，脾土受伐，脾络不利，气血不和则腹痛。脾气虚弱，肝气更易乘势凌侮；脾失运化、升清之职，阴血化生无源，肝体少得涵养，肝用益加亢旺。另一方面，脾不运湿，湿困脾土，致木郁土中，也影响肝气之条达舒畅。脾主大腹，肝主胁肋、少腹，故腹痛多位于大腹，或连及胁肋、少腹；肝性急迫，故多腹痛拘急；大便泄下后，郁勃之肝气得以暂时舒发而少亢旺，故泻后腹痛得减。当归芍药散方原为妇人妊娠诸腹痛之方，胡珂教授认为，临床上凡肝旺犯脾、气血不和、脾虚湿阻之证皆可用之。以当归芍药散加味，抑木扶土，调和肝脾，使肝脾调，气血和，疼痛止。

当归芍药散源自《金匮要略》。本方用药三肝三脾，三血三气。肝为血脏，方以芍药、当归、川芎调血以和肝。《素问·脏气法时论》曰："肝欲散，急食辛以散之，用辛补之，酸泻之。""肝苦急，急食甘以缓之。"故是散所以补之也。肝脾不和，气阳亢旺，应柔之。酸为肝味，芍药为主药，胡珂教授常大量用至30g，取其味酸入肝敛肝阴；合当归养肝血，阴血藏于肝，肝体得以柔养因肝气、肝阳得以潜敛而无亢逆之虞，此即所谓"补肝体，泻肝用"，寓泻于补之法。欲散肝郁，莫如用川芎、当归之辛味能发散肝郁，使肝木得以条达。白术、茯苓、泽泻健脾化湿，利湿助运，土旺又可御风木之侵扰。

案五

陈某，女，55岁，2019年12月26日初诊。

主诉：腹部疼痛不适反复发作3年余。

现病史：腹部疼痛不适、呈隐痛，偶有剧痛，以脐周为甚，可自行缓解，喜揉按，发作时间不定，食青菜后甚；晨起口苦，双眼有飞蚊影，大便先干后稀、易便秘，小便正常，夜寐欠佳、醒后不易入睡。纳可。舌暗红，苔薄白，脉弦。

中医诊断：腹痛（肝脾不调，兼有肾虚）。

治法：疏肝理气，健脾祛湿，兼补肝阴。

处方：自拟"归芍止痛方"合小柴胡汤加减。当归10g，白芍30g，白术10g，茯苓10g，川芎10g，黑附片6g，小茴香6g，薏苡仁15g，炙甘草10g，柴胡15g，黄芩6g，白蒺藜12g，决明子15g，枸杞子10g。7剂，水煎，日1剂，分两次服。

2020年1月2日二诊：服药后疼痛减。右上腹及侧腰部隐痛不适可自行缓解，发作时间不定；小腹偶有刺痛，无腹胀腹泻；右侧背部疼痛不适，发作无规律，可自行缓解；夜寐欠佳，醒后不易入睡；口苦，无明显口干，无嗳气反酸；纳可，二便平。舌暗红，苔薄黄；脉弦。

上方去决明子，加乌梅20g，姜黄12g，秦艽15g。7剂，水煎，日1剂，分两次服。

1月9日三诊：服药后右侧腹部疼痛减，以隐痛为主，发作时间不定，左下腹偶有隐痛不适，可自行缓解；右侧肩胛骨偶有疼痛不适，食发物后甚；偶有嗳气，无反酸，晨起多口苦；纳可，小便平，大便质软、成形、日1次、易挂厕，夜寐欠佳，醒后不易入睡。舌暗，苔薄白，脉弦。

上方加降香10g，香附10g。7剂，水煎，日1剂，分两次服。

1月16日四诊：左下腹有针刺感，口苦，大便可。舌淡红，苔白，脉弦。

上方加黄芩10g，改川芎15g。14剂，水煎，日1剂，分两次服。

按 语

胡珂教授认为，腹痛虽多为肝脾不调，气血不和，然也常夹阴寒之邪凝滞，甚至又兼郁滞化热，寒热兼夹，故以当归芍药散为基础方合薏苡附子散加小茴香、黄连。当归芍药散调肝脾，和气血；薏苡附子散出自《金匮要略》，仲景用治寒湿凝闭、脉络拘急之胸痹缓急，取制附子温阳散寒止痛，薏苡仁利湿舒缓拘挛筋脉。胡珂教授认为，本方也可用治腹痛拘急；小茴香助制附子散寒止痛。无郁热者，可去黄连；寒甚者，可选加肉桂、吴茱萸、花椒、高良姜等散寒止痛之品；伴肝脾气滞者，可合用青囊丸（香附、乌药组成）。

案六

龚某，男，9岁，2015年9月3日初诊。

主诉：反复腹痛两天。

现病史：患儿3天前因食番茄蛋、基围虾、草莓奶后于次日凌晨出现呕吐胃内容物，点滴两天（具体不详）后有所缓解，无发热，二便正常。刻诊：腹痛，肚脐下为主，按之明显，食欲可，平素喜温热，易出汗。舌红胖，苔白，脉偏浮。

中医诊断：腹痛（寒积里实）。

治法：温里散寒，导滞止痛。

处方：大黄附子汤加味。附子6g，细辛3g，制大黄3g，焦山楂6g，槟榔3g。4剂，水煎，日1剂，分两次服。

9月7日二诊：服药后效显，脐痛消，上半身汗出3~4年、后背明显，夜间盗汗，脚心汗出，食可，寐实，二便平，晨起肠鸣音亢进。舌红胖，苔中根厚白腻，脉浮弦软。

中医诊断：汗证（营卫不和，寒热不调）。

治法：调和营卫、寒热错杂。

处方：柴胡桂枝汤合乌梅丸加减。柴胡9g，茯苓6g，太子参6g，桂枝3g，白芍6g，生姜2g，大枣3g，法半夏3g，蔻仁4g，乌梅4g，胡黄连2g，钩藤3g，麦芽3g，焦山楂3g，川椒3g。7剂，水煎，日1剂，分两次服。

9月14日三诊：偶有腹痛，上半身汗出明显缓解，无盗汗，大便日1次、质偏干。舌偏红，苔黄腻，脉弦滑。治以调脾固本为主。

随访1个月，未再发作。

按语

此患儿平素中阳不足，喜温爱暖易出汗，误食不洁而发病。单以西医寒凉之品控制感染而反碍脾胃，则中虚脏寒更甚，饮食内积，故见腹痛。此类病证临床较为多见。经曰治病必求于本，故顾护脾胃尤为重要。胡珂教授认为，心下、胁痛及腹部俱实之实证腹痛，可用大柴胡汤或根据情况合用小承气汤；腹痛拒按，痛甚而面白肢厥，脉滑弦而实者，为寒凝大肠糟粕，腑气不通，可予大黄附子汤温下治之。大黄附子汤为温下之基础方，方中附子温里通阳，细辛暖水脏而散寒湿之邪。大黄借胃腑以为出路，泻下通便。苦与辛合，寒温并用，以附子、细辛之热制大黄之寒，而取其泻下积滞之用，所谓"去性取用"，如此则能降能通，通则不痛，又不致损伤脾阳，故见显效。复诊时痛消。患儿素有汗出病3~4年。《伤寒论》第53条云："病常自汗出者，此为荣气和。荣气和者，外不谐，以卫气不共营气谐和故尔。"此患儿汗泄者，以素体脾弱，化源不充，营卫气血化生不足，卫阳不能外固，营阴不能内守，致营卫不和，津泄为汗。二诊见太少合病，寒热并见，故予柴胡桂枝汤调和营卫。方中桂枝、甘草辛甘化阳，芍药、甘草酸甘化阴，合之则能化生、调和阴阳，乌梅丸加减，寒热平调，使营卫调和，阴平阳秘，汗自止也。三诊调脾固本为主。

案七

欧某，女，50岁，2017年3月23日初诊。

主诉：反复腹痛腹胀两年余。

现病史：腹部胀痛，胀甚胸部亦痛，时有牵扯痛，肠鸣音甚，矢气较频，消瘦，大便日1~2行、时结，肠鸣，体弱。舌淡胖、边有齿痕，苔白腻，脉沉细。

中医诊断：腹痛（脾胃阳虚，气滞寒结）。

治法：温里散寒，下气通结，兼益气养血。

处方：大黄附子汤加减。附片6g，大黄6g，细辛3g，桃仁10g，枳实10g，当归6g，黄芪10g。7剂，水煎，日1剂，分两次服。

3月30日二诊：药后症状改善，现偶有腹部闷胀痛，无胸痛，无牵涉痛，肠鸣减少，左侧脚踝稍肿，纳可，寐差，彻夜不寐，大便日1~2次、时软时溏，小便可。舌淡，苔白，脉弦。

上方去桃仁，大黄易制大黄3g，加路路通12g。7剂，水煎，日1剂，分两次服。

4月7日三诊：服药后脐周痛缓解明显，左侧胸腹胀甚、右侧略胀、腹壁略硬，口气重，白天口淡，夜里口苦甚，乏力，脚肿、按之略凹陷。纳可，寐差、多梦，大便日行2~3次、细软、时稀，夜尿频、至少3次。肛门排气时多时少。舌淡，苔薄白，脉弦。

处方：大黄附子汤合五苓散加减。附片10g，细辛6g，大黄6g，桂枝6g，茯苓10g，泽泻15g，猪苓10g，白术10g。7剂，水煎，日1剂，分两次服。

按语

五苓散出自《伤寒论》太阳蓄水证，此由太阳表邪不解，循经传腑，导致膀胱气化不利，而成的太阳经腑同病。《素问·灵兰秘典论》谓："膀胱者，州都之官，津液藏焉，气化则能出矣。"太阳蓄水证主要表现为口渴、眩晕、小便不利、泄泻、咳嗽等，而水液代谢与诸多脏腑相关，如脾、肾、三焦和肺。该患者乃脾肾阳虚之人，脾虚则易生水湿，肾虚则气化无力、固摄失利，故此患者非小便不利而反多尿。五苓散可通阳利水，利小便而实大便，水湿去，则大便实、水肿消、小便如常。

师祖陈瑞春老认为，凡小便不正常者，无论是尿少、排尿不畅、淋沥不尽、癃闭不通，还是尿多清长、频数甚至遗尿，只要不是热证，多辨为寒凝膀胱，气化不利，概以五苓散为主治疗。胡珂教授学习其师经验，亦每以五苓散治疗小便不利。

案八

李某，女，46岁，2019年11月21日初诊。

主诉：反复腹痛伴腹胀3年余。

现病史：腹胀、排便前腹痛、便后缓解，肠鸣，无嗳气反酸等不适，怕冷，近日腰微酸痛不适，大便不畅、欲便不尽感、量少、成形，小便平。食纳可，寐安。舌淡红、边有齿痕，苔薄、黄白相间，脉弦细偏软。曾有一过性头晕眼花，下肢乏力，闭眼休息可缓解。

中医诊断：腹痛（脾虚血亏，冷积内停）。

治疗：调和脾胃，缓急止痛，温中导滞。

处方：桂枝加大黄汤加减。桂枝 10g，芍药 20g，大枣 12g，生姜 6g，制大黄 3g，槟榔 10g，附子 6g，法半夏 10g。14 剂，水煎，日 1 剂，分两次服。

12 月 5 日二诊：服上药后腹痛腹胀缓解。现脐周按压痛，腹部胀满不适，右肋下轻压痛，肠鸣，怕冷，易疲倦乏力，大便日 1~2 次、时干时溏、不尽感、质黏挂厕，眠可，纳可。舌红、边有齿痕，苔白稍腻，脉细弦滑偏软。

上方改大黄 2g，加香附 10g，青皮 10g。14 剂，水煎，日 1 剂，分两次服。

案九

余某，男，9 岁，2020 年 10 月 15 日初诊。

主诉：右腹痛 1 月余。

现病史：自述 1 个月前右腹痛剧烈、呈刺痛，不能自行缓解，需静脉输液才能好转。刻诊：腹痛，时欲干呕，偶伴嗳气，反酸，大便两日一行、羊屎状，小便可。无烧心，饮食可，寐可。舌淡、尖偏红，苔白黄腻，脉沉细滑软。

中医诊断：腹痛（气血不和）。

治法：调和气血，化瘀止痛，兼通便。

处方：桂枝加大黄汤加减。桂枝 10g，制大黄 3g，芍药 20g，生姜 3g，大枣 3 个，槟榔 6g，枳实 6g，党参 10g，白术 15g，当归 6g，麦芽 12g，焦桂 12g。7 剂，水煎，日 1 剂，分两次服。

10 月 22 日二诊：腹痛未发作，调理体质。无胃腹部不适，食欲可，寐可，大便日两次、成形，小便正常。舌淡、尖偏红，苔白厚腻，脉细滑。患儿气机已行，瘀血已除，调理肝脾，巩固疗效。

处方：柴胡桂枝汤合四君子汤。柴胡 15g，桂枝 6g，黄芩 6g，党参 10g，白芍 6g，法半夏 10g，炙甘草 6g，生姜 10g，大枣 10g，茯苓 12g，白术 20g，白芍 20g，槟榔 10g，枳实 6g，炒麦芽 10g，炒谷芽 10g，焦山楂 10g，川椒 3g，鸡矢藤 15g。7 剂，水煎，日 1 剂，分两次服。

按 语

《伤寒论·太阴病篇》第 279 条曰："本太阳病，医反下之，因而腹满时痛者，属太阴也，桂枝加芍药汤主之；大实痛者，桂枝加大黄汤主之。"胡珂教授常以方证对应，结合病机的思路应用桂枝加大黄汤，治疗脾虚气血不和，经络拘急，伴有积滞之证。方以桂枝汤倍芍药加大黄而成。方中桂枝、甘草辛甘化阳，通阳益脾；生姜、大枣辛甘合化，补脾和胃；芍药重用，与桂枝汤方义有别，不取其与桂枝调和营卫为主，取其"主邪气腹痛，除血痹"（《神农本草经》），一者与甘草配伍，缓急止痛，再者活血和络，经络痛而腹痛除；更加大黄以泻积导滞。

胡珂教授认为，桂枝加芍药汤所治病证虽"属太阴也"（《伤寒论》第279 条），但不同于理中汤证，后者为脾虚寒湿之证，属"四逆辈"，腹痛绵绵，喜温恶冷，按之则舒，大便稀薄，形寒怕冷；前者证属脾虚气血不和，血脉拘急，脾络不通，腹痛隐隐，得温按腹痛或可减轻，但效果不及寒湿腹痛明显，大便不定，多排便不畅，或正常，也可溏薄，可伴肢节不利，肢体不温，乏力易倦，舌淡红或淡，苔白，脉细弦软。桂枝加大黄汤证则在桂枝加芍药汤证的基础上兼有积滞。积滞乃有形之邪，阻滞经脉，不通则痛，故腹痛按之则甚，腹痛程度随积滞轻重而不同，疼痛较重或轻微，大便秘结或溏泄，欲便不得，便后痛安。临床也有患者无其他症状，仅见腹痛拒按，甚至无自觉腹痛，只有压痛，或按压腹部不舒，加上舌脉象，即可用桂枝加大黄汤治疗。案例九小儿稚阴稚阳，脏腑全而未充，脾胃不足，运化薄弱。加之饮食不知节制，膏粱厚味，寒凉炙煿杂进，致虚实兼夹。此患儿腹刺痛病久，必由气阻血瘀，遂予桂枝加大黄汤调和气血，化瘀止痛，兼通便泻实。

案十

刘某，女，42 岁，2016 年 8 月 1 日初诊。

主诉：反复上腹痛半年余。

现病史：患者今年 4 月胃癌术后，化疗后。刻诊：上腹痛，纳少，口干，大便量不多。舌红，苔薄黄腻，脉弦。

中医诊断：腹痛（肝脾不调）。

治法：疏肝健脾，兼滋阴养胃，解毒抗癌。

处方：小柴胡汤合四逆散加减。柴胡 10g，黄芩 10g，法半夏 10g，白芍

20g，枳壳 15g，党参 10g，石斛 15g，生地黄 12g，绞股蓝 15g，天龙 1 条，蜂房 6g，藤梨根 15g，炒谷麦芽各 30g，夏枯草 10g。7 剂，水煎，日 1 剂，分两次服。

8 月 8 日二诊：上腹不适，纳一般。舌黄，苔薄，脉细弦。

上方去天龙，加薏苡仁 10g，代赭石 10g（先煎 30 分钟），八月扎 10g。14 剂，水煎，日 1 剂，分两次服。

8 月 22 日三诊：服药后腹痛减轻明显，不胀，时有灼热，纳少，口干喜温饮，口不苦，大便成形、日两次、质软，寐一般，小便可。舌暗，舌下紫暗，苔薄少，脉弦滑。

上方去薏苡仁、代赭石，改白芍为 15g，枳壳易枳实 6g，加玉竹 10g，黄芪 12g，夏枯草 10g，拔葜 10g，鸡内金 10g。14 剂，水煎，日 1 剂，分两次服。

按语

胡珂教授强调，肿瘤的发生多因正气不足，气血失和。其又以三焦不畅、枢机不利最为紧要。《难经·三十一难》曰："三焦者，气之所始终也。"《中藏经》认为，三焦乃"人之三元之气也，总领五脏六腑、营卫经络、内外左右上下之气也，三焦通则内外左右上下皆通也"。张仲景也有"三焦通会元真"之论。（《金匮要略·脏腑经络先后病脉证》）三焦为元真之气运行的通路。肾藏的先天之精所化生的元气，自下而上至胸中，布散于全身；由肺吸入的清气与脾胃化生的水谷精气结合聚于胸中的宗气，自上而下达于脐下，以资先天元气，合而为一身之气，皆以三焦为通道；三焦调畅则气机升降出入有序。三焦又能运行水液，为"决渎之官"。三焦还运行水谷，协助输布精微，排泄糟粕。少阳为枢，少阳三焦气机不畅，枢机不利，真气不得输布，抗邪无力，外邪袭人，稽留不去，日久郁滞气血，故《圣济总录·积聚门》有"结者……有得之于风寒"之说；气机运行受阻，气为血帅，气滞则血瘀；水津不行，凝聚而成痰、成饮；诸邪郁阻，化热成毒。三焦气机调畅与肝胆疏泄密切相关。七情内伤，忧思恼怒，肝胆气郁，疏泄失常，三焦不利，致正气虚衰，气血瘀阻，痰瘀热毒互结，合而成为癥瘕癌瘤。故治疗肿瘤应虚实兼顾，扶正祛邪，疏利肝胆，畅达三焦，调转枢机，调和脾胃，调畅气血，据情辅以解毒、散结、软坚。小柴胡汤恰合以上诸法，故胡珂教授常将其作为治疗多种肿瘤的基础方。

案十一

冉某，女，5岁，2020年12月17日初诊。

主诉：阵发性腹痛1月余。

现病史：腹部阵发性隐痛，常持续10分钟左右，按压时疼痛可缓解。平素饮水少，略有口气，易外感，食甜少，不易饿，寐可，大便1~2日一行、成形，小便平。舌淡红，苔中白腻，脉弦滑软。

中医诊断：腹痛（太阴腹痛）。

治法：通阳健脾，缓急止痛，兼泻实导滞，利水渗湿。

处方：桂枝加大黄汤合小建中汤加减。桂枝6g，白芍20g，生姜6g，大枣6g，党参10g，白术12g，白豆蔻6g，槟榔6g，谷麦芽各15g，焦楂10g，制大黄1g，炙甘草6g，佩兰15g，石菖蒲6g，饴糖20g（自备）。7剂，水煎，日1剂，分两次服。

按语

《伤寒论》云："本太阳病，医反下之，因而腹满时痛者，属太阴也，桂枝加芍药汤主之。大实痛者，桂枝加大黄汤主之。"桂枝加芍药汤中入大黄、饴糖，实际就是桂枝加大黄汤与小建中汤合方，主治脾虚脉络失于温养，又有实邪之证，小儿易夹邪为患，更宜。桂枝与芍药是仲景方中的经典配伍，桂枝通阳达气，大量芍药既可与甘草、饴糖缓急止痛，又可活血通络。胡珂教授认为，患者腹痛，反复发作，余无所苦，舌淡红或淡苔白，无明显热象；脉较细为气血不足，脾络不和，故予桂枝加芍药汤入饴糖取小建中之意，以调补脾胃，和络缓急。小儿饮食无节，加之脾虚运化不及，易积滞中焦，故入大黄少许可泻积导滞。该患者平素脾胃虚，或感外寒，或错治伤脾，皆易致脾伤运化失司，气血失和，脉络阻滞。脾伤多生痰湿，故予利水渗湿健脾之药，清利水湿。

案十二

吴某，男，40岁，2020年6月4日初诊。

主诉：左上腹隐痛8月余。

现病史：患者有胃病史。近1年余胃脘部烧灼，服庆大霉素、兰索拉唑、多潘立酮后好转，后出现左上腹阵发性隐痛。刻诊：左上腹阵发性隐痛，近两天进食后加重，饥饿时缓解，胃胀，口干口苦，不欲饮，胸闷，无反酸，无恶心呕吐，大便 1 日 1 次、干硬如羊屎、排便费力，小便可，纳可，寐一般，早醒。舌红，苔白底满布、中后黄腻，脉弦软。

中医诊断：腹痛（肝郁脾虚）。

治法：疏肝健脾，兼泻下积滞。

处方：柴胡四逆散合平胃散。柴胡 15g，黄芩 10g，法半夏 10g，白芍 20g，炒枳实 15g，党参 10g，苍术 10g，厚朴 15g，陈皮 10g，炙甘草 6g，香附 12g，川楝子 10g，槟榔 10g，鸡矢藤 30g，三棱 10g，制大黄 3g。7 剂，水煎，日 1 剂，分两次服。

按 语

仲景疏肝解郁以柴胡剂为主方，后世疏肝诸方皆从仲景之方演化而来，如时方代表方中的柴胡疏肝散、逍遥散等。小柴胡汤和四逆散皆是柴胡类代表方，皆有疏肝解郁之功，在临床上应用广泛。胡珂教授认为，若以腹部胀满，大便黏滞、解出不畅，头昏，恶心欲呕，口黏，喜热饮，脉弦为主症，治以四逆散合平胃散。调畅气机的同时兼顾燥化湿浊，以促使湿浊之邪祛除，体现治湿不理气，非其治也的诊疗特点。该患者口苦口干可责之于肝郁；腹部隐痛、胃胀、纳差可归因于脾虚；脾虚而肝郁，气机、津液不通，则大便干硬难下。治以柴胡剂疏肝行气，加些许破气、行气之药，增强疏肝之力；腹痛进食后加重，乃食积为患，故佐大黄泻下积滞。凡腹痛、胃痛，进食后加重较明显，或按压疼痛、按压不适等，胡珂教授多辨为兼有食积，根据胀痛程度判断食积轻重，辨证加入大黄 1～3g，多能较快缓解胀痛。

案十三

陈某，女，63 岁，2020 年 8 月 15 日初诊。

主诉：脐下胀痛满 1 年。

现病史：患者 2019 年 8 月小肠梗阻，住院治疗后出现脐上胀满。服中西药未明显缓解。刻诊：脐上胀满隐痛，食后加重，偶反酸，烧心，头晕，伴恶心，大便 1～2 日一行、先干后糊，无挂厕、不尽感，便前肛门堵胀感，便后脐上胀满减。食欲可，无嗳气，寐尚可。

中医诊断：腹痛（脾虚气血不足，食积阻滞肠腑）。

治法：补益脾胃气血，行气通腑导滞。

处方：桂枝加芍药汤合厚朴三物汤加减。桂枝 10g，芍药 20g，生姜 10g，炙甘草 6g，大枣 10g，枳实 12g，厚朴 20g，大黄 3g，槟榔 10g。7 剂，水煎，日 1 剂，分两次服。

8 月 22 日二诊：服药后腹胀隐痛缓解，昨日腹胀，服用石蜡油后排便，腹胀减轻，伴头晕，偶有恶心，口干不喜饮水，无口苦，食纳可，腹胀与进食无关，夜寐安，大便日 1～2 次、先硬后稀。舌淡偏胖，苔薄黄，脉弦偏软。

治法：健脾益气，行气消胀。

处方：朴姜夏草参汤加减。厚朴 20g，生姜 10g，法半夏 10g，党参 6g，炙甘草 6g，大腹皮 30g，炒莱菔子 30g。7 剂，水煎，日 1 剂，分两次服。

按语

腹痛一症首分虚实，再分脏腑。腹痛是指胃脘以下、耻骨毛际以上部位发生疼痛为主要表现的病证，多见于以肚脐为中心的腹部，即中医所指的"大腹"。脾主大腹，也就是肚脐为中心的腹部由脾所主，属脾脏、脾经之所。脾为脏，藏精气而不泻。大腹赖脾脏之阳气温煦，精血濡养而安。若阳虚失温，气血虚弱，经脉失养，则可发生腹痛。脏虚腹痛以绵绵隐痛为主，多喜温喜按，得食则减，舌脉也是虚象，治疗当用小建中汤温补脾胃气血，寒甚可用大建中汤。肚脐为中心的腹部又是肠腑所居之地。六腑以通为用，泻浊气而不藏。邪结腑实也可表现肚脐周边疼痛，阳明腑实证就有"绕脐痛"。如《伤寒论》第 239 条云："病人不大便五六日，绕脐痛，烦躁，发作有时者，此有燥屎，故使不大便也。"腑实腹痛最主要的特征是腹痛拒按，此乃燥屎、宿食等有形之邪阻结肠腑气机，不通则痛，多为急性起病，大便不通，或泻下不畅，甚至热结旁流，舌脉为热实之象，通泻腑气之承气辈是的对之方。但临床也有脏腑同病、虚实夹杂者。患者素体脾虚，运化不及，食积胃肠，致腑气不通；或腑气结实，日久不愈，或反复发作，多用攻下通腑而伤正。加之限制饮食摄入，水谷精微来源不足，致气血不得化生。西医的不全肠梗阻就可出现这种病机。本案近 1 年肠梗阻多次发作，中西医多方治疗，虚实夹杂，既有脐上胀满隐痛、食后加重，反酸，烧心，通便后脐上胀满减等腑实之证，又有舌淡偏胖、脉弦偏软之虚象，故治当脏腑同治，虚实兼顾，桂枝加芍药汤补益脾胃气血；厚朴三物汤泻积通腑。

案十四

尧某，女，43 岁，2020 年 9 月 21 日初诊。

主诉：下腹部胀痛 5 个月。

现病史：患者今年 4 月份因大便秘结服中成药（具体不详）后出现下腹部胀痛。刻诊：下腹部胀痛，食后明显。平素下腹部易牵拉痛。蹲位起立，小腹刺痛。大便意频、难解、偏软、无挂厕、有不尽感，便前腹痛，便后肛门下坠感、灼烧感。食欲尚可，稍多食则下腹胀满，进食时下腹部有虫动感，烧心，无反酸，口苦，夜醒口干，夜寐一般，因腹痛早醒，精神一般，易疲劳，稍怕冷。舌淡红，苔薄白，脉沉细弦。

中医诊断：腹痛（肝胆气滞，脾胃不足，土木不和）。

治法：疏肝利胆，行气通便，健脾和胃。

处方：自拟"二柴胡汤"加减。柴胡 15g，黄芩 6g，法半夏 10g，太子参 12g，炒枳实 10g，炒白芍 30g，酒大黄 2g，炙甘草 6g，生姜 10g，大枣 10g，白术 10g，厚朴 15g，香附 10g。7 剂，水煎，日 1 剂，分两次服。

9 月 28 日二诊：服药后下腹胀痛减轻，腹胀鼓起，大便软、欠畅，脱肛、有灼热感。舌淡红胖，苔薄白黄腻，脉弦。

上方太子参改党参 15g，加青皮 10g，炒谷芽 20g，炒麦芽 20g，鸡内金 20g。14 剂，水煎，日 1 剂，分两次服。

10 月 12 日三诊：服药后腹胀痛除，后未再服药。此次因双下肢体麻痛、腹股沟处痛就诊。

按 语

《医宗金鉴·删补名医方论》云："柴胡证在，又复有里，故立少阳两解法也。"大柴胡汤与小柴胡汤均为柴胡汤类方，均有疏肝利胆和中之功。然大柴胡为小柴胡合小承气化裁而来，遂可兼顾清泻阳明热结。临床上肝胆气机郁滞，脾虚正气不足，又有食积腑气不畅者，胡珂教授常以大小柴胡汤同用，命之"二柴胡汤"。少阳阳明两解，使气机通顺，气血畅行，腹痛自去。临床上若气滞甚，可予青皮、川芎、三棱、莪术、郁金等增强破气消瘀之功。胡珂教授临床擅用小柴胡汤及其类方治疗多种外感及内伤杂病，如便秘、腹痛、腹胀、胁痛、不寐、汗症等，强调学仲景，抓病机，临证时必须谨记：可师其法，但不可泥其方，强调方证合拍。

案十五

殷某，女，55 岁，2019 年 9 月 25 日初诊。

主诉：全腹部胀痛 10 余日。

现病史：患者平素腹部怕冷风，易胀痛，服普洱及红茶后觉舒缓，近 1 个月服西洋参后症状反复，自服暖胃舒乐颗粒后缓解。刻诊：腹部胀痛，喜揉喜热敷，矢气后觉舒，腹部怕冷怕风，得寒则腹胀加重，大便日行 1 次、成形、质软、挂厕，小便可，无口干口苦，无反酸，纳寐可。舌暗淡、稍胖、边有齿痕，苔薄白黄腻，脉沉细滑无力。

中医诊断：腹痛（脾虚寒湿中阻）。

治法：温中补虚，通阳散寒。

处方：桂枝人参汤加减。桂枝 15g，炙甘草 12g，人参 10g，白术 10g，干姜 10g，乌药 15g。7 剂，水煎，日 1 剂，分两次服。

10 月 3 日二诊：自述服药后头晕头痛，心慌，血压升高，但腹部胀痛减。症见腹部胀痛，嗳气、矢气后则舒；腹部怕冷怕风，无口干苦，纳少，怕冷，无反酸烧心感，大便日一行、不成形、有不尽感，小便平。寐差，难入眠，精神可。舌淡白质润，脉沉细滑软。治以加强温通之力。

上方加醋香附 12g，党参 15g，木香 10g，小茴香 5g，陈皮 10g。7 剂，水煎，日 1 剂，分两次服。

10 月 12 日三诊：服药后诸症明显减轻。刻诊：腹部怕冷，偶尔胀痛，大便日一行、不成形、偶黏厕，夜寐欠佳，入睡难。纳可，小便可。舌淡，苔薄白，脉沉软。

上方加灵芝 15g，菟丝子 12g。14 剂，水煎，日 1 剂，分两次服。

按语

患者腹部胀痛、喜温喜揉、舌淡、脉沉无力乃一派中焦虚寒之象，考虑脾虚寒湿中阻，故予桂枝人参汤治之。本方源于《伤寒论》。第 163 条云："太阳病，外证未除，而数下之，遂协热而利，利下不止，心下痞鞕，表里不解者，桂枝人参汤主之。"该方本为治疗脾胃虚寒，复感风寒表证所设。胡珂教授考虑患者虽恶风仅以腹部为主，但也属卫气不煦，失于"温分肉"，故予桂枝通阳达卫。患者虽苔薄白黄腻，临床上苔黄一般主热，黄腻多为湿热。然本例一派虚寒之象，乃阳虚化生寒湿，郁阻气机，气郁化热所致，即陈瑞春老所言之"浮热"，黄腻苔乃生。治疗直须温阳散寒，阳光普照，寒湿阴霾得散，"浮热"自去。若顾及所谓"湿热"，于方中加入阴寒清热之品，反阻碍阳气升发。

案十六

余某，女，64 岁，2020 年 10 月 15 日初诊。

主诉：上腹隐痛 5 年余，加重 3 个月。

现病史：上腹隐痛，持续性发作，过饱、进食后及饥饿时加重，按压痛，腹胀，时连及全腹，烧心，口干口苦，饮水量一般，夜寐难以入睡，易醒，醒后难以复睡，纳佳，不可多食。大便每日 1～2 次、量少、不畅、质稀，便前腹痛，便后痛减，小便平。舌淡胖，苔薄白根黄腻，脉细滑弦。

中医诊断：腹痛（肝气不疏，痰热内结）。

治法：疏肝理气，健脾和胃，清热化痰。

处方：四逆散合小陷胸汤加四君子汤加减。柴胡 10g，白芍 20g，炒枳实 10g，炙甘草 6g，黄连 3g，法半夏 10g，瓜蒌 15g，党参 12g，茯苓 12g，白术 10g，槟榔 10g，香附 12g，木香 15g，青皮 10g，炒麦芽 15g，炒谷芽 15g，合欢皮 15g。7 剂，水煎，日 1 剂，分两次服。

10 月 22 日二诊：药后症状好转。现上腹隐痛、餐后加重，仍烧心，口干口苦，下肢冷，干咳，畏寒，吃水果后嘴麻、脘腹不适加重，喜热饮，寐仍差，大便稀、日 1～2 次，小便平。舌淡红、中有裂纹，苔薄白，脉细弱。

治以疏肝理气，寒热平调。患者痛减，去青皮，以缓散行气。然内热尚未清尽，已有肢冷、畏寒、喜热饮等寒象，此为寒热夹杂，遂合栀子干姜汤，栀子清透郁热，干姜温中散寒，寒温并用，清补兼施。

上方去青皮，加干姜 3g，炒栀子 10g。14 剂，水煎，日 1 剂，分两次服。

按语

胡珂教授认为，小柴胡汤和小陷胸汤两个小方子合用，标本兼顾，适用于病机为痰湿热阻遏于心下，兼肝郁及表邪者，临床表现为上腹部压痛明显、口苦、咽干、胁肋不适、精神状态差、食欲不佳、疲劳等症。《伤寒论·辨太阳病脉证并治》云："小结胸病，正在心下，按之则痛，脉浮滑者，小陷胸汤主之。"此为痰热互结于心下之"胃脘"，故见心下痞闷胀痛，按之痛甚。凡痰热阻滞，上而胸肺，下及心下胃脘上腹，症见胸闷胸痛，或咽喉不利，咳吐黄痰；脘腹疼痛、胀闷、灼热，按压则痛，舌红，苔黄腻，脉滑，小陷胸汤用之多效。该患者缘由肝郁脾虚，气机阻滞，痰湿内郁生热，故见结胸，遂予疏肝、健脾、散结、宽中、清热之法。此例用方较多，计有四逆散、四君子汤、小陷胸汤，加胡珂教授自拟的宽中小方，后又随症入栀子干姜汤，体现了病机复杂，复合同现，有是证，即用是方。虽多方，但合应对证。若用方单一，则顾此失彼。

案十七

王某，女，34 岁，2014 年 9 月 25 日初诊。

主诉：脐周及下腹痛 10 天，右乳硬结疼痛 7 天。

现病史：患者 17 天前（9 月 8 日）行剖宫产。9 月 15 日出现脐周连及下腹疼痛，脘胀，进食后即作，早餐后明显。自述未有过食肥甘。9 月 18 日出现发热，右乳房痛，第二天行输液治疗（具体不详）不解。症见脐周及下腹疼痛，进食即痛，痛时欲便，便后痛减，大便多不成形，有时痛而欲便不出，脘腹怕冷，小便后膀胱胀痛，右乳胀痛，扪之硬结，压痛，皮色不甚红，头稍紧痛，以前额明显，动则汗出量多，稍有鼻塞，无流涕，偶咳嗽，无痰，昨日低热、恶寒，现已无发热。发热后恶露量少。舌边尖红，苔薄黄腻，脉浮弦滑。

中医诊断：新产腹痛、乳痈（产后气血不足，食积肠腑，肝经郁热，兼太阳表邪）。

治法：疏肝清热，泻下宿食，冀其里解表和。

处方：大柴胡汤加味。柴胡 25g，黄芩 10g，法半夏 10g，生姜 4 片，大枣 3 个，白芍 15g，枳壳 10g，制大黄 3g，赤芍 5g。4 剂，水煎，日 1 剂，分两次服。

9 月 29 日二诊：服药后腹痛减轻大半，无头痛发热，无乳房胀痛。服两剂后大便 1 次、质稀溏、夹有黏液。今日晨起大便干结，排便困难。现食后稍腹痛，痛不欲便，动则汗出较多，无口干口苦，饮食可，睡眠欠佳，小便正常。喷嚏，恶露仍较少、色白质稀。舌红胖，苔薄黄微腻，脉浮滑缓。宿食得挫，虑其产后正虚，攻下伤正，拟扶正祛邪，以小柴胡汤加味。

处方：柴胡 18g，黄芩 6g，法半夏 10g，太子参 10g，生姜 4 片，大枣 3 个，炒莱菔子 20g，白芍 15g，北山楂 12g，鸡内金 15g，炙甘草 6g，竹茹

10g。10 剂（因即将国庆长假），水煎，日 1 剂，分两次服。

10 月 12 日三诊：上方未尽剂即提前来诊。述服药后腹痛腹泻、日 1 次、溏薄、如泡沫状，进食后腹痛，饥饿时不痛，纳可。舌红，苔黄，脉滑。

由是观之，仍属宿食蓄积未尽，补益之品滞气碍邪，宜鼓而进之，继续攻下食邪，稍事兼顾脾胃。

处方：大柴胡汤合枳术丸，加葛根以升清，防大黄降下太过。柴胡 10g，黄芩 6g，法半夏 10g，制大黄 3g，生姜 4 片，大枣 3 个，枳实 6g，白术 6g，葛根 10g，白芍 15g。4 剂，水煎，日 1 剂，分两次服。

10 月 16 日四诊：服药后腹痛、汗出均好转，眼睛干涩、酸胀，迎风流泪，大便时稀时干，小便平。恶露量稍多。舌红，苔少，脉弦滑。

治法：调和气血，兼下宿食余邪。

处方：桂枝加大黄汤加减。桂枝 10g，白芍 20g，生姜 3 片，大枣 4 个，制大黄 4g，炙甘草 6g，柴胡 6g。4 剂，水煎，日 1 剂，分两次服。

10 月 19 日五诊：服药后已无汗出，稍遇风或进食生冷则腹痛，伴肠鸣，欲便，便后则缓，眼睛仍干涩，久坐腰酸，昨日腹泻两次，小便平，恶露量少。舌偏淡胖，苔薄黄、中后部稍厚，脉弦软浮。

治法：健脾调气血为主，兼和脾胃寒热。

处方：当归建中汤加味。上方去大黄，加饴糖 30g（烊化），当归 10g，黄连 3g，干姜 3g。4 剂，水煎，日 1 剂，分两次服。

10 月 23 日六诊：服药后腹痛已除，进食寒凉则解大便，大便初成形、后稀溏、日行两次，恶风畏寒，情志不畅时头额重闷、略痛，久坐腰酸，休息后缓解。舌淡红，苔薄白，脉弦，寸浮。

处方：小柴胡汤加味。柴胡 10g，黄芩 6g，法半夏 10g，桂枝 10g，白芍 10g，生姜 4 片，大枣 4 个，党参 10g，干姜 5g，炙甘草 6g。7 剂，水煎，日 1 剂，分两次服。

患者因批购了饴糖 1kg，遂继加服饴糖。

10 月 30 日七诊：服药后诸症改善，恶风、畏寒、乏力减轻，恶露除。服药期间凌晨 1～3 点鼻衄两次，大便干结难解、出血，自行停用饴糖，后鼻衄未见。进食寒凉易腹泻。舌稍暗红，苔薄白，脉细滑。

上方干姜改 3g，桂枝、白芍各 6g，生姜改 2 片，法半夏改 6g。7 剂，水煎，日 1 剂，分两次服。

嘱尽此剂后可停药，饮食调理。

按 语

本例初诊属表里同病，常规治疗应"表解乃可攻之"，部分里证较轻的患者可出现表解里和的情况，表里气机调畅，不治里而里自和，或表里双解。本例所用的大柴胡汤虽能调达少阳，也属表里同治，以攻里为主。患者药后外证得除，当属里和而表解，即里气通畅，正气自能外出抗邪，表气自然得和。中医素有"胎前多火，产后多虚"之说，新产即是虚人。产妇的生产过程既耗气又伤血，剖宫产更易伤气血，故产后多气血虚亏，治疗应补益气血为主。即使有邪，常规也是攻补兼施。但邪实较甚时又不可胶柱鼓瑟，补益碍邪，先泻其实，但不可过剂，中病即止。

本例患者剖宫产1周即发腹痛，属新病。新病多实，久病多虚。本例腹痛特点，一是脐周及下腹痛；二是食入即痛，且每痛则欲圊便，便后痛缓，时有痛而欲便不得。考虑乃有形之邪宿食阻滞，不通则痛所致。虚痛食后痛减，此则进食加重食积，积甚正气欲驱邪于外，使食浊下泄，故痛则欲便，大便溏薄，嗣后宿食复结，腹痛又作；有时食阻气机较甚，正气不足又无力驱邪，痛而欲便不得。按我国民间习俗，产妇进食多甘美以求尽早体复，并希冀由之增加乳汁，而剖宫产耗伤气血，损伤脾胃，运化不及（从五诊"稍遇风或进食生冷则腹痛，伴肠鸣，欲便"来看，患者也存在脾素不足），使食滞肠胃，土壅木郁，肝经气郁化热（或其素有肝郁气滞），气血相结，则乳痛结块疼痛。从伴见低热恶寒、头稍紧痛、鼻塞、偶咳嗽、无痰、动则汗出量多等症来看，患者为产后气血不足，经脉空虚，外感风寒，邪在太阳；也存在邪入少阳，郁结肝胆，搏结气血，乳痛结块；发热后恶露量少，与"太阳中风，经水适来"同义，属热入血室；动则汗出量多既可因邪在太阳、少阳（三焦不利，腠理不和，《灵枢·本脏》云"三焦、膀胱者，腠理毫毛其应"），营卫不和，也可因气虚卫表失固。胡珂教授据其食积腹痛的特点，选用泻下宿食治其标急之证。泻宿食仲景每用大黄，且多用大承气汤（《金匮要略·腹满寒疝宿食病脉证治》22条："脉数而滑者，实也，此有宿食，下之愈，宜大承气汤"）；即便是大病瘥后劳复，若有宿食者，也不因大病后正气损伤而弃大黄不用（《伤寒论》393条："大病瘥后，劳复者，枳实栀子汤主之。"方后注"若有宿食者，内大黄如博棋子大五六枚，服之愈"）。胡珂教授认为，本例产妇多虚，且宿食腹痛病证不重，故用大柴胡汤，不用大承气汤，且大黄小其制。邪去后再以调和气血（包括调和阴阳），调和脾胃。

营卫、气血、阴阳分而为三，实则一也，营即是血、是阴；卫即是气、是阳，徐忠可有桂枝汤"外证得之为解肌和营卫，内证得之为化气调阴阳"之说；清·柯琴也说桂枝汤"乃滋阴和阳，调和营卫……之总方也"，故四诊后以桂枝汤为主方调气血，和脾胃。

（章美玲　李绅绅　张　涛）

十一、汗证

汗证是指因阴阳失调，腠理不固，而致汗液外泄失常的病证。其中，不因外界环境因素影响而白昼时时汗出，动辄益甚者，称为自汗；寐中汗出，醒来自止者，称为盗汗，亦称为寝汗。胡珂教授认为，汗证总属营卫不和，治疗应辨阴阳、虚实、寒热，治以调节脏腑阴阳，补虚泻实。

案一

程某，女，57 岁，2020 年 6 月 4 日初诊。

主诉：多汗 7 余年。

现病史：患者 7 年前因行子宫摘除术后出现多汗一症，后间断服用中药治疗后无明显缓解。症见动则易汗出，冷汗为主，汗后恶寒；时身热汗出，以上半身为主，夜间身热明显，头颈汗出明显；自觉身体上热下冷感；易乏力气短；怕冷；胃纳欠佳，口淡，无口干口苦；大便日 2～3 次、先干后稀、食后则有便意、夹不消化食物、无挂厕、排便稍费劲，小便可，夜尿有不尽感；夜寐欠佳，易醒，难复睡。舌淡胖、边有齿痕，苔薄黄，脉弦滑。

中医诊断：汗证（肝胆气郁，营卫不和，湿浊中阻）。

治疗：疏利肝胆，调和营卫，健脾燥湿。

处方：柴胡桂枝汤合平胃散加减。柴胡 15g，桂枝 6g，黄芩 6g，党参 10g，白芍 6g，法半夏 10g，炙甘草 6g，生姜 10g，大枣 10g，苍术 10g，厚朴 15g，陈皮 10g，煅龙骨 30g（先煎 30 分钟），煅牡蛎 30g（先煎 30 分钟），浮小麦 30g，干姜 3g，枳壳 10g，五味子 10g。7 剂，水煎，日 1 剂，分两次服。

6 月 11 日二诊：服药后自觉身热加重，稍动则全身汗出明显，仍以冷汗为主，汗后恶寒，易乏力，小便可，夜尿有不尽感，夜寐欠佳、易醒难复睡，情绪忧郁，受冷则肩部、膝盖酸胀。舌淡、边有齿痕，苔薄黄，脉弦偏细。

处方：小柴胡汤加味。柴胡 15g，黄芩 6g，法半夏 10g，党参 10g，生姜 10g，大枣 10g，炙甘草 6g，黄芪 20g，仙鹤草 60g，浮小麦 30g，酸枣仁 15g，合欢花 12g，红景天 3g。7 剂，水煎，日 1 剂，分两次服。

6月18日三诊：服药后多汗症状改善，乏力感减，受冷则腰膝部酸胀减，仍稍动汗出，胃纳可，不易饥饿，偶反酸，大便日 1～2 次、糊状、时夹不消化食物、通畅，小便可，夜寐改善，仍易醒，矢气，打喷嚏则遗尿，骨蒸。舌淡暗胖、边有齿痕，苔薄黄，脉弦。

上方加青蒿 15g，再煎 14 剂巩固疗效。

按 语

《素问·阴阳别论》云："阳加于阴谓之汗。"卫气"温分肉，肥腠理，司开阖"。卫气开阖腠理，调节营气的藏泄。汗液由营气所化，故出汗由营卫所主，营卫和则汗出正常。《素问·阴阳离合论》云："太阳为开，阳明为阖，少阳为枢。"胡珂教授认为，少阳失疏，或邪气阻滞，气机不利，三焦不畅，枢机不达，则营卫不和，此为自汗的重要病机，故临床治汗证重在调理枢机。本例初诊用柴胡桂枝汤后，汗出及身热心烦加重，考虑肝胆郁热偏重，故去桂枝汤，用小柴胡汤加敛汗之品取效，即小柴胡汤通过疏利肝胆，调畅三焦，以调和表里、营卫，使营卫和谐，汗出自和。

胡珂教授认为，小柴胡汤和柴胡桂枝汤均可疏利肝胆，和解枢机，调和营卫，调和阴阳，适合表里虚实寒热夹杂之证，故两方所治的疾病有不少相同之处。但小柴胡汤重在疏利肝胆，和解枢机，其调和营卫、阴阳的功效主要是通过疏理气机，使经脉通利，使营卫气血阴阳之气运行无滞来实现的，故临床病证主要以少阳、肝胆气机郁滞、郁热为主，而正虚、气虚相对较轻。柴胡桂枝汤在小柴胡汤功效的基础上合有桂枝汤解肌祛风，调和营卫阴阳，化生阴阳，故驱邪、扶正之力均优于小柴胡汤，适用于少阳、肝胆气机郁滞、郁热较轻，正虚（营卫气血）相对明显，尤其伴有肢体、关节酸软、疼痛、气窜者。柴胡桂枝汤虽取小柴胡汤合桂枝汤两方各自剂量的一半而成，临床应用应根据寒热多寡、正邪偏重灵活掌握桂枝、白芍、黄芩的用量，其中"参"一般用党参，气虚重者也可用人参，正虚较轻或邪气、气郁较甚，恐甘温碍邪滞气，可改用清补的太子参，若嫌太子参补气力薄，也可再加党参少许助之。

案二

程某，女，54 岁，2021 年 3 月 9 日初诊。

主诉：反复盗汗 14 年余，加重 7 天。

现病史：患者近 14 年反复盗汗，尤以头颈、前胸、后背较明显，近 7 天加重，稍动易汗出，遍身微汗，易躁热，两颧红，寐易醒，梦多，纳可，稍口干，口苦，饮水后缓解，易疲倦乏力，急躁易怒，大便成形、日 1 次，小便平。舌边红，苔薄黄，脉沉偏细、左弦滑。

中医诊断：盗汗（肝胆郁热，肝血亏虚）。

治疗：疏利肝胆，养血和营，清热敛汗。

处方：小柴胡汤合酸枣仁汤去川芎。柴胡 15g，黄芩 10g，法半夏 10g，党参 10g，酸枣仁 15g，知母 10g，茯苓 10g，炙甘草 6g，炒栀子 12g，煅龙骨 20g（先煎 30 分钟），煅牡蛎 20g（先煎 30 分钟），浮小麦 30g，桑叶 15g，仙鹤草 40g。7 剂，水煎，日 1 剂，分两次服。

3 月 16 日二诊：药后盗汗改善，汗出较前减少，以颈项部汗出为主，口干不欲饮，无口苦，寐较前改善，烦躁减，午后颧红减，夜寐时流口涎。食纳可，大便日 1 次、成形，小便可。舌暗红，苔白，脉弦细。

上方加麦冬 10g。14 剂，巩固治疗。

按语

《灵枢·本脏》云"三焦、膀胱者，腠理毫毛其应"，故三焦气机调畅，则腠理开阖，营卫和谐。若少阳枢机不利，三焦不畅，气郁化热，营卫不和，故汗出异常；日久损伤阴血，血不养神，故见眠浅易醒。治以小柴胡汤加敛汗之品，以和解少阳枢机，疏利肝胆气机，以达到调和营卫。正如张景岳所说"少阳为枢，谓阳气在表里之间，可出可入，如枢机也"，予酸枣仁汤养肝清热安神，以调睡眠。

世人多有阳虚自汗、阴虚盗汗之论。胡珂教授认为，临床虽然如此，但也不能一概而论，要辨证论治。因三焦枢机不利，致营卫不和的汗证在临床也非少见。胡珂教授曾在临证带教时提及 10 多年前曾治疗的 1 例盗汗患者。患者为中年男性，在炎夏之日因胆石症行腹腔镜胆囊切除术。术后几日出现大量盗汗，床席尽湿，所出汗液可于床铺上印出人形，苔黄腻，脉弦细，予输液、抗炎等对症支持治疗无效。普外科请胡珂教授会诊，胡珂教授认为乃暑湿之邪阻滞，少阳枢机不利，以小柴胡汤调和枢机，加滑石、白豆蔻涤暑化湿，5剂而愈。

案三

胡某，男，30岁，2021年1月14日初诊。

主诉：动则汗出5年。

现病史：患者近年出现稍动易汗出，尤其背部易汗出，遍身微汗，手心常年汗出，脚心每到冬天易汗出，偶盗汗。阴囊潮湿感，午休后易流涎，嗳气，易掉发。纳一般，饭后小腹微凸，无胀感，健忘，急躁易怒，易疲倦乏力。常熬夜，寐一般。大便成形、日2～3次，偶右胸部隐痛。舌偏淡胖、边有齿印，苔白，脉弦。

中医诊断：汗证（营卫不和，脾虚湿阻，肝胆郁热）。

治疗：调和营卫，健脾祛湿，疏利肝胆。

处方：柴胡桂枝汤去黄芩合四君子汤。柴胡15g，法半夏10g，生姜10g，大枣10g，桂枝10g，白芍10g，炙甘草6g，党参15g，白术10g，茯苓10g，煅龙骨20g（先煎30分钟），煅牡蛎20g（先煎30分钟），浮小麦30g，仙鹤草60g，红景天1包。7剂，水煎，日1剂，分两次服。

1月21日二诊：服药后阴囊潮湿感缓解，汗出未缓解，动则汗出，全身皆有汗出，无黄染，易觉疲乏，易怒易躁。食纳一般，食欲不佳，喜食辛辣、甜食，寐一般。大便1日2～3次、成形、无挂厕，小便平、略有不尽感。舌淡齿印，苔白，脉细。

处方：桂枝加龙骨牡蛎汤加减。桂枝10g，白芍10g，炙甘草6g，生姜10g，大枣10g，煅龙骨30g（先煎30分钟），煅牡蛎30g（先煎30分钟），炙黄芪30g，山茱萸30g，白术10g，茯苓12g，红景天10g。10剂，水煎，日1剂，分两次服。

2月1日三诊：服药后阴囊潮湿感约减九分，汗出稍缓解。现手心灼热，上半身时烘热，热气外涌感；动则汗出，后背明显；脚心出汗，夜间明显。咽中痰滞感，咳痰较频；食纳尚可，口味重，时嗳气；易烦躁，健忘，脱发，精神倦怠，熬夜；大便日3次、质黏、挂厕，受凉、食辛辣易腹泻。舌淡红、边有齿痕，苔白黄稍腻，脉弦滑细。

上方去白术、山茱萸，加石菖蒲10g，远志10g，鳖甲15g。14剂，水煎，日1剂，分两次服。

2月15日四诊：药后汗出较前缓解明显，以手足汗出为主，或饥饿时潮热汗出。寐时涎多，鼾声，寐差，梦多易醒，阴囊潮湿，纳差，喜食辛辣，胃脘胀；大便成形、饮水则排便较畅、不尽感。舌偏淡胖、有齿印，苔白黄，脉弦滑软。

桂枝汤合苓桂术甘汤加减治疗3月余，患者动则易汗出缓解八九分，后未再求诊。近来因脘胀不适就诊。

按语

《伤寒论》第54条曰："病人脏无他病，时发热自汗出而不愈者，此卫气不和也，先其时发汗则愈。"胡珂教授认为，自汗多属营卫不和，肌表不固，久之汗出不止，可使卫外不固而卫阳虚，是汗出伤津之故。此案汗出先予柴胡桂枝汤治疗，汗出缓解不显著，予桂枝加龙骨牡蛎汤取效。桂枝汤乃仲景为调和营卫所设，然据其药物组成，后世将其扩大使用，外可调营卫，内可调气血，并具有一定的补益作用，此为与小柴胡汤调和营卫主要区别，柯韵伯称之为"滋阴和阳，调和营卫，解肌发汗之总方"。桂枝汤中桂枝、白芍通阳和血，配以生姜、大枣、炙甘草等脾胃药养胃气，使之谷气充，气血生化之源充实，滋生汗液有来源，故《伤寒论》中服用桂枝汤后，辅以啜粥助汗，实为充胃气，其汗辘辘而出，此为生理之汗。故予桂枝汤之时，患者多伴脾胃气血不足之证，或神倦乏力，或脉缓，或恶寒怯冷，故佐以四君子汤，偏水湿重者，予苓桂术甘汤；考虑汗出较多有耗伤津气之弊，故加龙骨、牡蛎、浮小麦防津液进一步损伤。

案四

刘某，女，60岁，2019年7月11日初诊。

主诉：汗出不止1月余。

现病史：患者近1个月出现汗出不止，服中药后略好转，但未彻底痊愈。症见自汗出、量多，汗出常浸湿衣被，动则加重，睡眠差，易惊醒，口不干，无口苦，嗳气，偶有灼热感，略恶心欲呕，饮食不佳，口中黏腻，无头晕头痛，二便平。舌淡红，苔黄白腻，脉细滑软。

中医诊断：汗证（卫阳不足，营卫不和）。

治法：调和营卫，扶阳固表。

处方：桂枝加附子汤。桂枝10g，白芍10g，附片6g（先煎30分钟），生姜 10g，大枣 12g，煅龙骨 20g（先煎 30 分钟），煅牡蛎 20g（先煎 30 分钟），浮小麦 30g，陈皮 10g，炙甘草 6g。7 剂，水煎，日 1 剂，分两次服。

7 月 18 日二诊：服上方后汗出同前，乏力稍减。现静则无汗，活动多则汗出，以后背汗出为主，汗后恶风恶寒减，无明显口干口苦，嗳气减，无胃胀胃痛，纳一般，二便平，夜寐好转。舌边偏红、暗胖，苔薄、黄白相间稍腻，脉细滑软。

上方加炙黄芪 20g，增附片至 10g。7 剂，水煎，日 1 剂，分两次服。

服药后汗出好转，量减少，乏力减轻，恶寒减轻，予桂枝加附子汤加敛汗龙骨、牡蛎、浮小麦等治疗半年余。后随访，汗出不止未再出现。

按语

《伤寒论》云："太阳病，发汗，遂漏不止，其人恶风，小便难，四肢微急，难以屈伸者，桂枝加附子汤主之。"可见桂枝加附子汤治疗漏汗的产生是由于发汗太过伤阳，阳气不能固摄津液，导致津液外泄。经曰："凡阴阳之要，阳密乃固，两者不和，若春无秋，若冬无夏，因而和之，是谓圣度，故阳强不能密，阴气乃绝。阴平阳秘，精神乃治；阴阳离决，精气乃绝。"阴阳互根互用，不可分割，汗出则阳气泄，气虚则汗易出。本案虽未经过汗误治，但从患者汗出不止、汗出量多、汗后恶风恶寒等症可见乃卫表阳虚所致。卫阳不能固于外，营阴不能守于内，故汗出淋沥不止，治予桂枝加附子汤，以温经复阳，固表祛风，复阳敛液，佐黄芪、龙骨、牡蛎、浮小麦以增益气固表敛汗之效。

案五

邹某，女，42 岁，2016 年 10 月 10 日初诊。

主诉：自汗、盗汗 1 月余。

现病史：患者近 1 个月自汗、盗汗，下午、晚上甚，背部明显，偶夜间自觉发热，体温正常。盗汗后全身怕冷明显，精神欠佳，易疲劳，身重感，反胃，无胃胀，大便时干时稀，腰酸麻、坐则明显、站立时加重、麻感往上走，口苦，咽喉烧灼感，纳尚可，寐安，小便频数、急胀、不尽感。舌暗，苔薄白，脉细。

中医诊断：汗证（肝胆郁热，枢机不利，营卫不和）。

治法：疏利肝胆，调和营卫，和解枢机。

处方：柴胡桂枝汤加减。柴胡 10g，茯苓 6g，法半夏 10g，桂枝 6g，白芍 6g，生姜 3g，大枣 4g，枳壳 10g，党参 10g，浮小麦 30g，炙甘草 6g，菟丝子 10g，煅龙骨 12g（先煎 30 分钟），煅牡蛎 12g（先煎 30 分钟）。7 剂，水煎，日 1 剂，分两次服。

10 月 17 日二诊：服药后第 2 天出汗明显好转，因药后两天月经来潮，昨晚 6 点左右全身燥热（36.2℃），大汗出、持续约 1 小时，后双脚冷，今晨微燥热，微汗出。反胃，食难消化物会反食物味道，腰背麻木，时口苦时口甜，咽不适，咳少量白稠痰，纳寐可，二便可。舌偏暗，苔薄白，脉细。

上方去菟丝子，桂、芍各改 10g，加当归 10g，五味子 10g。7 剂，水煎服。

后随访，汗出已不显，故未再服药。

按语

《伤寒论》曰："伤寒六七日，发热，微恶寒，支节烦疼，微呕，心下支结，外证未去者，柴胡桂枝汤主之。"《伤寒论》中柴胡桂枝汤主治外感风寒，发热自汗，微恶寒，或寒热往来，鼻鸣干呕，头痛项强，胸胁痛满，脉弦或浮大。柴胡桂枝汤方剂组成既然是小柴胡汤和桂枝汤二合一，功效自然也是两方功效二合一，即和解少阳，调和营卫。调和表里气机的同时，亦滋阴和阳；故患者外见汗出异常之营卫不和，内见脾胃气机不畅，同时并见气血不足之证时或营卫不足之证时，当两方合而用之，予柴胡桂枝汤治疗自汗、盗汗。

案六

彭某，女，2016 年 4 月 19 日初诊。

主诉：怕冷汗出多 4 月余。

现病史：患者怕冷明显，动则汗出，以头部为多，凌晨 3 点怕冷明显，后出汗，伴自觉全身不适，活动按摩后好转。胃脘无不适，无口干口苦，纳可，夜寐安。小便有泡沫、坐时无尿、站立时有尿，夜尿 3~4 次、偶有失禁情况，大便日 1~2 行、夹食物残渣、质稀、不成形、稍黏，时头晕，脚踩棉花感。舌淡红胖、边有齿痕，苔白薄微腻少津，脉弦兼滑。

中医诊断：汗证（肝郁脾虚，寒热错杂，气血不足，营卫不和）。

治疗：柔肝疏肝，温化寒湿，清利湿热，调和营卫。

处方：乌梅丸加减。乌梅 30g，川椒 6g，干姜 6g，炙甘草 3g，桂枝 6g，附片 6g，黄柏 3g，黄连 5g，党参 10g，当归 6g。7 剂，水煎，日 1 剂，分两次服。

4 月 26 日二诊：患者凌晨 4~5 时易汗出，以头部为多，尿频，大便可，偶大便日 3 次，嗜睡，头脑昏沉健忘，怕冷，时感身热。舌红，苔薄黄，脉弦细。

上方去当归，合桂枝汤，乌梅增至 40g，加菟丝子 10g。7 剂，水煎，日 1 剂，分两次服。

5 月 3 日三诊：药后凌晨汗出一症消失；大便先硬后溏、日 1~2 次，尿频减，活动烦热，静止怕冷。舌红，苔薄黄，脉右浮弦滑、按之偏软。

上方加防风 10g，天麻 10g。7 剂，水煎，日 1 剂，分两次服。

按语

相火源于命门，寄于肝肾，肝肾同为相火，肾阳虚衰则肝阳亦虚，阳气馁弱，则肝失升发、舒达之性，见肝气郁而生热，遂致汗出。《灵枢·本脏》云："肾合三焦膀胱，三焦膀胱者，腠理毫毛其应。"肾主一身之阳，合三焦、膀胱二脏以主津液，若肾阳虚衰，温煦失职，气化失权，必令玄府开阖失司，此为此亦为汗出之理也。仲景曰：方从法随，法从证立，胡珂教授认为，乌梅丸亦是脾胃肝肾综合调治的验方，此例为阴阳不相顺接，阴寒趋下，阳热趋上，寒热各趋其极，造成心肝郁热、脾肾虚寒的上热下寒之象，故但头汗出而小便利，苔腻少津然畏冷便稀，故予乌梅丸，下温脾肾之虚阳，上清心肝之微热。再诊时见发热而心烦，虽病在里而亦有表之证，遂再合桂枝汤，调和表里营卫气血，此为寒温并用，表里同治。

《伤寒论》第 328 条云："厥阴病欲解时，从丑至卯上。"丑至卯时包括丑、寅、卯三个时辰，即凌晨 1~7 时。六经病欲解时是指其经所主之时经气转旺，抗邪而病解；反过来看，若经气过亢，亦可在其所主时辰使病证发作或病情加重。本例汗出于凌晨 3 时或 4~5 时明显，正是厥阴经所主时段。厥阴主风，肝为风木之脏，其性刚强，于丑、寅、卯时易出现厥阴肝气生发太过而过亢。风性开泄，风袭扰腠理开，津液外泄而汗出；风阳上扰则头晕，脚踩棉花感；厥阴往往寒热夹杂，肝热风盛，脾肾阳虚。乌梅丸泄肝息风，温补脾肾，风息汗易止。二诊更配入桂枝汤调和营卫，调和阴阳。

（章美玲　李绅绅　张　涛）

十二、喉痹

喉痹是指外邪壅遏肺胃或脏腑虚损、咽喉失养所致的以咽痛或咽部不适感，咽部红肿，或喉底有颗粒状凸起为主要特征的咽部疾病，与肺、脾、肾三脏关系最为密切。胡珂教授认为，咽部根系五脏、胆腑及三焦，治之需通调一阴一阳，以宣结散痹、调和肝胆三焦为主。

案一

李某，女，52 岁，2017 年 4 月 10 日初诊。

主诉：咽部异物感 3 个月。

现病史：咽部异物感，偶可咳白黏痰、量少，自觉胃中寒冷，喜温喜按，偶见胃胀，无胃痛；平素多牙龈出血，怕冷，自汗，气短懒言，纳可，寐一般，小便可，大便日行 1 次、成形，口中异味。舌质暗，苔腻黄，脉细弦。

辅助检查：胃镜示幽门螺杆菌阳性；慢性胃炎伴糜烂。喉镜示慢性喉炎；鼻咽炎。

中医诊断：喉痹（湿郁上焦，痹阻气机）。

治法：宣结散痹，调畅气机。

处方：小柴胡汤合上焦宣痹汤加减。柴胡 12g，黄芩 10g，半夏 10g，郁金 10g，射干 10g，枇杷叶 10g，太子参 10g，枳实 10g，甘草 12g，木蝴蝶 10g，玄参 10g，橘络 10g，生姜 6g。7 剂，水煎，日 1 剂，分两次服。

4 月 17 日二诊：服药后咽部异物感有所好转，偶有嗳气，稍反酸，胃中仍怕冷，喜温喜按，无胃胀胃痛，自汗，易感冒；头晕，头麻木感，恶风；口微干微苦，口中异味，纳可，寐差，二便平。舌质偏暗，苔中厚腻黄，脉细弦。

湿热之象明显，上方去木蝴蝶、玄参、生姜，加栀子 15g，淡豆豉 10g，佩兰 20g，通草 6g。7 剂，水煎，日 1 剂，分两次服。

1个月后随访，咽部异物感除，胃部症状明显减轻。嘱其注意保暖，饮食调养。

 按语

本病为常见病、多发病，西医通常诊为慢性咽炎，胃食管反流病因胃酸刺激常出现此症，中医学称"喉痹"。《素问·阴阳别论》曰："一阴一阳结，谓之喉痹。"王冰注曰："一阴肝与心包也，一阳胆与三焦也。"喉以纳气，故曰喉主天气。咽以纳食，故曰咽主地气。《证治准绳》云："十二经脉皆上循咽喉，尽得以病之然统其所属，乃在君相二火而已。"本病虽病变于喉，但其根系五脏、胆腑及三焦。胡珂教授治疗本病多通调一阴一阳，以宣结散痹，以肝胆和三焦论治为主，并从三焦入手，强调宣清并用，调畅气机。上焦者，为三焦脏腑之上停。《灵枢·营卫生会》云"出于胃上口，并咽以上，贯膈而布胸中，走腋"，具有宣气机、布精微、散营卫之职，"如雾"而宣透舒达为其常态。困阻上焦，肺失宣降，气机不利，津液停聚，则会出现咽部不适或异物感等症。上焦宣痹汤出自清·吴鞠通《温病条辨·上焦篇》，由郁金、射干、枇杷叶、白通草、香豆豉组成，原为太阴湿温、气分郁痹而设，病机为湿中郁热、痹于上焦。上、中焦虽属不同部位，但同属三焦，共为水火气机之通道，病变常相互影响，气机不利则可郁而化火，亦可聚湿成痰。从肝胆论治，柴胡、黄芩一升一降，清利肝胆；木蝴蝶、橘络、玄参调畅肝气，滋阴降火，可利咽化痰；太子参、甘草味甘益脾；半夏和胃降逆，祛痰止呕。

案二

周某，女，54岁，2020年9月8日初诊。

主诉：咽中烧灼感4月余。

现病史：患者右侧咽中烧灼感，午后明显，饮冷后缓解；右耳掣痛；口干口苦，咽干，饮水量可；食欲一般，吞咽时咽中梗阻感；无明显胃脘不适，大便日1次、糊状、挂厕、有不尽感，无肛门灼热，无腹痛；小便偏黄，寐尚可；胸中堵塞感，头胀痛、以两侧和后枕部明显、醒后尤甚。舌红，苔黄腻，脉弦细。

中医诊断：喉痹（素体脾胃虚弱，中焦湿热上泛）。

治法：清热化湿为主，佐以益气健脾敛疮。

处方：小柴胡汤合四逆散、小陷胸汤、上焦宣痹汤加减。柴胡15g，黄芩10g，法半夏10g，白芍20g，炒枳实15g，太子参15g，甘草6g，黄连6g，瓜蒌15g，连翘15g，菊花12g，白蒺藜10g，胖大海10g，桔梗10g，南沙参10g，郁金10g，射干10g，枇杷叶10g。7剂，水煎，日1剂，分两次服。

9月15日二诊：药后症减，口苦消；咽中烧灼感改善5成，口干咽干减2成，胸中堵塞感减；耳中抽搐，吞咽时咽中梗阻感；大便日1次、成形、稍黏腻、稍不尽感，小便稍黄；上腹部自觉有硬感、揉则缓；肠鸣、头胀痛缓。舌红，苔黄腻，脉弦细。

上方去南沙参、菊花、白蒺藜，加木蝴蝶10g，玄参15g，钩藤15g，夏枯草10g。7剂，水煎，日1剂，分两次服。

9月22日三诊：药后症减，咽中烧灼感减，加之唱歌易反复，食热则咽痛、梗阻感，口干咽干口苦；胸中堵塞感稍减，稍反酸，口淡；大便日1~2次、先细条状后稀、稍黏腻，小便一般；上腹硬感减，肠鸣减，头胀痛改善，夜寐可。舌淡红，苔中后黄腻厚（染苔），脉弦细。

上方改玄参10g，去夏枯草，加桑叶10g，槟榔6g。7剂，水煎，日1剂，分两次服。

9月29日四诊：药后症状改善明显。现胃胀，隐痛，自觉胸骨后连及背部疼痛，咽喉部有异物感，略反酸；口干欲饮水，咽痛连及耳根刺痛，痛剧时全头胀痛；食纳可，大便1日1次、成形，小便可、夜间醒1次；间有肠鸣音。舌红，苔黄腻、干，脉弦。

上方去玄参、钩藤、桑叶，加菊花10g，川楝子10g。7剂，水煎，日1剂，分两次服。

11月6日五诊：药后症状明显改善，胃胀隐痛明显减轻；仍自觉咽喉异物感，咽痛连及耳根刺痛及后脑及颠顶；咽中烧灼感；偶食后反酸；口干，夜醒时甚，欲饮水；无口苦；食纳可；入睡困难。服药期间大便日1次、糊状臭秽，停药后大便日1次、成形、青色、臭秽较前减；小便可。舌淡红胖，苔中后黄白厚腻，脉弦细。

守上方7剂，水煎，日1剂，分两次服。

按 语

患者因咽喉灼热、吞咽时咽中梗阻感就诊，中医诊为"喉痹"。其含义较广，大致包括以咽喉部红肿疼痛为特点的多种咽喉部急慢性炎症。后世医家对疾病的分类渐趋详细，将"喉痹"作为一种独立的疾病区分开来，如《喉科心法》云："凡红肿无形为痹，有形是蛾。"现代中医喉科对"喉痹"的概念已逐渐统一，专指急慢性咽炎，根据病因病机的不同，急性咽炎又可分为风热喉痹和风寒喉痹。如果专治咽喉则此病难愈，因胃食管反流导致局部病证，咽为胃之上庭，治病求本，则重点治胃病。

胡珂教授治疗以咽喉异物感为主的喉痹常用方有两张，即半夏厚朴汤和上焦宣痹汤。半夏厚朴汤所治病证为痰气郁结，病性偏寒；上焦宣痹汤所治病证为湿热痹阻。由于咽喉为肺气、胃气出入之所，足厥阴肝经"循喉咙之后"，三焦为气行通道，主气机之上下，故胡珂教授认为，喉痹的发生更与气郁相关，不一定均关乎痰湿、湿热。因肝胆气郁，三焦不畅，气机不利，致肺气宣发肃降失常，胃气不得和降，痹阻咽喉，甚至气郁化热，郁热熏灼咽喉。治以小柴胡汤合四逆散调和肝胆脾胃，合上焦宣痹汤调和肺胃之气。湿热不明显，可去通草、淡豆豉，名减味宣痹汤，加木蝴蝶利咽开音，又疏肝理气；异物感明显者，重用威灵仙30g，取其性善走窜，通利经脉，《本草图解》谓其能"宣通五脏，消痰水，破坚积"，用治鱼骨梗喉，其散结之力可见一斑；咽痒，加僵蚕、蝉蜕祛风利咽；痰热阻结，加浙贝母、瓦楞子化痰散结；郁热咽痛，加栀子、连翘、桔梗、生甘草，加大射干用量；久治不愈，舌瘀暗乃久病入络，瘀滞咽喉，可用或加用会厌逐瘀汤。

案三

王某，女，50岁，2004年5月22日初诊。

主诉：咽中异物感半月。

现病史：患者近半个月自觉咽中如物梗阻，咳之不出，咽之不下，口干咽燥，欲饮热水，时有胃脘隐痛，受寒、劳累及情绪波动时加重，喜揉按，夜寐不安，晨起痰多、质黏、量少、易咳出，大便时溏时稀。舌淡胖，苔薄白腻，脉弦滑细。

中医诊断：喉痹（肝郁脾虚，痰气交阻）。

治法：疏肝散结，行气化痰。

处方：半夏厚朴汤加味。半夏10g，厚朴花10g（后下），茯苓12g，苏叶6g，绿萼梅6g（后下），旋覆花15g（包），桔梗6g，木蝴蝶3g，玫瑰花6g（后下），白芍15g，生姜4片。7剂，水煎，日1剂，分两次服。

5月29日二诊：药后咽中异物感消失，仍觉痰多、质稀、易咳出。余无不适，舌淡胖，苔薄白，脉弦滑。予香砂六君子丸善后。

后随访，3个月未见复发。

按语

胡珂教授辨治脾胃病善于从肝论治，注重肝脾之间的关系。脾主运化，肝主疏泄，两者相互影响。脾的运化有赖于肝的疏泄，肝的疏泄功能正常发挥，则依赖于脾的运化功能健旺，"木得土而达"。如肝失疏泄，必然影响脾的运化而致"肝脾不和"。反之，如脾的功能失常，气机窒塞，也可致肝气郁结，导致"土壅木郁"。脾失健运，气血生化无源，肝血不足，失于濡养，亦可致肝疏失常。如果一味投以温燥辛散之品，则易暗耗阴血，使肝失涵养，肝木更旺；气机损伤，则脾气益虚。故对证属肝气郁滞而年高体弱，阴血亏虚，脾胃气虚，或需较长时间服用疏肝理气药的患者，胡珂教授常应用花类药治疗。此类药质轻性平，无劫阴耗液、损伤气机之弊。方中绿萼梅、玫瑰花疏肝解郁，理气和胃；旋覆花、厚朴花降逆止呕，降气化痰；佐以红花活血化瘀；厚朴花气味辛香，具有升发之气，能宽胸理膈，化湿开郁，降逆理气，健胃止痛。《饮片新参》云其"宽中理气，治胸闷，化脾胃湿浊"。

（王　飞　朱梓铭　张　涛）

十三、咳嗽

咳嗽是以发出咳声或伴有咳痰为主症的一种肺系病证。它既是肺系疾病中的一个症状，也是独立的一种疾患。有声无痰为咳，有痰无声为嗽，临床上往往痰声并见，难以截然分开，故以咳嗽并称。

案一

何某，女，53岁，2020年9月15日初诊。

主诉：反复咳嗽半年余。

现病史：咳嗽，咳白痰，咽喉部有异物感，咽痒，咳嗽后胸骨上段偶有隐痛，咽痛，白天咳为多。偶有胃脘部不适；怕冷，汗出多，手足心明显伴潮热感；偶有胸闷，3天前有盗汗，近期睡眠可，二便平。舌质偏红、边有齿痕，苔黄白腻，脉沉细滑。

辅助检查：胸部CT（2020年3月16日）示：①胸部未明显异常；②肝囊肿。

中医诊断：咳嗽（风寒恋肺）。

治法：疏散风寒，化痰利咽。

处方：自拟"止咳方"加减。柴胡15g，黄芩6g，法半夏10g，白前10g，防风10g，桔梗10g，苦杏仁10g，仙鹤草30g，紫菀10g，甘草6g，僵蚕10g，蝉蜕10g，乌梅10g，旋覆花10g（包煎）。7剂，水煎，日1剂，分两次服。

9月22日二诊：药后症状稍减轻，现咳嗽稍减，咽喉部异物感减轻，盗汗除，白痰，咽痒，咽痛，白天咳为主。怕冷，汗出多，手足心尤甚伴潮热，手黏，夜寐可。二便正常。舌质暗红、边有齿痕，苔薄中黄腻，脉细滑。

上方加茯苓10g，陈皮10g。7剂，水煎，日1剂，分两次服。

9月29日三诊：药后咳嗽减轻明显，胸前偶有痰阻感，易咳出色白质黏痰，咽痒，无咽痛；怕冷易汗出，以上半身为主，手足心潮热，易汗出；饮食尚可，二便平，寐安。舌淡、边有齿痕，苔薄白，脉滑偏细。

上方黄芩改4g，乌梅改20g。14剂，水煎，日1剂，分两次服。

按语

肺为华盖，外合皮毛。同时肺为娇脏，不耐寒热，容易受邪。所谓"娇脏"，当保持肺脏的寒温适度，寒凉、温燥皆不可太过；宣降正常，散纳有度，则呼吸调匀、气机通畅，方可将脾转输至肺的水谷精微布散于全身，达于皮毛。肺的正常宣降，对体内水液的输布、运行和排泄起着疏通和调节的作用，故治肺病当以调肺气为先。

六淫外侵，首先犯肺。六淫皆可引起外感咳嗽，其中以风邪夹寒犯肺最为多见。风寒外袭，束缚肺卫，肺气不利。肺气不宣，津液不得布散，凝聚成痰，肺失清肃，气逆而咳作。因此治疗外感咳嗽，当以祛邪利肺为主，不拘病程长短，只要辨证风寒外邪羁留未去，发表祛邪为必用之法。

根据临床治疗咳嗽经验，胡珂教授自拟"止咳方"（柴胡15g，黄芩5g，法半夏10g，白前10g，防风10g，桔梗10g，苦杏仁10g，苏叶10g，仙鹤草30g，紫菀10g，甘草6g）。本方主要适用于外感咳嗽迁延时日或虚人外感咳嗽、反复外感咳嗽者。这类患者求治于中医前，往往已辗转多方治疗而少效，或用西药抗炎，或用寒凉滋润收敛的中成药，但往往失于散表，致病邪留恋，治疗时更宜透散外邪。临证多表现为咽痒即咳，痰白，量少难咳出，或干咳无痰，舌苔薄白，脉象多浮或浮滑。咽痒而咳为风寒咳嗽的辨证着眼点，患者常因说话、吸气、风吹、烟尘刺激即咽痒而咳作，起病之始多咳嗽少痰，不易咳出，或干咳无痰，咳甚则连续十数声不断。治疗外感咳嗽，其一应发散外邪，疏风散寒。不拘病程长短，只要辨其有外邪稽留未去，就应发表祛邪；若正虚邪恋，则宜扶正祛邪，一味疏表开泄，邪未去，正亦伤。其二宜宣降肺气，止咳化痰，以顺肺气宣发肃降之性。胡珂教授自拟"止咳方"，以小柴胡汤为基础，和解少阳，调畅枢机，扶正达邪，去党参之甘温碍邪，加防风、苏叶疏散风寒；桔梗、白前、紫菀、杏仁宣降肺气，止咳化痰；仙鹤草又名脱力草，扶正而不碍邪，又有较好的止咳作用；甘草化痰利咽。咽喉痒甚，可加蝉蜕、僵蚕利咽止痒；咳甚，可加麻黄，取其宣肺止咳效佳，一般用炙麻黄，以减少其发散伤正，寒重者可用生麻黄，不论生、炙，用量宜小，2～5g即可；咽中痰滞感明显，常用自拟方"减味宣痹汤"

（射干、枇杷叶、郁金），以祛痰利咽；咳嗽白痰多者，加入旋覆花或二陈汤化痰。

案二

胡某，女，30岁，2019年11月20日初诊。

主诉：咳嗽两周。

现病史：患者近两周无明显诱因出现咳嗽，夜间甚，咽痒即咳，痰白质黏；口干；眼昏花；脘时不舒，左中腹痛；大便可，有时偏结。舌偏红，苔薄黄干，脉弦细。

既往史：有肝硬化病史。

中医诊断：咳嗽（气阴两虚，肝旺风扰）。

治法：益气养阴，敛肝息风。

处方：乌梅丸加减。乌梅40g，黄连6g，当归15g，细辛6g，干姜6g，五味子6g，党参10g，北沙参10g，玉竹15g，生地黄15g，甘草6g，白芍30g。10剂，水煎，日1剂，分两次服。

12月1日二诊：服药后症状改善，咳嗽较前减轻，仍咽痒，咽中有痰黏感，多夜间咳，偶咳少量黏痰，时有左中腹痛，双目干涩，食纳可，口干，晨起口苦，二便常，夜寐欠佳，下午双下肢肿。舌偏红，苔薄黄，脉沉细软。

上方加车前子15g，女贞子15g。14剂，水煎，日1剂，分两次服。

按语

此乃肝硬化患者，属中医学"积聚""鼓胀"等范畴。肝硬化乃内外因素相互影响所致。病机首要由肝火燔灼，劫血烁阴，肝不藏血，致肝阴亏虚，血耗阴虚；病情发展，肝失所养，肝木乘土，肝气横逆，侮脾犯胃，致脾气虚；肝肾之阴，相互资生，肝血不足，肝阳妄动，下劫肾阴，致肾阴不足，肾水枯竭而出现尿少。故肝硬化的发病涉及肝、脾、肾三脏，其病机多属寒热虚实错杂。此患者夜半厥阴肝主令之时咳嗽加重，乃阴虚肝旺，风阳摇动，循经上扰咽喉，以足厥阴肝经"循喉咙之后"是也，故咽痒即咳，治以乌梅丸为主方加减。重用乌梅酸柔入肝，寓泻肝于养肝之中；更助以北沙参、玉竹、生地黄金水相生，甘寒养阴，合乌梅又酸甘化阴；当归养血柔肝，并有止咳之能（《神农本草经》当归"主咳逆上气"）；白芍、五味子助乌梅酸柔；肝气不利，疏泄失职，三焦不利，可致水饮内停，干姜、细辛、五味子化饮止咳，是张仲景运用小青龙汤、小柴胡汤治疗咳嗽的药物组合；病涉厥阴，多寒热错杂，干姜、细辛、黄连调和寒热；党参健脾和中；患者尿少、视物昏花、咳嗽，故加车前子利水、明目、止咳，可谓一药三效。

案三

李某，男，35 岁，2020 年 7 月 1 日初诊。

主诉：咳嗽 1 月余。

现病史：自述 1 个月前因感冒后出现干咳、咽痒，活动及说话时咳嗽加剧，曾服用清热消炎宁片、虎梅清咽片后咳嗽略缓解。现仍咳嗽，干咳为主，咽痒，无胸闷胸痛；平素易疲劳，怕冷，劳累时觉头晕头痛；易感冒，可自行好转；纳食尚可；无明显胃脘部不适，二便平，寐一般，易醒。舌质淡红胖、有齿印，苔白中黄黑（疑因药物染苔），脉浮弦、右脉为主。

中医诊断：咳嗽（正虚邪恋，稽留肺咽）。

治法：扶正祛邪，疏风利咽。

处方：小柴胡汤合喉科六味散加减。柴胡 20g，黄芩 10g，法半夏 10g，党参 10g，生姜 10g，大枣 10g，炙甘草 6g，荆芥 10g，防风 10g，炒僵蚕 10g，薄荷 6g，桔梗 10g，蝉蜕 10g，仙鹤草 40g。7 剂，水煎，日 1 剂，分两次服。

7 月 8 日二诊：药后咳嗽减，精神改善。现说话刺激咽喉则咽痒咳嗽，干咳，无明显咽痛、胸痛；仍怕冷，易疲劳；无腰酸腰痛，夜寐易醒，二便平。舌淡红胖，苔白黄腻厚，脉弦偏浮、左按之软。

上方加木蝴蝶 6g，苦杏仁 10g，旋覆花 15g。7 剂，水煎，日 1 剂，分两次服。

按语

正气亏虚，肺卫不足，卫外失守，御邪无力，或反复感邪引发咳嗽，或邪气留恋，咳嗽迁延时日不愈。咳久则病不止一脏一腑。《素问·咳论》云："久咳不已，则三焦受之；三焦咳状，咳而腹满，不欲饮食。"盖三焦总司人体气化功能，以气为用。久咳不已，皆可传之于三焦，从而影响三焦气机而发病。《伤寒论》第97条曰："血弱气尽，腠理开，邪气因入，与正气相搏……小柴胡汤主之。""血弱气尽"即营卫正气虚弱，腠理疏松，正虚受邪，主以小柴胡汤治疗。基于正虚感邪，或正虚邪恋，上焦失宣，肺失清肃，肺气上逆而咳的病机，故治以具有扶正祛邪、和解少阳、畅利三焦、转枢达邪、宣畅肺气的小柴胡汤。胡珂教授认为，小柴胡汤作为一张良方，可攻可守，外可祛邪外出，内可防病传变；既可以和表里，又可以和阴阳；既可调枢机，又可达上下。本例喉痒呛咳，属喉源性咳嗽，多因外感诱发或加重，迁延日久，多兼夹浮邪，临床上多表现为干咳、少痰，伴咽喉奇痒，咽喉痒则咳剧，多为顿咳或痉咳。按常规予宣降肺气、止咳化痰治疗往往效果不够理想，治宜祛风利咽为主，故选喉科六味散。本方由荆芥、薄荷、防风、僵蚕、桔梗、甘草组成。其中荆芥、防风祛风解表；桔梗、甘草利咽祛痰；薄荷疏风利咽；僵蚕祛风散结，化痰利咽。若咽喉异物感明显，可加木蝴蝶；咽痒甚可加蝉衣。中医学认为，痒多风邪所致，蝉蜕入肺、肝两经，可疏散风热，平肝解痉，有解痉缓急、疏利气道作用；仙鹤草既可补虚扶正而不碍邪，又有较好的镇咳之效。

案四

刘某，男，76 岁，2016 年 6 月 8 日初诊。

主诉：咳嗽 1 天。

现病史：患者两天前因受凉出现发热，怕冷，无汗出，输液治疗后热退。症见咳嗽，咽痒，无咽痛，痰不多，偶有白清痰；鼻塞，鼻流清涕，稍拉丝；口气较重；纳可，寐安，小便黄、量多、频数；大便 1～2 日一行、不成形、质稀黏、量少。舌偏红，苔薄黄少津，脉浮弦滑。

中医诊断：咳嗽（外感风寒）。

治法：宣肺止咳，兼以解表。

处方：止嗽散加减。荆芥 10g（后下），防风 6g，桔梗 10g，杏仁 10g，白前 6g，黄芩 4g，紫菀 10g，旋覆花 10g，甘草 6g，前胡 10g。4 剂。

6 月 13 日二诊：服药后咳嗽已除，仍鼻塞，无流涕，咽部觉痰阻感、难咳出，无咽痛，咽稍痒，甚则稍咳，口干，口苦较显；偶心慌明显，服速效救心丸后减轻，纳可，寐安；大便日一行、稍成形、质溏，小便频数。舌淡红，苔薄白厚腻，脉滑偏数。

上方改荆芥 6g，黄芩 6g，加柴胡 12g，南沙参 8g。7 剂，水煎，日 1 剂，分两次服。

按 语

本病患者乃表邪未尽，肺气失宣而致咳嗽，故予止嗽散宣肺止咳，兼以解表。止嗽散出自《医学心悟》，可治"诸般咳嗽"。该方也是治疗风邪留恋犯肺的通用方，作用重在温润止咳，恢复宣降功能，酌用疏散之品，以清余邪。方中紫菀润肺降逆止咳；白前长于降气下痰止嗽；桔梗开提肺气，清利咽喉，开胸膈滞气，引药上行。以上三药升降相宜，调节气机升降。荆芥祛风解表，通窍利咽，辛润肺金。甘草和缓正气，化痰止咳，调和诸药。配伍桔梗，更能清利咽喉而止咳。诸药合用，共奏疏风宣肺、止咳化痰之效。舌偏红、苔薄黄少津乃肺有郁热之象。胡珂教授认为，风寒咳嗽无论病程长短，均易伴肺热，或因风寒束肺，肺气失宣，郁而化热，或素肺热之体，平时阳热外达，不能察觉。一旦风寒束缚，阳热之气不得外泄，必郁而为患，表现为外寒里热，一般热象较轻，可见咽痛，或咽痒而咳，咳则咽痛，或咳少量黄痰，舌偏红，或舌边尖红，苔薄黄。本例患者就诊时发病仅1天，舌象即有热象。以黄芩清肺热，但用量一般不宜较大，因为病机重点在风寒犯肺，治疗应以辛温宣透、疏风散寒、表散外邪为主。黄芩苦寒，药势向内，与发散驱邪相反，且易凉遏冰伏外邪，故宜小量应用，一般3~6g，况热邪较轻，小剂即可。复诊时患者症状好转，咽喉痒大减，风邪去，故荆芥减量，同时口干口苦明显，咽喉痰梗阻感，考虑是少阳三焦痰阻气滞兼阴液不足，故加柴胡，黄芩改为6g，南沙参8g，以疏气利咽止咳。

案五

张某，女，40岁，2014年1月8日初诊。

主诉：咳嗽咳痰3周。

现病史：咳嗽，咳白色泡沫痰；胸中窒塞感；无喉中痰鸣；无发热汗出；纳呆，口黏；口干渴，不欲饮；寐尚可；大便日行1次、质稀溏、挂厕；小便不黄。舌体偏胖、淡红，苔白偏腻，脉沉软、右关稍弱。

中医诊断：咳嗽（脾虚湿困，痰浊阻肺）。

治法：健脾祛湿，化痰止咳。

处方：参苓白术散合二陈汤加减。党参15g，茯苓10g，白术10g，陈皮12g，白扁豆10g，砂仁6g（后下），法半夏10g，桔梗20g，白前15g，炙甘草3g。5剂，水煎，日1剂，分两次服。

药后诸症改善，守方继服半月善后。

按 语

《素问·经脉别论》云："饮入于胃，游溢精气，上输于脾，脾气散精，上归于肺，通调水道，下输膀胱。水精四布，五经并行。"水饮入胃，其水中之精由脾气转输至肺，经肺的宣发肃降作用，将水液敷布全身。脾失输布，水津不运则可为痰为饮，痰饮上逆于肺，亦为咳嗽。该案患者素体脾虚，失于健运，聚湿生痰；痰湿阻肺，失于宣降，故见咳嗽痰多色白；脾虚为湿困，故见舌体偏胖、纳呆、大便稀溏、脉右关弱、口黏、口干不欲饮。舌苔白腻、脉软均为痰湿内阻之征。"脾为生痰之源，肺为贮痰之器"，因此治疗上宜采用培土生金、健脾祛湿之法。方中党参、茯苓、白术益气健脾；白扁豆渗湿化痰；砂仁行气化滞；桔梗开宣肺气，配合法半夏、白前降气化痰，一宣一降，以助肺的功能恢复。

案六

唐某，女，48岁，2014年8月6日初诊。

主诉：咳嗽4天。

现病史：咽部异物感，咽痒致咳，咳痰，痰色白稍黄而黏；食欲不佳，时有口苦；夜寐不佳，睡眠较浅；大便日行1次、初头硬后质软；自觉胸骨后灼热感。舌偏红，苔薄黄腻，脉左弦滑、右沉细寸浮。既往使用抗生素治疗均无效。贫血病史。

中医诊断：咳嗽（痰气阻肺，枢机不利）。

治法：和解枢机，理气止咳。

处方：小柴胡汤加减。柴胡10g，黄芩6g，太子参10g，防风10g，荆芥6g（后下），桔梗10g，白前10g，竹茹10g，甘草5g，生姜2片。5剂，水煎，日1剂，分两次服。

8月11日二诊：药后咽痒、咳嗽明显减轻，痰质变稀易咳出，食欲转佳，胸骨后已无灼热感。继服5剂后咳平。

按 语

《素问·咳论》云："久咳不已，则三焦受之，三焦咳状，咳而腹满，不欲食饮。"三焦总司一身气化，脏腑久咳则三焦之气壅闭不通，水液不得气化，留于胸腹，溢于头面，故见咳嗽、腹胀、不欲食，甚则面目浮肿、辘辘痰涎。虽然该案患者并非久咳，但因外感风寒，致使少阳枢机不利，痰气阻肺，而见咳嗽咳痰、痰色白稍黄而黏。诚如《圣济总录》中记载："若三焦气塞，脉道壅闭，则水饮停积，不能宣行，聚成痰饮。"三焦气机调畅，则水液不能聚以为痰。朱丹溪曰："善治痰者，不治痰而治气。"故予小柴胡汤和解枢机，疏利全身气机，气顺则一身之津液随气而顺矣。如《伤寒论》第230条曰："阳明病，胁下硬满，不大便而呕，舌上白苔者，可与小柴胡汤。上焦得通，津液得下，胃气因和，身濈然汗出而解。"此患者肺病及脾，子病及母，脾失健运，故见食欲不佳、大便初硬后软；少阳胆经郁而化热，热扰心神，故见口苦、夜寐不佳、胸骨后灼热感。小柴胡汤中之柴胡直入少阳并引气上升。

案七

万某，女，64岁，2011年7月21日初诊。

主诉：咳嗽8年余。

现病史：患者咳嗽8年余，四处求医，屡服中西药乏效，严重影响日常生活，痛苦不堪。多次胸片均示双肺纹理增粗，未见实质性病变。刻诊：干咳，偶有泡沫白痰，咳嗽程度不随气候变化而有所缓解或加重，四季不辍，无有宁日，苦不堪言，咳则十数声不停，咳甚时则小便失禁，偶有睡时咳醒。就诊时闻其咳声不断。舌质暗、舌体胖，苔薄白，脉沉细、按之无力。

中医诊断：咳嗽（肾阳亏虚，寒邪恋肺）。

治法：温肾散寒，宣降肺气，止咳化痰。

处方：麻黄附子细辛汤加味。生麻黄10g（先煎，去上沫），制附片30g（先煎1小时），细辛6g，白前10g，杏仁12g，桔梗10g，紫菀10g，桃仁10g，炙甘草30g。4剂，水煎，日1剂，分两次服。

7月25日二诊：就诊时患者心情愉快，自述服药3剂咳嗽即明显减轻，现仅偶有微咳。舌质稍暗、舌体胖，舌苔薄白。

上方去桔梗、桃仁，加法半夏10g，桂枝10g。7剂，水煎，日1剂，分两次服。

药后咳嗽及诸症若失。

按语

本例患者咳嗽迁延 8 年有余，遍服寻常止咳化痰、清凉宣肺、养阴润肺、清热解毒"消炎"中药，以及抗菌、抗病毒、抗过敏西药，均效不佳。胡珂教授认为，患者发病之初已是年届八七，自是天癸竭，肾阳亏。《灵枢·营卫生会》曰："卫出下焦。"《类经·经络类》曰："卫气白昼始于足太阳膀胱经而行于阳分，夜晚始于足少阴肾经而行于阴分，其经气自下焦肾和膀胱出。"肾阳为真阳，为全身阳气升发的根源，卫气属阳，依赖真阳升发。肾阳亏虚，则卫阳之气化生无源，卫外不固。风寒犯肺，肺失宣肃，咳嗽作矣。正气不足，抗邪无力；复因多次误治，久用寒凉阴柔之剂，伤阳助邪，阳气益虚，寒邪不去，久羁肺卫，肺失宣降，致咳嗽缠绵难愈。

肾与膀胱相表里，肾失固摄，则膀胱失约；肺为水之上源，肺不宣降，通调不利，故小便常因咳甚而失禁；阳虚寒凝，则血脉不畅；"肺主治节""肺朝百脉"，寒邪恋肺日久，肺气郁闭，致血脉瘀阻，则舌质暗。舌体胖、苔薄白、脉沉细、按之无力属阳虚之象。患者虽无形寒肢冷、腰膝酸软、小便清长等明显肾阳虚寒表现，且风寒犯肺多为新病，病日较短，而本案病已八载，每日咳嗽不瘥，综合分析以上病机，自应知常达变，辨证为肾阳素虚，风寒恋肺。胡珂教授认为，肾阳久衰，非大剂附子温肾助阳不为功。然附子有毒，久煎可破坏其毒性，故需先煎 1 小时至不麻口为度，方为安全，且加 30g 炙甘草解其毒性。前人有"细辛不过钱"之说，也就是细辛用量不能超过 3g。其实这是指研末冲服，而非水煎服，仲景在其原方中也用至二两（约合现今 6g）。胡珂教授临床常用 6～10g，未见毒副作用。

（陈燕珠　王　飞　江水玉　张　涛）

十四、口疮

口疮又称口糜，是一种常见的发生于口腔黏膜的溃疡性损伤病证，俗称"口腔溃疡"，具有周期性、复发性、自限性的特征。西医学认为，其病因乃微量元素及维生素缺乏所导致，尤其是缺乏铁和B族维生素的人，口腔黏膜很容易受损破坏。胡珂教授认为，口疮多因脾虚湿热所致，治宜清热化湿，健脾敛疮。

案一

陈某，女，58岁，2020年4月6日初诊。

主诉：反复口疮发作10余年。

现病史：患者频发口疮多年，近期再发；咽痛，口苦口臭，大便黏滞、欠畅，少寐。舌边红，苔薄黄，脉细弦。

中医诊断：口疮（脾虚湿热）。

治法：清热化湿，健脾敛疮。

处方：甘草泻心汤加减。生甘草15g，党参10g，法半夏10g，黄芩6g，黄连6g，干姜3g 大枣10g，薏苡仁30g，琥珀6g（冲），苍术15g，蒲黄30g，柴胡15g，连翘10g，白及4g，灵芝15g，枳实10g，栀子10g。14剂，水煎，日1剂，分两次服。

4月20日二诊：药后口疮基本愈合，咽痛、口苦、口臭仍有，夜寐较前好转，大便较前通畅。舌淡红，苔薄黄，脉弦细。

上方去白及，加栀子15g，夜交藤40g。14剂，巩固善后。

案二

谭某，男，46岁，2020年11月26日初诊。

主诉：口疮反复发作多年，加重1周。

现病史：患者频发口疮多年，近1周加重，咽痛、吞咽时明显，口干，唇干，晨起口苦，食欲欠佳，夜寐差，大便日 1～2 次、成形、黏滞不爽、挂厕。冬天怕冷明显。舌红，苔薄黄，脉细弦。

中医诊断：口疮（脾虚湿热）。

治法：清热化湿，健脾敛疮。

处方：甘草泻心汤加减。生甘草 15g，党参 10g，法半夏 10g，黄芩 10g，黄连 6g，干姜 6g，大枣 10g，薏苡仁 30g，琥珀 6g（冲），苍术 15g，蒲黄 30g，柴胡 15g，远志 10g，石菖蒲 10g，灵芝 15g，栀子 15g，合欢皮 20g。14 剂，水煎，水煎，日 1 剂，分两次服。

12 月 10 日二诊：服药后口疮基本愈合，上周饮食辛辣后舌尖出现一小溃疡。舌尖红，苔薄黄，脉细弦。

上方加竹叶 10g。14 剂，巩固善后。

案三

杨某，男，40 岁，2021 年 9 月 6 日初诊。

主诉：口疮反复发作 4 年。

现病史：口疮反复发作 4 年，近期口唇左下可见一黄豆大小溃疡面、色红而有淡黄色分泌物，自服康复新液，症状稍缓解，口干口苦，咽中有痰阻感，咳痰量少、质黏、色白兼淡黄。手心热，下肢冷，食欲量减少，大便日两次、成条、不尽感，小便偏黄，寐差、入睡困难、易醒，烦躁，不易受惊吓。舌偏红，苔薄白黄腻，脉沉细弦滑。

中医诊断：口疮（脾虚湿热）。

治法：清热化湿，健脾敛疮。

处方：甘草泻心汤加减。生甘草 15g，党参 10g，法半夏 15g，黄芩 6g，黄连 6g，干姜 6g，大枣 10g，薏苡仁 30g，琥珀 6g（冲），苍术 15g，蒲黄 30g，柴胡 15g，远志 10g，石菖蒲 10g，灵芝 15g，薏苡仁 50g，山香圆叶 10g。7 剂，水煎，日 1 剂，分两次服。

9 月 12 日二诊：药后口疮已愈合。现自觉易头胀，伴眼花，疲倦乏力。纳可，喜清淡饮食，口苦口干，寐较前有所改善。脚部怕冷，大便成形、不尽感，小便平。

处方：小柴胡汤合甘草泻心汤加减。柴胡 15g，法半夏 30g，黄连 3g，黄芩 10g，干姜 10g，党参 20g，生甘草 10g，大枣 10g，远志 10g，石菖蒲 10g，灵芝 15g，薏苡仁 40g，天麻 10g，白蒺藜 10g，当归 10g，琥珀 6g。

7剂，水煎，日1剂，分两次服。

按语

对于口疮的辨证论治，首辨虚实。实证患者，大多形体壮实，溃疡面红肿，渗出明显，疼痛剧烈，进食疼痛尤甚，常伴有口干、口臭。虚证患者，大多形体虚弱，溃疡面红肿不明显，疼痛不明显，部分患者洗漱时偶然发现。次辨脏腑。脾开窍于口，脾胃相表里，舌为心之苗。因此，口腔溃疡实证多从心脾积热、脾胃湿热上蒸论治。临床发现，脾胃湿热上蒸较为多见，脾虚为湿热化生之本，脾虚湿热不化，蕴结中焦，上泛口舌；气虚不能托疮，加之湿邪缠绵，则口疮迁延难愈。治疗以清化湿热、益气健脾为主，方选甘草泻心汤加减（如案一、案二、案三）。

胡珂教授的老师陈瑞春教授善用甘草泻心汤治疗多种口腔疾病，如口腔溃疡、口腔扁平苔藓等，认为本病属脾虚湿热为患。胡珂教授从其师，亦多以甘草泻心汤为基础方治疗口腔溃疡。张仲景的甘草泻心汤共有两方，分别见于《伤寒论》和《金匮要略》，两方的方名相同，组成却不尽相同，主治病证更是大有差异。《伤寒论》的甘草泻心汤由半夏泻心汤在原方中已用炙甘草3两的基础上再加1两，合成4两，治疗医者反复误用下法，脾虚较甚的寒热错杂痞满，肠鸣下利较重，重用炙甘草加强健脾和中之功。《金匮要略》的甘草泻心汤则用生甘草治疗狐惑病，大致相当于西医学的口-眼-生殖器三联征，重用生甘草以清热解毒。

胡珂教授认为，临床上口疮虽不乏单纯的热证、实证，因反复发作，损伤正气，尤其是湿热伤脾，且医患多以火热立论，多服用凉食寒药，如此更易损脾胃，导致疾病寒热虚实夹杂。治应寒温并用，清补兼施。胡珂教授以《金匮要略》的甘草泻心汤加味，自拟"愈疮饮"。以甘草泻心汤清热解毒，温中健脾，其中干姜可制黄芩、黄连之苦寒伤中。《神农本草经》云甘草"主……金疮肿，解毒……"所谓"金疮肿"是指金属利器伤人感染成疮。现代药理研究发现，甘草有类糖皮质激素样作用，可减少疮面渗出，缓解疼痛，既有抗炎功效，又可调节免疫功能，故有助于口腔黏膜的修复。胡珂教授常重用生甘草15g，甚至用至30g，并加薏苡仁、苍术健脾除湿。薏苡仁30g既可利水渗湿，又可防大剂甘草水钠潴留引起水肿之弊；琥珀"止血生肌，合金疮"（《本草拾遗》），故采用冲服；蒲黄活血消肿，其药性涩敛，药形粉状，故可收涩敛疮。案三患者复诊时合小柴胡汤，有不少伤寒学者认为"休作有时"是小柴胡汤的适应证之一（《伤寒论》第97条），治疗各种定时发作或加重的疾病。口疮反复发作，数月、数周、数日不等，亦属休作有时，小柴胡汤可调畅枢机，扶正祛邪。气虚甚者，可加黄芪益气托疮生肌；生甘草剂量大，用药时间较长，故加茯苓健脾利水。

案四

殷某，男，52岁，2014年10月29日初诊。

主诉：口疮反复发作3年余，舌体溃疡半月余。

现病史：患者于2011年开始出现口腔溃疡，服用西药治疗无效，遂求治于中医。前医先用清胃散加味以清胃火，后予泻黄散泄脾热，始有效，但仍易复发，再继用则疗效欠佳；又改用导赤散清心火，罔效，口疮一直反复。近半个月来，无明显诱因出现舌体溃疡，溃疡较多、较大，视其舌似乎整个舌头均难见正常之处，舌体肿大，自用西药口服，局部喷西瓜霜亦不效。刻诊：舌体溃疡，疼痛较甚，进食刺激疼痛更甚，时因言语舌头碰触牙齿则疼痛异常，由之而语言不利，痛苦不堪；大便偏干。舌红胖，苔中黄，脉沉细滑、按之偏软。

中医诊断：口疮（素体脾胃虚弱，中焦湿热上泛）。

治法：清热化湿为主，佐以益气健脾敛疮。

处方：封髓丹加味。黄柏10g，砂仁10g（后下），炙甘草10g，薏苡仁60g，琥珀6g（冲服），连翘10g，黄芪15g。7剂，水煎，日1剂，分两次服。

11月5日二诊：药后舌体溃疡明显好转，疼痛减轻，进食、说话影响较小，大便3日未行。舌红，苔薄黄，脉细滑。

上方改砂仁6g，黄芪12g，炙甘草6g，加生甘草6g，制大黄5g。7剂，水煎，日1剂，分两次服。

11月13日三诊：药后仅舌尖有一浅小溃疡、微痛，时有夜间口干，时口水多，大便通畅。舌胖、尖红，苔薄黄，脉左滑、右细。

处方：封髓丹加味。黄柏6g，砂仁6g（后下），炙甘草6g，黄芪20g，北沙参10g，琥珀3g（冲服），莲子心3g，牡丹皮6g，青黛3g（冲服）。7剂，水煎，日1剂，分两次服。

11月20日四诊：药后舌尖溃疡已愈，基本无不适，偶有牙龈不适，短时即自行消失，大便已平。舌尖红，苔薄白，脉细弦。湿热已轻，上方少佐清胃（牙龈属胃）。

上方去琥珀、青黛，加知母6g。7剂，水煎，日1剂，分两次服。

11月27日五诊：药后舌无不适，纳食、二便正常，牙龈不适消失。舌尖偏红，苔薄白，脉弦细。治以益气健脾固本以善其后。

处方：补中益气汤合封髓丹加减。黄芪20g，党参10g，白术8g，茯苓6g，黄柏4g，砂仁4g，石斛6g，莲子心3g，竹叶4g，琥珀3g，炙甘草6g。上方扩大15倍，炼蜜制丸善后。每次5g，1日3次，开水送服。

按 语

脾开窍于口，脾胃相表里，舌为心之苗，故口舌破溃性病变多从心胃火热论治，即胃与脾相关，也为心脾积热，病机、治疗侧重于热，泄热为主，如泻黄散、导赤散类。

临床脾胃湿热证并不少见，而脾虚为湿热化生之本。本案病已久发，损伤正气，且多用苦寒之辈，伤中败胃。脾虚湿热不化，蕴结中焦，上泛口舌；气虚不能托疮，则口疮迁延难已。治宜标本两顾，先清化中焦湿热为主，继当调脾固本为主，方能巩固疗效。

口疮临床上固多实热，包括湿热，然属虚证者也并非少见，如阳虚、气虚、阴虚，治疗只能补正，不能虚虚降火。封髓丹和甘草泻心汤都可用于脾虚湿热型口疮，近现代著名医家蒲辅周先生认为，封髓丹重在补土伏火，清利湿热，临床用之常以脉虚为主，如脉沉细无力、脉软、脉重按无力等，临床运用此经验，效果较理想。临床也可两方合用。

案五

梦某，男，53岁，2016年5月3日初诊。

主诉：口疮反复发作多年。

现病史：口疮反复发作多年，服用激素治疗可愈合，停用激素则易复发，近期服用激素口腔溃疡仍发。刻下右上颚两处溃疡周边充血，时有大便不成形，夜寐欠佳。舌淡胖，苔薄白，脉浮弦。

中医诊断：口疮（寒热错杂）。

治法：平调寒热。

处方：甘草泻心汤加减。生甘草15g，黄芩10g，黄连6g，党参10g，黄芪15g，琥珀6g，生薏苡仁60g，柴胡10g，法半夏10g，玄参10g，马勃5g

（包煎），板蓝根 10g，干姜 5g。14 剂，水煎，日 1 剂，分两次服。

5 月 19 日二诊：仍有新发口腔溃疡，上颚、唇内、扁桃体溃疡。舌淡胖，苔薄白，脉浮弦滑软。

上方去琥珀、柴胡、玄参、板蓝根，改黄芩 6g，干姜 4g，黄芪 30g，加黄柏 10g，砂仁 10g，青黛 10g。14 剂，水煎，日 1 剂，分两次服。

5 月 31 日三诊：病情同前，无明显改善，述平素畏寒。舌淡胖，苔薄白，脉浮滑软。此乃阴盛阳虚，虚火上浮，治以温阳补土伏火，引火归原。

处方：潜阳封髓丹加减。附片 10g（先煎 1 小时），黄柏 6g，砂仁 15g，炙甘草 15g，龟甲 6g，肉桂 3g。14 剂，水煎，日 1 剂，分两次服。

6 月 14 日四诊：药后口中溃疡未再新发，溃疡面缩小。舌淡胖，苔薄白，脉软、不任按。

上方去肉桂，改附片 15g（先煎 1 小时），黄柏 10g，砂仁 20g，炙甘草 25g，龟甲 10g，加赤石脂 10g。14 剂，水煎，日 1 剂，分两次服。

6 月 27 日五诊：服上药后，上颚、唇内溃疡基本愈合，扁桃体溃疡面积缩小，纳寐安，二便平。舌质红，苔薄白。

上方改附片 20g（先煎 1 小时），炙甘草 30g。再进 10 剂，水煎，日 1剂，分两次服。

按 语

《素问·气交变大论》云"岁金不及，炎火上行……民病口疮"，故一般认为口疮多以"火"为患。然"火"有虚实之分，虚火又分阴虚火旺、阳虚火浮，还有虚实夹杂者，临床治疗皆不相同，若患虚虚实实之戒，则祸不旋踵。

肾为先天之本，内藏真阴真阳，互根互用，阴平阳秘，维持动态平衡。若因久病体弱，劳役过甚，或房劳不节等致肾阳虚衰，真阳不能潜藏于肾宫，浮越于上，则表现为"浮火"。由于阳虚火浮有"上热"之症，颇似实热，症状上表现出寒热错杂，有时较难区分，而导致错辨。本案一、二诊即辨为脾虚湿热，寒热夹杂，用甘草泻心汤合封髓丹不效。阳虚则阴盛，阳虚则寒，虚阳浮于上，故出现"浮火"之假象，然必有阴寒在内之真，症如形寒怕冷、四肢不温、精神困倦、大便溏薄、舌淡、脉沉细弱，或浮大而重按无力。也有些患者没有明显虚寒症状，仅见口疮反复发作，但脉必见虚象，据此即可断为阳虚火浮证。

治疗阳虚火浮证，潜阳封髓丹乃正对之方。正如清代"火神派"鼻祖郑钦安先生在《医理真传》中说："潜阳丹一方，乃纳气归肾之法也。夫西砂辛温，能宣中宫一切阴邪，又能纳气归肾。附子辛热，能补坎中真阳，真阳为君火之种，补真火即是壮君火也。况龟甲一物，坚硬，得水之精气而生，有通阴助阳之力，世人以利水滋阴用之，悖其功也。佐以甘草补中，有伏火互根之妙，故曰潜阳。""封髓丹一方，乃纳气归肾之法，亦上、中、下并补之方也。夫黄柏味苦入心，禀天冬寒水之气而入肾，色黄而入脾，脾也者，调和水火之枢也，独此一味，三才之义已具。况西砂辛温，能纳五脏之气而归肾，甘草调和上下，又能伏火，真火伏藏，则人身之根蒂永固，故曰封髓。其中更有至妙者，黄柏之苦，合甘草之甘，苦甘能化阴。西砂之辛，合甘草之甘，辛甘能化阳。阴阳合化，交会中宫，则水火既济，而三才之道，其在斯矣。此一方不可轻视，余常亲身阅历，能治一切虚火上冲、牙疼、咳嗽、喘促、面肿、喉痹、耳肿、目赤、鼻塞、遗尿、滑精诸症。"

案六

董某，女，45 岁，2013 年 12 月 8 日初诊。

主诉：反复口腔溃疡 10 余年。

现病史：患者自述反复口腔溃疡 10 余年，服用中药清热解毒剂及西药消炎剂疗效不佳，时轻时重，反复发作，常于劳累及熬夜后发。症见舌下及口腔有溃疡，如黄豆大，疮面淡白，周围颜色淡红，隐隐作痛，影响进食。面色苍白，神情疲惫，语声低怯，气短，疲乏无力，口淡，纳差，大便偏溏。舌淡、边有齿痕，苔薄白，脉细弱。

中医诊断：口疮（脾胃虚弱，中气不足，阴火上冲）。

治法：补中升阳，清降阴火。

处方：补中益气汤加减。黄芪 30g，党参 15g，白术 10g，当归 10g，柴胡 6g，升麻 6g，炙甘草 6g，黄柏 3g，知母 2g，白及 6g，白扁豆 10g，陈皮 12g（炒），黄芩 12g。3 剂，水煎，日 1 剂，分两次服。

12 月 11 日二诊：药后疼痛明显减轻，食纳增。

上方再进 6 剂，水煎，日 1 剂，分两次服。

12 月 16 日三诊：药后溃疡缩小。

上方去黄柏，黄芩改 6g。继进 9 剂。

药后溃疡消失，精神爽，食纳如常，大便实，诸症悉除。

嘱服补中益气丸 3 个月，后随访 1 年未发。

按语

胡珂教授基于长期的临床经验，考虑李东垣《脾胃论》所论述的"阴火"也是引起口疮反复发作的重要病机之一。正如《脾胃论·饮食劳倦所伤始为热中论》所说："若饮食失节，寒温不适，则脾胃乃伤……相火，下焦包络之火，元气之贼也。火与元气不两立，一胜则一负。脾胃气虚，则下流于肾，阴火得以乘其土位。"胡珂教授认为，治疗脾虚阴火口疮，当遵《素问·至真要大论》"劳者温之，损者益之"之旨，"以辛温之剂升其阳，以甘寒之剂泻其火"，治以东垣补中益气汤加味。该案患者溃疡反复发作，常于劳累及熬夜后发作，疮面淡白，周围淡红隐痛，予清热解毒剂及西药消炎剂疗效不佳，当考虑为虚火灼肌腐肉所致，正所谓暴病多实，久病多虚。阳化气，为人体动力之源，脾气亏虚，故神疲、语低、气短、乏力；脾主运化，脾虚运化失健，故面白、口淡、便溏；因脾虚气血生化乏源，故舌淡、脉细弱。治以补中益气汤健脾益气，升阳透热；酌加少量黄柏、知母清降阴火；阴火日久易耗伤脾阴，脾虚日久可致湿气不化，故加白扁豆、白及益脾透湿，敛疮生肌；阴火清降不得太过，故黄柏、黄芩、知母等苦寒药不得久用。后期重在补气健脾，以丸药缓缓图之，以培土固本。

案七

胡某，男，31 岁，2017 年 9 月 20 日初诊。

主诉：反复口腔溃疡 3 年余。

现病史：近 3 年来反复口腔溃疡，身体消瘦，从事设计工作，劳思伤神，平素喜食肥甘厚味。刻下口腔溃疡多发，大小不一，以舌尖、口唇为主，疮面呈椭圆形，覆有白色假膜，时感疼痛；口干，饮不解渴，口臭；盗汗，夜寐欠佳，多梦易醒；纳可；每 2～3 天大便 1 次、质干。舌略红，苔薄黄，脉弦滑偏细。

中医诊断：口疮（胃阴不足，湿热蕴脾）。

治法：养阴益胃，清热化湿。

处方：甘露饮加减。生地黄 12g，熟地黄 12g，麦冬 15g，石斛 10g，茵陈 10g，黄芩 10g，枳壳 10g，枇杷叶 10g，栀子 10g，甘草 10g。7 剂，水煎，日 1 剂，分两次服。

9月27日二诊：药后口腔溃疡减轻，溃疡点减少。

上方加琥珀6g（冲服）。在此方基础上加减调治两个月而愈。

按语

由于时代变化，社会竞争激烈，生活奔波，劳心伤神等致阴津暗损，加之饮食结构和习惯的改变，过食肥甘、辛辣炙煿之品，更损胃阴。脾胃阴阳相互协调为用，脾体阴而用阳，胃体阳而用阴。脾用阳，方能为胃行其津液；胃用阴，才能不断为脾输送物质。如今胃阴不足，则不能腐熟，进而导致胃失和降，久而久之累及脾脏，终致脾胃失运，气机升降失调，湿浊内留。清浊之气不循常道，无以升降，壅滞中土，蕴为湿热，循经上炎而生溃疡。阴液暗耗，湿热熏蒸，虚实夹杂，使本病缠绵难愈，治疗颇感棘手。治疗当以养阴益胃、清热利湿、调畅气机为主。而甘露饮恰好养阴与利湿同用，在治法上看似矛盾的双方，却在本方中有效地将对立方有机地融合起来。方中二地、二冬、石斛益胃生津；黄芩、茵陈清热利湿；合枳壳、枇杷叶宣清化湿；甘草导湿多生用，以清上炎之火，解毒愈疮生肌；口疮日久者，喜加琥珀6g冲服，以活血通络，敛疮生肌。诸药合用，共奏养阴清热、宣清化湿之功，用于治疗阴虚湿热型复发性口疮效果甚佳。

（陈燕珠　赖冬萍　张　涛）

十五、口臭

口臭又名出气臭、口气臭、口气秽恶等，其因或为口齿病变，或因消化不良。中医学认为，口臭是五脏六腑功能失调的结果，其中关键在于脾胃功能失调。张锡纯曰脾主升清，所以运津液上达；胃主降浊，所以导糟粕下行。脾胃功能正常，则水谷得化。若脾胃功能失常，则脾清不升，水湿不化，湿阻中焦，胃失和降，湿浊上泛。胡珂教授认为，其病因多与消化不良或过食肥甘厚腻有关，常伴脘腹闷满、胃纳不馨、苔腻等湿阻中焦证。胡珂教授治疗本病多燥湿健脾，降胃化浊。

案一

魏某，女，20岁，2002年10月16日初诊。

主诉：反复口臭7年余。

现病史：患者口臭7年，纳食欠佳，脘腹偶有不适感，二便平，月经延期而至、2~3个月一行，经期短、量少、色黑。舌胖、边有齿痕，苔白腻，脉弦滑。

中医诊断：口臭（湿浊中阻）。

治法：芳香化湿，降胃化浊，佐以调经。

处方：自拟"化浊方"加减。藿香12g，佩兰1g，苍术10g，法半夏10g，陈皮10g，黄连3g，麦芽15g，茯苓10g，荷叶6g，石菖蒲6g，香附12g，生山楂15g。7剂，水煎，日1剂，分两次服。

10月23日二诊：药后口臭大减，仍舌胖、边尖偏红、有齿印，苔白而腻，脉弦滑。

效不更方，继服7剂，水煎，日1剂，分两次服。

10月30日三诊：药后口臭消失，但舌胖、边有齿印，苔白稍腻，脉弦滑。嘱服香砂六君子丸善后。

后随访，口臭未复发，且月事近数月按时而至，湿浊化去，胞宫无邪以困阻，故月事准时而来。

案二

熊某，男，46 岁，2015 年 11 月 5 日初诊。

主诉：反复口中异味 1 年。

现病史：口中异味 1 年余，纳食欠佳，稍多食则胃脘胀，伴嗳气，精神欠佳，自觉疲倦，大便 1 日一行、黏滞不爽，小便尚可。舌淡红、稍胖，苔白腻，脉细滑。

中医诊断：口臭（湿浊中阻）。

治法：芳香化湿，和胃降浊。

处方：自拟"化浊方"加减。藿香 15g，白蔻仁 10g，佩兰 15g，荷叶 15g，石菖蒲 10g，法半夏 10g，黄连 3g，党参 10g，炒麦芽 15g，焦山楂 15g，枳壳 10g，厚朴 10g。7 剂，水煎，日 1 剂，分两次服。

11 月 12 日二诊：药后口中异味减轻，精神改善，胃脘胀减，仍有嗳气，大便转畅。舌淡红、稍胖，苔薄黄，脉沉细。

效不更方，继服上方 10 剂，水煎，日 1 剂，分两次服。

后电话回访，得知口中异味已除。

案三

邓某，女，18 岁，2014 年 7 月 30 日初诊。

主诉：反复口臭 1 年。

现病史：口臭 1 年，偶有胃脘饱胀，曾便秘、鼻窦炎，现已好转。舌红，苔黄，脉细滑。

中医诊断：口臭（胃热壅盛）。

治法：清胃降火。

处方：自拟"化浊方"加减。藿香 10g，佩兰 10g，荷叶 10g，白蔻仁 6g，石菖蒲 10g，麦芽 15g，焦山楂 10g，法半夏 10g，黄连 3g，炙甘草 3g。7 剂，水煎，日 1 剂，分两次服。

8 月 6 日二诊：口中异味除，口水较多。舌红，苔薄黄，脉细滑。

上方去石菖蒲、黄连，加太子参 15g，竹茹 10g，薄荷 10g，改焦山楂 20g。10 剂，水煎，日 1 剂，分两次服。

随访 1 年，未见口臭。

按 语

口臭是指口中出气臭秽的一种症状，虽属小恙，但妨碍患者与人交流，使之苦恼。脾胃功能正常，则水谷得化。若脾胃功能失常，则脾清不升，水湿不化，湿阻中焦，致胃失和降，湿浊上泛。脾开窍于口，脾胃相表里，故口臭从脾论治效果较好。胡珂教授认为，消化不良性口臭，多见口黏不爽、脘腹闷满、胃纳不馨、苔腻等湿阻中焦证。治疗当燥湿健脾，和胃降浊。自拟"化浊方"（如案一、案二、案三）。药用藿香、佩兰、苍术、厚朴芳化苦燥；半夏、陈皮和胃降逆；石菖蒲化湿和胃，芳香辟秽；茯苓健脾利湿；山楂、麦芽消食和中，少佐黄连清热健胃；荷叶清热利湿，芳香辟秽。诸药合用，共奏健脾助运、和胃降浊之功。

案四

冯某，女，31岁，2020年11月19日初诊。

主诉：反复口臭20余年。

现病史：自述口臭20余年，口干，无口苦，无脘腹胀痛，无嗳气，食欲尚可，大便日一行、畅、成形，小便调。舌淡红、边有齿痕，苔薄白黄，脉弦滑软。

辅助检查：胃镜（2020年7月4日）示慢性非萎缩性胃炎。

中医诊断：口臭（脾虚湿浊证）。

治法：健脾和胃，运湿化浊。

处方：六君子汤合自拟"化浊方"加减。法半夏10g，党参15g，白术10g，茯苓10g，陈皮10g，炙甘草6g，藿香10g，佩兰30g，石菖蒲15g，荷叶10g，白豆蔻10g，芦根12g，降香10g。7剂，水煎，日1剂，分两次服。

11月26日二诊：服药期间口臭较前减轻，停药1周，口臭同前。现口臭，口干明显，饮水缓解不明显，无口苦，时有反酸，服药期间大便偏稀，停药后大便尚可。舌脉同前。

上方改芦根15g，加干姜4g，胡黄连3g。14剂，服法同前。

12月10日三诊：服药后口臭减轻，仍觉口干，其余一般情况尚可。舌脉同前。

上方去芦根，加天花粉15g。14剂，水煎，日1剂，分两次服。

12月24日四诊：药后口臭明显减轻，仍觉口干，平素饮水少，饮不解渴，时有反酸，二便调。舌淡红、边有齿痕，苔薄白，脉弦滑细。

上方改干姜 3g，胡黄连 5g。30 剂，水煎，日 1 剂，分两次服。

按语

"脾气通于口""脾和者知五味"。胡珂教授认为，口臭是本虚与标实之间相互影响、相互作用的结果。脾虚为本，湿浊中阻为标。脾虚易生湿浊、积滞、化热而使邪实，可谓"因虚致实"；邪实进一步耗伤脏腑之气，使脾气更虚，恶性循环，从而表现出虚实夹杂、病情反复的临床特点。若素体脾虚者，脾气运化水液功能失常，必然导致水液在体内停聚，而产生水湿痰饮等病理产物；或用药寒凉、攻伐太过，以致脾气虚损，脾气不能散精，运化乏力，则湿邪内生；湿邪困遏脾气，脾升降失司，枢纽之机失职，则清气不能上升，浊气不能下降，浊气上泛于口，故口臭。如此恶性循环，缠绵难愈。胡珂教授多以六君子汤合自拟"化浊方"健脾运湿化浊。

案五

齐某，女，48 岁，2016 年 6 月 29 日初诊。

主诉：口臭伴口苦 1 个月。

现病史：口臭伴口苦，咽喉有异物感，大便 2～3 日 1 次、质可。舌红，苔黄腻，脉细弦。

中医诊断：口臭（肝郁脾虚）。

治法：疏肝，健脾，化浊。

处方：小柴胡汤合上焦宣痹汤、自拟"化浊方"加减。柴胡 6g，黄芩 10g，法半夏 10g，枇杷叶 10g，射干 6g，党参 6g，郁金 6g，佩兰 15g，石菖蒲 10g，焦山楂 10g，麦芽 10g，通草 10g，荷叶 10g。7 剂，水煎，日 1 剂，分两次服。

7 月 5 日二诊：药后口中异味好转，大便 1～2 日 1 次。舌红，苔薄黄，脉细滑软。

上方加苍术 20g。21 剂，水煎，日 1 剂，分两次服。

7 月 27 日三诊：药后口臭、咽喉异物感好转明显，仍口苦，大便偏干、两日一行。舌偏红，苔薄黄，脉弦。

上方去苍术、焦山楂、麦芽、通草，加黄连 3g，制大黄 2g。14 剂，服法同前。

案六

孔某，女，62岁，2015年2月12日初诊。

主诉：口臭半年。

现病史：自述口臭，大便不畅，左颌下痛，纳可。舌红偏胖，苔中黄腻，脉滑。

既往史：有冠心病、心脏支架植入病史。

中医诊断：口臭（肝郁脾虚）。

治法：疏肝，健脾，化浊。

处方：小柴胡汤合自拟"化浊方"加减。柴胡6g，黄芩6g，法半夏6g，荷叶20g，佩兰15g，石菖蒲10g，麦芽15g，焦山楂15g，白蔻仁6g，决明子15g，四季青10g。7剂，水煎，日1剂，分两次服。

3月3日二诊：患者自行续上方14剂，已无口臭。

按语

胡珂教授临床治疗口臭多从中焦脾胃湿热考虑，喜用自拟"化浊方"。选药多取芳香醒脾、化浊辟秽之品。此外，胡珂教授治疗脾胃系疾病，受《金匮要略》"见肝之病，知肝传脾"之论启发，遇到脾胃升降运化失常者也不忘治肝，常予小柴胡汤或合上焦宣痹汤疏利气机，以利胃浊之降。与治疗喉痹不同的是，运用上焦宣痹汤时，考虑患者口臭多有中焦湿浊之因，故使用时保留通草，以利湿降胃浊。

（龚　鹏　万常俊　江水玉　汤善能　张　涛）

十六、呕吐

呕吐是指以饮食、痰涎等胃内之物从胃中上涌，自口而出为临床特征的一种病证。其基本病机为胃失和降，胃气上逆。中医学将其分为"寒、热、虚、实"四大证，胡珂教授临床多从脾胃论治，治以和胃降逆为主。

病案

邓某，女，3岁，2020年10月26日初诊。

主诉：呕吐4小时。

现病史：患者不明原因于今日凌晨左右呕吐，夹不消化食物，自觉身热，脐周痛，腹胀，偶嗳气。去年因吃冰棒发作肠胃炎，愈后时有肠胃不适。平素大便1~2天1次、便干，易脐周痛，不欲饮食，易恶心欲呕；9月有2~3日便血、色鲜红。腹稍紧，脐周轻压痛，神疲困倦。舌淡，苔薄白腻，脉细滑。

中医诊断：呕吐（正虚感邪，食积中焦）。

治法：调和营卫，缓急止痛，消积导滞。

处方：厚朴七物汤加味。厚朴10g，枳实6g，制大黄2g，桂枝6g，白芍15g，大枣6g，生姜10g，槟榔4g。3剂，水煎，日1剂，分两次服。

10月29日二诊：药后呕吐缓解，仍脐周痛，偶嗳气。前天腹泻4次、水样、颜色偏暗。既往肠胃不适，平常大便两日一行、干结，不欲饮食，易恶心呕吐，寐可。舌淡，苔中白腻，脉细。

上方去大黄，改槟榔为6g，加小茴香2g，炙甘草4g，炒莱菔子12g。7剂，水煎，日1剂，分两次服。

按　语

小儿脏腑娇嫩，形气未充，脾常不足，容易出现水谷不化，导致食积，日久又易损伤脾胃。如《素问·痹论》曰："饮食自倍，肠胃乃伤。"本例患儿急性起病，病程短，呕吐不消化食物，脐周痛，腹胀，腹稍紧，脐周轻压痛，苔薄白腻为饮食积滞；夹有外感则身热，神疲困倦；舌淡、脉细滑为虚，反映患儿素体脾虚，气血不足。厚朴七物汤出自《金匮要略·腹满寒疝宿食病脉证治》，由桂枝汤去芍药合厚朴三物汤组成，治疗里实腹满兼表寒证，因腹满不痛，故去芍药之酸敛。本案因伴腹痛、压痛，故未去芍药，反用大量，实为桂枝加芍药汤，既可调和营卫，解除表邪，又可调和脾胃气血，缓急止痛；更以厚朴三物汤加槟榔消积导滞。复诊时症状好转，治以温中健脾为主，去大黄，加小茴香温里，炒莱菔子化积。随症加减，缓调脾胃，以图远期之效。

（王　飞　张馨月　张　涛）

十七、痞满

痞满，即痞证，是中医学具有特征性的病名，是因脾胃功能失调，升降失司，胃气壅塞，出现以自觉心下痞塞，触之无形，按之柔软，压之无痛为主要症状的病证。成无己在《注解伤寒论》中指出："心下硬，按之痛，关脉沉者，实热也；心下痞，按之濡，其脉关上浮者，虚热也。"胡珂教授临证强调要辨证论治，从六经辨证、脏腑辨证入手，倡导审因治疗，灵活应用经方辨治，效如桴鼓。

案一

钱某，男，2015 年 10 月 12 日初诊。

主诉：胸脘胀满反复 1 个月。

现病史：患者近 1 个月胸脘胀满，进食后加重；嗳气，烧心感；无反酸；纳可；大便 1～2 天一行、质硬如羊屎、量少；小便黄，无其他不适。舌淡红、舌体偏胖、边有齿痕，苔中薄偏黄腻，脉滑偏细。

中医诊断：痞满（痰热内阻，腑气不降）。

处方：小陷胸汤合大柴胡汤加减。全瓜蒌 20g，黄连 3g，法半夏 10g，柴胡 10g，黄芩 6g，制大黄 3g，白芍 15g，枳实 10g，生姜 3 片，大枣 3 个。7 剂，水煎，日 1 剂，分两次服。

10 月 19 日二诊：药后症状好转，脘腹胀满大减，进食后仍脘胀、不痛，无灼热，食欲改善，食量一般，大便 1 日两行、偏稀、时夹不消化食物、便前稍腹痛、便后除，小便黄。舌暗红、稍胖、边有齿痕，苔薄白黄，脉滑偏数。

处方：小陷胸汤合枳实芍药散加味。瓜蒌皮 20g，黄连 5g，枳壳 15g，白术 10g，法半夏 10g，白芍 20g，川芎 10g，炙甘草 6g，麦芽 15g，鸡内金 10g。7 剂，水煎，日 1 剂，分两次服。

10 月 26 日二诊：服药后可，无明显不适，大便日一行、偏稀。舌暗胖、有齿痕，苔黄白，脉滑软数。

上方改黄连 3g，瓜蒌皮 15g，加茯苓 15g。14 剂，水煎，日 1 剂，分两次服。

按语

患者胸脘胀满明显，食后加重，伴心下灼热感，结合舌脉，考虑痰热内郁，胃气不降。虽然《伤寒论》云"小结胸病，正在心下，按之则痛，脉浮滑者，小陷胸汤主之"，然胡珂教授认为，该患者没有明显心下痛，但病证只要符合痰热内郁、胃气不通者，均可以小陷胸汤祛邪降胃。胃肠均属阳明腑，在结构上有上下一体性，胃肠之气均以和降为顺，胃气失降者，肠腑之气通降亦易失常，结合患者大便秘结，故予大柴胡汤，不但通降肠腑以助胃气通降，关键还可疏肝利胆，和胃通腑，即胡珂教授常说的"土木共调"。

案二

熊某，男，44 岁，2017 年 4 月 27 日初诊。

主诉：胃脘胀满痞硬 1 月余。

现病史：患者近 1 个月出现胃脘胀满，甚至痞硬感；脘中易饥，胃中不适，进食后缓；胃胀，进食后无明显缓解，按之不痛；无反酸烧心，无口干口苦；纳寐可；大便软，小便可。舌淡红体胖，苔薄黄，脉弦滑软。

中医诊断：痞满（肝郁脾虚胃弱，肝胃不和）。

治法：疏肝解郁。

处方：四逆散加减。柴胡 12g，白芍 12g，枳壳 12g，党参 12g，山药 20g，麦冬 10g，佛手 12g，知母 6g，炙甘草 6g。7 剂，水煎，日 1 剂，分两次服。

5 月 5 日二诊：服药后胃脘胀满改善明显，现食多稍胃胀，胃中易饥减轻，近来早上食粥后感口苦，饥时略胃脘不适，纳寐可，二便可。舌偏红、舌体略胖，苔薄白、根腻，脉弦滑偏软。

上方去佛手，加黄芩 12g，石膏 10g。7 剂，水煎，日 1 剂，分两次服。

按语

胡珂教授认为，本病病位虽在胃，但多涉及肝、脾。肝主疏泄，调畅全身气机，胃失和降，肝易克犯，肝胃不和。若热象明显，症兼口苦或便结等。胡珂教授考虑应用小柴胡汤调和肝胃，恢复胃气通降以降浊清热。若热象不显者，一般选用四逆散调和肝胃，理气和胃。脾胃均属中土，胃气不降，易影响脾气升清，日久脾虚气弱，故配合健脾运脾以升清，脾气升而胃气降。

案三

张某，女，74岁，2018年2月22日初诊。

主诉：胃脘胀满20余年。

现病史：自述20多年反复发作胃脘胀满，甚至脘腹胀痛，服用枸橼酸莫沙必利片后症状略好转，停药后症状加重。现胃脘胀满，偶尔疼痛，夜间为主，偶尔凌晨2~3点疼痛致醒；偶有烧心、反酸，无口干口苦；头痛，呈游走性，前额、颠顶、后颈均疼痛；食欲可；下腹部偶有疼痛；大便一般、偶不畅、日1~2行、成形；小便可；夜寐久安，入睡慢，眠浅。舌淡红、边有齿痕，苔白腻，脉细弦。

辅助检查：胃镜（2018年1月29日）提示隆起糜烂性胃炎。肠镜未见异常。头颅CT示双侧基底节区、双侧脑室旁腔隙性脑梗死。

中医诊断：痞满（肝木犯土，肝胃不和，肝脾失调）。

治法：疏肝和胃，理气健脾。

处方：小柴胡汤合四逆散加减。柴胡10g，黄芩10g，白芍20g，枳壳15g，白蒺藜15g，党参10g，川楝子10g，元胡10g，炙甘草6g，蒲黄10g，五灵脂6g，木瓜20g，乌梅20g。10剂，水煎，日1剂，分两次服。

3月1日二诊：服药后症状改善，上下腹部胀痛，头痛呈游走性，前额、两侧、后颈均疼痛；烧心，无反酸、口干口苦；大便1~2日1次、成形；小便可；纳可；寐欠安、易醒，醒后难入睡；下腹部隐痛。舌质红、有裂纹，苔黄干厚，脉细。

上方去木瓜、黄芩、五灵脂，改白芍30g，加川芎20g，当归10g，北沙参10g。30剂，水煎，日1剂，分两次服。

按 语

《幼科发挥》言："肝常有余，脾常不足。"肝主动，为风木之脏，气郁化风，木气横逆，风木疏泄太过（肝之疏泄太过），土虚木乘，且风性善行而数变，又具有动荡不定的特点，故可见脘痛及腹，头部疼痛走窜。叶桂云："肝为起病之源，胃为传病之所，治脾胃必先制肝。"又曰："肝主疏泄，协脾运化，助胃和降，所谓土得木而达。"故胡珂教授选方以小柴胡汤合四逆散加减，疏肝和胃，理气运脾，调和脾胃，并重用乌梅、白芍酸肝敛肝以泻肝，刺蒺藜平肝清肝以泻肝。胡珂教授认为，临床脾胃系统疾病久病及血几乎是常态，该例患者胃脘胀满反复20余年，不仅仅是气病，血病亦不能忽略，故配合理气活血等药物治疗，疗效显著。

案四

周某，女，62岁，2020年5月21日初诊。

主诉：脘腹胀满4月余。

现病史：患者近4个月脘腹胀满，服用兰索拉唑、胃舒颗粒后无明显缓解；食多易胃胀；自觉肠鸣，胃中有振水声、堵塞感；偶有嗳气，无反酸烧心；咽中痰滞感，无口苦；食欲可，二便平，夜寐尚可。舌暗红，苔黄白腻，脉左弦细。

辅助检查：胃镜（2020年1月11日）示胃体黏膜下病变；非萎缩性胃炎伴糜烂。

中医诊断：痞满（水湿中阻，脾胃升降失常，肝胃不和）。

治法：化水祛湿，升脾降胃，疏肝和胃消痞。

处方：生姜泻心汤合小柴胡汤、上焦宣痹汤加减。生姜12g，法半夏10g，黄连3g，黄芩10g，干姜3g，党参10g，炙甘草6g，茯苓15g，大枣10g，柴胡15g，郁金10g，射干10g，枇杷叶10g，厚朴15g，香附12g，枳壳15g，槟榔10g，茯苓12g，莪术12g。7剂，水煎，日1剂，分两次服。

5月28日二诊：服药后症状稍减，仍脘腹胀满，胃中有振水声，时而嗳气，空腹或饱餐后易出现；无反酸，无口干口苦；喉中有异物感，吐之不出，咽之不下；纳少，二便平，夜寐一般，全身疲倦乏力。舌质偏红，苔薄黄，脉弦。

上方去郁金、射干、枇杷叶，改茯苓20g，加苏梗10g。7剂，水煎，日1剂，分两次服。

6月4日三诊：服药后症状改善不明显，胃脘部时有嘈杂感，进食数小时后易胃胀，胃中时有水声，不因饮食而改变，咽喉稍有黏滞感，纳可，二便平，夜寐一般。舌质淡暗，苔薄白，脉弦。

处方：加减乌梅丸化裁。醋乌梅30g，花椒6g，黑附片6g，干姜10g，黄连 6g，黄柏 3g，党参 10g，白芍 20g，肉桂 6g，吴茱萸 5g，白蒺藜 10g，大腹皮 15g，木香 20g，鸡矢藤 20g。7 剂，水煎，日 1 剂，分两次服。

6 月 11 日四诊：症状减轻明显。现胃脘胀满减轻，偶有胀满、呼吸不畅，肠鸣，咽中黏滞感减，纳可，不敢多食，二便平，寐安，仍乏力疲倦。舌红，苔薄黄，脉弦。

上方改白蒺藜 15g，加蝉蜕 10g。7 剂，水煎，日 1 剂，分两次服。

按语

《伤寒论》第 156 条云："伤寒，汗出解之后，胃中不和，心下痞硬，干噫食臭，胁下有水气，腹中雷鸣下利者，生姜泻心汤主之。"仲景生姜泻心汤本为中焦水湿蕴阻、脾胃升降不和所设，纵观患者前两诊，临床症状与原文近乎相同，故胡珂教授依常法论治，然效果不明显。遇此情况，胡珂教授经常以自身经历告诫跟诊弟子，切勿犯循规蹈矩之弊，要重新审视病情，辨证论治。考虑患者病机关键为脾胃升降失常，肝胃不和，病久脏腑亏损不足，病机已现虚实寒热错杂之证，故取乌梅丸祛邪升脾降胃的同时，重点治肝，酸肝柔肝以和胃，温肝养肝以健脾。

案五

周某，男，29 岁，2019 年 7 月 8 日初诊。

主诉：胃脘胀满 1 年余。

现病史：患者近 1 年胃胀满、不痛，嗳气，无反酸，晨起稍口苦，口干，口水多，纳差，大便日一行、质散，无腹痛，肢凉，不寐。舌淡红，苔薄白黄，脉右弦偏细、左沉细无力。

中医诊断：痞满（水湿中阻，肝胃不和）。

治法：疏肝和胃，温化水湿。

处方：小柴胡汤合苓桂术甘汤加减。柴胡 15g，黄芩 10g，法半夏 10g，党参 10g，生姜 10g，大枣 10g，炙甘草 6g，茯苓 20g，白术 10g，桂枝 10g，炒谷芽 20g，炒麦芽 20g，鸡内金 10g，灵芝 15g，石菖蒲 10g，远志 10g。7 剂，水煎，日 1 剂，分两次服。

7 月 15 日二诊：服药后胃脘胀略减轻，现多食后易胃脘胀，嗳气，口水多，晨起肢凉。面发痤疮，晨起口苦，便溏。舌偏淡红，苔薄白，脉弦。

处方：小柴胡合生姜泻心汤加减。柴胡 15g，黄芩 10g，法半夏 10g，党参 10g，生姜 10g，大枣 10g，炙甘草 6g，生姜 12g，黄连 3g，干姜 3g，茯苓 20g，陈皮 15g。7 剂，水煎，日 1 剂，分两次服。

胡珂教授认为，脾主运化升清，胃主受纳降浊，各种原因均可影响或损伤脾胃功能，导致运化功能失司，中焦受阻，气机升降不畅，脾失健运，水湿内停。脾的生理特点是喜燥恶湿，最易受湿困，致痰饮内生，阻碍气机升降。气滞不通，则胃痛；气机阻塞，则腹胀痞满。正如《杂病源流犀烛》所曰："痞满，脾病也。本由脾气虚及气郁不运化，心下痞塞满。"临床表现为胃脘疼痛，或心下痞满，胸膈胀满，纳呆，形体消瘦，肠鸣有声，口水多。方用小柴胡汤合苓桂术甘汤，和解少阳，健脾利湿。胃属阳明腑，多气多血，易实易热，复诊时改苓桂术甘汤为生姜泻心汤，仍是立足脾胃升降功能，祛除中焦水湿之邪。

案六

曾某，女，46 岁，2016 年 3 月 31 日初诊。

主诉：反复胃脘胀满 3 年余。

现病史：自述胃胀、纳食后加重，有烧灼感，时反酸；无呕吐，时嗳气；口干欲温饮；口淡，无饥饿感，纳不佳；寐不佳、易醒；大便日一行、近期解棕褐色大便、成形；小便平。舌淡红胖、边有齿印，苔黄腻，脉细滑。

中医诊断：痞满（肝气犯胃，肝胃不和）。

治法：疏肝理气，和胃消痞。

处方：小柴胡汤合左金丸加减。黄连 10g，吴茱萸 3g，柴胡 6g，黄芩 6g，法半夏 10g，党参 10g，枳实 10g，佛手 10g，炙甘草 6g。14 剂，水煎，日 1 剂，分两次服。

4 月 15 日二诊：服药后胃胀、烧灼感、反酸、嗳气诸症皆除，食欲仍差，饥饿时胃有下坠感；夜间口干欲温饮；寐不佳，梦多；稍食油腻即解大便、便质溏稀，小便平。舌淡红胖、边有齿痕，苔薄黄腻，脉细滑

上方改黄连 6g，吴茱萸 2g，加焦山楂 15g，炒白术 10g。14 剂，水煎，日 1 剂，分两次服。

后随访，诸症皆平，未见复发。

按语

木能疏土，必赖肝之条达。若肝气不疏，则郁陷于土中，即"木郁乘土"。痞胀、吞酸、嗳酸等即木气郁甚，熏蒸湿土而成。本案主要是因肝失条达、气郁化热、胃失和降所致，胡珂教授以小柴胡汤合左金丸为主方，酌情加佛手、枳实增强理气除胀之功。若肝气郁滞明显，伴胸胁胀满，可加郁金、川楝子、青皮、延胡索，增强疏肝理气之功。左金丸证主要适用于逆气上冲、呕恶反酸、口苦等具有一派火热之象者，重用黄连清泻肝胃火热之气，同时少佐辛温之吴茱萸开郁散结，二者配合，辛开苦降，寒热并投，以苦寒为主，泻火而不致凉遏，温降而不助火邪，肝胃同治，肝火得清，胃气自降。患者反酸不甚，胡珂教授用黄连、吴茱萸还是按原方6∶1。若肝胃热甚反酸重者，黄连可用至12g，甚至18g，吴茱萸则仍按原方比例用2~3g，胡珂教授称之为"小、中、大号左金丸"。本案临床症状典型，抓住关键病机，病药合拍，疗效满意。

案七

曾某，男，59岁，2016年4月11日初诊。

主诉：胃脘不适3月余，加重半月。

现病史：自述胃脘不适3个多月，近半个月加重，胃胀，偶有疼痛，饭后明显，食欲可，二便平，夜寐一般。舌边红胖，苔黄白，脉弦软。既往房颤病史，服药治疗中（具体不详）。

中医诊断：痞满（肝胃不和）。

治法：疏肝解郁，和胃消痞。

处方：小柴胡汤合四逆散、半夏泻心汤加减。柴胡6g，白芍10g，枳壳15g，厚朴20g，法半夏10g，党参5g，黄芩6g，黄连3g，干姜3g，炙甘草3g，佛手10g。7剂，水煎，日1剂，分两次服。

4月18日二诊：食后胃胀仍有，但较前好转，无胃痛，纳可，二便平，寐不安、易醒、难再入睡，口气较重。舌淡红，苔薄白厚腻，脉细弦软。

上方去佛手，改黄连5g，加苍术15g。7剂，水煎，日1剂，分两次服。

后随访，服药后诸症皆平，嘱患者注意饮食清淡，不吃生冷、黏滞之品。

按语

叶天士曾说："肝为起病之源，胃为传病之所……治脾胃必先制肝。"这是告诫后人治脾胃勿忘治肝。脾胃运化水谷，脾升胃降需靠肝胆的疏泄。肝胆疏泄脾土，脾土才不壅实，气机才可舒畅。若单纯依赖脾胃自身的升降，则脾胃运化能力不足。肝胆气机疏达向外，其实也是气机的发散、宣泄，肝胆通过疏泄脾土，使自身气机得以释放，诚所谓"土得木而达"。本案主要是因肝胃不和、湿邪中阻所致。《伤寒论》第149条曰："伤寒五六日，呕而发热者，柴胡汤证具，而以他药下之……若心下但满而不痛者，此为痞，柴胡不中与之，宜半夏泻心汤。"故首诊胡珂教授治以小柴胡汤合四逆散、半夏泻心汤加减，疏肝和胃化湿，调节脾胃升降，故胃胀好转。复诊时口气重，舌苔薄白厚腻，考虑湿滞脾胃，故加苍术15g，取平胃散之意，燥湿运脾，行气和胃。

案八

陈某，女，49岁，2019年11月18日初诊。

主诉：反复胃脘胀满不适1年余。

现病史：自述1年前因牙齿不适，饮食物咀嚼减少，后开始反复出现胃脘不适，服奥美拉唑等药物，效果不显。症见食后胃胀，偶尔恶心，无明显压痛，无胃酸烧心；食纳一般，时口干、饮水一般；大便日行4~5次，食后腹痛欲排便，便后痛止，夹不消化物、成形、无黏液脓血、味腥；小便少；夜寐一般，梦多。舌淡暗，苔白腻，脉弦滑细。

辅助检查：胃镜（2019年3月12日）示慢性非萎缩性胃炎伴胃窦糜烂。病理示（胃窦）轻度慢性非萎缩性胃炎。

中医诊断：痞满（湿浊中阻，胃失和降，肝胃不和）。

治法：疏肝和胃，和胃降气。

处方：四逆散合平胃散、四君子汤、青囊丸加减。柴胡10g，白芍20g，炒枳实10g，炙甘草6g，党参10g，白术10g，茯苓10g，苍术10g，厚朴15g，陈皮10g，醋香附12g，乌药10g，炒谷芽30g，炒麦芽30g，鸡内金10g，槟榔6g，防风10g，木香10g，乌梅20g。7剂，水煎，日1剂，分两次服。

11月25日二诊：服药后胃胀减，时有胃脘嘈杂不适，无反酸嗳气。食纳一般，稍口干，无口苦，偶口淡不欲饮；大便日行3~4次，便前腹痛，夹不消化物、味腥、质偏稀不成形；小便可；夜寐一般，梦多。舌淡暗，苔白腻，脉细。

上方改炒麦芽、谷芽各15g，党参15g，加干姜6g。7剂，水煎，日1剂，分两次服。

按语

《素问·至真要大论》言："必伏其所主，而先其所因。"据此胡珂教授也告诫我们，临床证治一定要厘清疾病发生的缘由。该案患者因牙齿咀嚼不充分，导致饮食水谷入胃后腐熟不及，日久损伤脾胃，湿浊中阻，胃失和降，肝胃不和，故治以平胃散降气和胃，四君子汤健脾和胃，四逆散疏肝和胃。胃气和则胃气降，胃气降则胃气和。同时加槟榔、木香、乌梅、防风等疏气柔肝泻肝之品。胡珂教授指出，药味虽多，却不杂乱，主次分明，实际是将调理肝胆脾胃诸功能熔为一炉，土得木而达。脾胃病具有"易寒易热、易虚易实"的病理特性，故临床所见证候往往寒热虚实夹杂，错综复杂，变化多端，若单纯使用祛邪法、补益法、清热法、滋阴法等往往顾此失彼，难以周全。加之脾胃病的发生多以气机升降失调为基本病机，故治疗当以调气法为要旨，通过斡旋脾胃气机升降，平衡脏腑阴阳，从而实现调理脾胃、脾胃同治的目的。

案九

金某，女，53岁，2015年12月8日初诊。

主诉：反复胃脘胀闷不适两年。

现病史：自述近两年胃胀、偶痛，嗳气、便秘交替，以腹泻为主，便前腹痛、便后缓解，有时腹痛剧而腹凉，汗出，恶心，便不畅，纳可，多食则痛泻。舌淡红，苔黄白腻，脉沉细乏力。

辅助检查：胃镜示慢性糜烂性胃炎。

中医诊断：痞满（脾寒胃热，升降失常，肝胃不和）。

治法：和胃消痞，疏肝健脾。

处方：半夏泻心汤合桂枝加芍药汤化裁。干姜3g，黄芩6g，黄连6g，法半夏10g，党参10g，桂枝10g，白芍20g，生姜6g，大枣6g，麦芽20g，槟榔10g，木瓜15g，炙甘草6g，路路通15g。10剂，水煎，日1剂，分两次服。

12月18日二诊：药后胃胀减轻明显，大便基本较好，偶有腹泻，腹泻前腹痛，多食易胀。舌淡红，苔白满布，脉沉细。

处方：半夏泻心汤加减。干姜6g，法半夏10g，黄芩6g，黄连4g，党参15g，陈皮10g，木香10g，大腹皮12g，麦芽20g，鸡内金10g，炙甘草6g。20剂，水煎，日1剂，分两次服。

后随访，诸症皆平，嘱患者少食生冷、酸辣之品。

按 语

本例病机关键主要为寒热错杂，肝郁脾虚，脾胃气机升降失常，治以半夏泻心汤。诚如《古方选注》所云："泻心汤有五，总不离乎开结、导热、益胃。然其或虚或实，有邪无邪，处方之变，则各有微妙。先就是方胃阳虚不能行津液而致痞者，唯生姜辛而气薄，能升胃之津液，故以名汤。干姜、半夏破阴以导阳，黄芩、黄连泻阳以交阴，人参、甘草益胃安中，培植水谷化生之主宰，仍以大枣佐生姜发生津液，不使其再化阴邪。通方破滞宣阳，是亦泻心之义也。"《伤寒论》第279条云："本太阳病，医反下之，因而腹满时痛者，属太阴也，桂枝加芍药汤主之。"脾主大腹，故出现腹中急痛，除虚羸不足、脾络不通外，与木旺乘土不无关系。桂枝加芍药汤以桂枝汤调和脾胃，重用芍药，土中泻木，共奏和肝理脾、理急止痛之功。

案十

李某，女，46岁，2013年3月13日初诊。

主诉：患者反复胃脘痞满3年，近半月复发。

现病史：患者自2010年出现胃脘痞满、嗳气，食后加重。胃镜检查诊为慢性非萎缩性胃炎，服用西药抑酸、促胃动力等药，症状可减轻，但稍食肥甘生冷、外感受凉则易复发。间断服用中药治疗，如柴胡疏肝散、香砂六君子汤、半夏泻心汤等，疗效不甚明显。半个月前因气候变化受凉而痞满复发。有慢性支气管炎病史10余年，发作则痰多清稀。症见胃脘痞满、餐后益甚，胃纳不馨，嗳气不畅，口不干渴，咳吐痰涎清稀量多，咳剧则胃中泛吐清涎，大便溏薄、时夹白色黏胨，腹中肠鸣，小便偏少。舌偏淡胖、边有齿痕，苔白润泽，脉浮弦滑。腹部触诊：上腹扪之稍有紧硬感，按之不痛。

中医诊断：痞满（外寒内饮）。

治法：散寒蠲饮，消痞散结。

处方：小青龙汤加味。麻黄 10g，桂枝 10g，干姜 15g，细辛 10g，白芍 10g，法半夏 10g，五味子 6g，炙甘草 6g，厚朴 15g，杏仁 10g。5 剂，水煎，日 1 剂，分两次服。

3 月 18 日二诊：药后胃脘痞满明显减轻，咳嗽减，泛吐清涎改善。舌脉同前，效不更方。

上方再进 5 剂，水煎，日 1 剂，分两次服。

3 月 22 日三诊：药后胃脘痞满好转，纳食正常，咳嗽较前明显改善，大便尚成形、无白色黏胨。舌淡红，苔薄白，脉弦。

改干姜 10g，细辛 6g。5 剂，水煎，日 1 剂，分两次服。

后随访，胃脘痞满及诸症若失。

按语

胡珂教授认为，患者痰饮素盛，内伏于肺，发作则痰多清稀，为饮邪为主。饮停胃脘，胃气不和，则胃脘痞满、食后益甚，胃纳不馨，嗳气不畅，胃中泛吐清涎。舌偏淡胖、边有齿痕，一主肺脾阳气亏虚，一主痰饮水湿内盛，苔白润泽多津为饮象；脉浮弦滑为痰饮甚，脉浮既主饮邪甚，病位高，也可主兼太阳表证。本证属本虚标实之证。肺脾阳气不足，不能制约阴凝水饮之邪，致水气泛滥。刻诊以水饮标实为主，临床表现一派水饮阻滞、流溢之象，而本虚之象则为标证所掩，隐伏不现。胡珂教授认为，此时若孟浪投以温补，势必甘满壅滞气机，则痞满益甚。故应急则治其标，缓则治其本，先拟温化水饮为主，辅以和中消痞；后随证治之，或温阳化饮，或健脾助运，补土生金。方选小青龙汤加味。方中厚朴、杏仁既治肺，仿仲景桂枝加厚朴杏子汤之意，更治胃，厚朴降气除满，已故著名老中医章次公擅用杏仁治疗胃病，认为能和胃止痛消胀，此之意也。小青龙汤为散寒化饮之效方，然发散之力较甚，麻、桂相须为用，易汗多伤阳，而肾为阳气之根，故前人称其能"拔肾根"。虽然方中含桂枝甘草汤及芍药甘草汤，有辛甘化阳、酸甘化阴之功，然作用有限，不及麻、桂、细辛之强力发散。临床需要注意的是，小青龙汤不能久用、过用，应中病即止。病情控制后当嘱患者注意饮食，少食生冷肥甘，并服调理脾胃之剂，以杜生痰之源。若痰饮减轻仍需治饮者，可用苓甘五味姜辛汤调治。

案十一

刘某，男，60岁，2008年5月24日初诊。

主诉：胃胀满不适半月余。

现病史：患者25年前胃大部切除，本次发病半月余，胃部胀满不适，曾于门诊治疗，服用中药平胃散加减一段时间后，未见明显疗效。症见胃胀不适，纳食不佳，四肢发胀，小便平，大便调。舌淡胖，苔黄腻，脉浮滑。

中医诊断：痞满；溢饮（外寒里饮，郁久化热）。

治法：散寒解表化饮，清热除烦消痞。

处方：小青龙加石膏汤加减。麻黄10g，桂枝10g，细辛10g，干姜6g，五味子6g，白芍药10g，石膏10g，法半夏10g，炙甘草6g。7剂，水煎，日1剂，分两次服。

6月2日二诊：服药后胃脘部不胀，纳食正常，心中烦闷改善，仍小腹部胀、以脐周明显，矢气多，双下肢坠胀、以肘膝关节下明显，难握举，口不干不苦，二便平。舌淡，苔白腻，脉细弦。

上方去石膏，改干姜10g，加厚朴15g。7剂，水煎，日1剂，分两次服。

6月8日三诊：服药后自觉肢坠胀减轻，右下腹及脐下胀满。舌质胖大，苔黄腻，脉滑软。

上方去厚朴，细辛改12g，加附片15g（先煎）。7剂，水煎，日1剂，分两次服。

6月15日四诊：服药后肢重似减。舌质胖大，苔黄腻，脉滑软。

上方改细辛15g，附片20g，加威灵仙30g。7剂，水煎，日1剂，分两次服。

6月22日五诊：服药后肢重似减，汗出舒适。舌胖，苔根腻，脉弦软。

上方改附片30g。7剂，服法同前。

药后诸症悉去。

按 语

本案中医辨病属痰饮之溢饮。《金匮要略》云："病溢饮者，当发其汗，大青龙汤主之，小青龙汤亦主之。"若体质壮实、无汗、烦躁甚、脉浮弦紧者，当选大青龙汤；咳喘痞满等心下有水气、外寒里饮者，当用小青龙汤。

本案患者虽以胃部胀满不适为主症，但实质为心下有水气。"心下"即胃脘也，饮乃有形之邪，停滞胃脘。四肢发胀，为水饮溢于肌肤；舌淡胖为阳虚水饮之象；脉浮滑、苔黄腻为饮郁化热之征。病机为外寒里饮，郁久化热，治以小青龙加石膏汤，以解表散寒，祛饮清热。方中石膏清热，与麻黄配伍，可发越水气。二诊考虑苔由黄腻转为白腻，热证祛，故去石膏；小腹部胀，以脐周明显，故加川厚朴，以行气消积，除满燥湿。复诊胃胀虽缓解，但饮邪未祛，下肢坠胀明显，握举困难，故干姜增加剂量，以增强温化水饮之力度。三诊右下腹及脐下仍胀满，考虑肾乃水饮之源，肾阳失于气化而饮停，饮邪性阴寒黏滞，阻碍气机，久留不去更伤阳气，况麻黄、桂枝亦发散耗阳，故去厚朴，加附片温壮肾阳，阳气健旺，水饮得化。附片性大辛、大热，有毒，故嘱患者先煎附片，以减轻毒性。另加大细辛用量至15g，以增强温化水饮之功。前人有"细辛不过钱"之说，即使用细辛不能超过3g。其实这是指研末吞服而非水煎。如《本草别说》曰细辛"若单用末，不可过一钱，多则气闷塞不通者死"。仲景在小青龙汤中就用细辛三两。若按现通行的说法，经方中的1两合现在的3g，其细辛用量也有9g，而据考证，东汉1两合现代15.625g（郝万山.汉代度量衡制和经方药量的换算.中国中医药现代远程教育，2005，3（3）：48－51.），现代有不少医家用细辛亦有超过3g者（陈明，张印生.伤寒名医验案精选.北京：学苑出版社，1998.），更有用较大剂量细辛治疗痰饮（慢性阻塞性肺病）的经验，且认为用常规剂量3g细辛疗效不佳。细辛用大剂量可以采用先煎、久煎。细辛含挥发油，其治疗成分主要为甲基丁香酚，有毒成分为黄樟醚，黄樟醚的挥发性大于甲基丁香酚，煎煮30分钟后黄樟醚挥发后，含量减少，不足以引起中毒，而甲基丁香酚则挥发较少，保留了其治疗作用。

案十二

鲁某，男，35岁，2021年10月18日初诊。

主诉：胃脘胀满不适7年，伴嗳气。

现病史：自述7年来易胃胀，嗳气频，无明显胃痛，食后觉食管部梗阻感，偶反酸，无烧心，夜间呕吐，呕出食物残渣，夹有痰涎，食欲可，多食则胀，吹风受凉后梗阻感加重，大便日1次或2~3次、成形、既往大便偏溏，小便可。舌淡红，苔白，脉右弦滑、左弦。

辅助检查：2021年8月10日胸腹部CT示：食管扩张，积液；左肺上叶炎症。心彩超示二、三尖瓣轻度反流；胃镜示十二指肠溃疡（A1）。

西医诊断：贲门失弛缓症。

中医诊断：痞满（脾胃虚寒证）。

治法：温中健脾，和胃消痞。

处方：吴茱萸汤合旋覆花汤、丁香柿蒂散。吴茱萸10g，人参10g，生姜15g，红枣12g，柿蒂30g，陈皮30g，桂枝10g，白术10g，炙甘草6g，旋覆花20g（包煎），乌药10g，丁香3g。7剂，水煎，日1剂，分两次服。

10月24日二诊：服药后觉症状明显缓解，时有腹胀，伴嗳气。舌淡，苔白，脉弦滑偏细。

上方去陈皮、白术，改丁香5g，炙甘草10g，加荜茇10g，代赭石15g（先煎）。14剂，水煎，日1剂，分两次服。

11月9日三诊：药后嗳气减少，畏冷好转，胃胀嗳气，以往天冷下肢冷，现减轻。舌偏淡，苔白黄，脉滑弦偏细。

上方去荜茇，加陈皮20g。14剂，水煎，日1剂，分两次服。

后随访，述近日尚可，自行配合泡脚、汗蒸，胃胀不明显，诸症皆平。

按　语

本案病久脾胃虚寒，内有寒饮，肝木乘之，故为肝寒犯胃之证。治以吴茱萸汤加旋覆代赭石汤、丁香柿蒂散，以温胃散寒，和胃降逆。同时配伍桂枝通阳散寒。吴茱萸汤出自《伤寒论》第243条，云："食谷欲呕者，属阳明也，吴茱萸汤主之。"第387条曰："干呕，吐涎沫、头痛者，吴茱萸汤主之。"吴茱萸汤具有温肝暖胃功效，为肝寒犯胃的专方。肝寒犯胃，其本在肝，其标在胃。胡珂教授特别强调，临床应用时需牢记吴茱萸在《伤寒论》原方中是要求烫洗7遍，这个煎服法"洗"就暗藏玄机，即以沸水冲洗7遍后入煎，可缓解吴茱萸峻烈之性，避免入口辛辣，消除药后的"瞑眩"之弊。另外，吴茱萸也可与生姜同用，人参也可缓解吴茱萸的峻性。

案十三

万某，女，45岁，2019年8月29日初诊。

主诉：反复胃胀半月余。

现病史：自述近半个月来食则胃胀，无胃痛，嗳气，肠鸣，矢气，反酸，无烧心，口干，口苦，口淡，食欲差；大便1～2日一行、成形，小便可，寐可。舌淡胖偏暗，苔薄白，脉弦细偏软。

辅助检查：胃镜（2019 年 7 月 30 日）示慢性萎缩性胃炎伴糜烂（肠化？）。病理示胃体中度慢性炎症，重度萎缩，中度肠上皮化生；胃角中度慢性炎证，中度萎缩，轻度肠上皮化生。

中医诊断：痞满（肝胃不和夹瘀）。

治法：疏肝和胃，化瘀消胀。

处方：自拟"和胃方"加减。柴胡 15g，黄芩 10g，法半夏 10g，白芍 20g，炒枳实 15g，党参 10g，炙甘草 6g，醋香附 12g，乌药 10g，白术 10g，茯苓 10g，黄芪 30g，炒麦芽 15g，炒谷芽 15g，石斛 10g，三棱 10g，莪术 10g，乳香 6g，没药 6g，白及 10g，仙鹤草 30g，槟榔 6g。14 剂，水煎，日 1 剂，分两次服。

9 月 12 日二诊：药后无胃胀，食后肠鸣，矢气后觉舒；口干欲饮、量一般，晨起口苦，口淡，食欲一般，大便日行 1 次、质软；小便可；寐可；乏力，饭后自觉身热。舌淡稍胖、边稍有齿痕，苔厚腻白夹黄、中有黑苔，脉弦。

上方去法半夏，改黄芩 12g，党参 15g，石斛 12g，加白蒺藜 10g。14 剂，水煎，日 1 剂，分两次服。

9 月 26 日三诊：服药后症状改善可。现午饭后稍肠鸣，腹胀消，矢气频，食纳可，大便日行一次、质稀不成形，小便可，夜寐安。舌淡胖，苔薄白黄，脉沉细弦滑。

上方改白蒺藜 15g，加乌梅 20g。14 剂，水煎，日 1 剂，分两次服。

按 语

本案患者肝胃气滞，脾胃气阴不足，兼有血瘀，故选经验方和胃方（柴胡 15g，法半夏 10g，黄芩 10g，党参 10g，炒枳实 10～15g，白芍 20g，炙甘草 6g，香附 12g，乌药 10g，槟榔 10g，厚朴 10g，炒谷芽 15～30g，炒麦芽 15～30g，炒鸡内金 10g，木香 10g，香橼 10g）加减。方中黄芪、党参益气健脾，柴胡、白芍疏肝柔肝，枳实行气宽中，香附、乌药理气止痛，槟榔、厚朴行气除胀，炒谷芽、炒麦芽、鸡内金消食和胃，炙甘草调和诸药。结合患者胃镜及病理提示中度慢性炎症、重度萎缩、中度肠上皮化生，选用乳香、没药、白及活血化瘀生肌；三棱、莪术活血化瘀，理气消胀，以改善肠上皮化生；仙鹤草不仅可补虚扶正，朱良春老中医还认为，"仙鹤草能行血止血，止血中寓宣通"。肠中鸣响、矢气频均为肝风亢旺的表现，故予乌梅、蒺藜敛泻肝风。全方通补结合，治胃不忘肝，气血同治，调全身气机，共奏益气健脾、疏肝理气、和血祛瘀、化湿和胃之功。胡珂教授指出，先贤早有论述，"初病在经，久病入络"，然脾胃为水谷之海、气血生化之源。脾胃虚弱是诸病发病之基础，更是胃脘痛的重要病因。阳明胃腑多气多血，胃痛初起，病多在气分，病久常波及血分，血行受阻，胃络瘀滞，不通则痛。瘀血既为慢性胃炎的病理结果，也是致病因素，亦是导致萎缩性胃炎的重要病理基础，更是引发胃炎进展甚至恶变的关键。

案十四

王某，男，43岁，2017年3月14日初诊。

主诉：胃胀3年余。

现病史：患者近3年来，进食后胃胀不舒，第二日方可消退，伴烧心感，无反酸，大便日行1次、质软、偏黏。舌淡偏胖、边有齿痕，苔白黄腻，脉沉细无力。

辅助检查：胃镜（2017年3月13日）示非萎缩性胃炎糜烂；腹部彩超示胆囊结石。

中医诊断：痞满（脾胃虚弱）。

治法：补气健脾，和胃消痞。

处方：香砂六君子汤加减。党参10g，炒白术30g，茯苓10g，法半夏10g，陈皮20g，砂仁10g，木香10g，蒲公英20g，炙甘草6g，炒麦芽15g，炒谷芽15g，路路通10g。7剂，水煎，日1剂，分两次服。

3月22日二诊：服药后胃胀好转。舌偏淡，苔白黄，脉细。

上方去炒谷麦芽，改炒白术10g，加厚朴20g。7剂，水煎，日1剂，分两次服。

3月29日三诊：药后胃胀几除，昨日饮食不节再发。舌偏红，苔黄腻，脉沉细无力。

上方改厚朴10g，加炒莱菔子15g，炒麦芽15g，炒谷芽15g。7剂，水煎，日1剂，分两次服。

按 语

痞证当分虚实两端，虚者多以脾胃虚弱为主，实则以痰饮、瘀血及饮食为患，病位虽在脾胃，但与肝胆密切相关，主要病机以脾之运化失司、胃之升降失常、中焦枢机不利为主，并由此衍生气滞、食滞、湿阻、寒凝、火郁、血瘀等，在不同阶段又各有侧重。胡珂教授提出痞证因病程长，病情反复，临床多以本虚标实、虚实夹杂之复合证多见。脾虚、气滞是疾病的基本病机，扶正补虚、调畅气机为总则。本案乃脾气虚兼湿热中阻，气机不畅，故以香砂六君子汤为主，益气健脾，和胃除痞；外科用蒲公英解热毒，治疮疡，内科可移用清胃热，治糜烂；佐以连朴饮清利湿热醒脾。治以补虚调气为要，正气得扶；气行得畅，诸邪自散，神采焕发。

案十五

赵某，女，77 岁，2019 年 5 月 16 日初诊。

主诉：反复胃脘饱胀 1 年余。

现病史：自述食多则胀，嗳气，胃不痛，饮水反酸，无烧心，晨起口干，头晕，无口苦，夜寐不易入睡，纳佳，大便日行 1 次、偏干，小便可。舌暗红胖，苔少，脉弦较劲。既往高血压病史。

辅助检查：上腹部磁共振（2019 年 3 月 13 日）示考虑胰腺炎，肝脏多发小囊肿，双肾多发囊肿。胃镜（2018 年 11 月 20 日）示慢性非萎缩性胃炎。

中医诊断：痞满（肝胃不合兼阴虚）。

治法：疏肝消痞，和胃养阴。

处方：自拟"二柴胡汤"加减。柴胡 15g，黄芩 10g，太子参 12g，炒枳实 10g，炒白芍 20g，酒大黄 3g，炙甘草 6g，生姜 10g，大枣 10g，北沙参 10g，槟榔 10g，莪术 10g，白蒺藜 10g，炒麦芽 15g，炒谷芽 15g，鸡内金 10g，青皮 10g。7 剂，水煎，日 1 剂，分两次服。

5 月 23 日二诊：服药后胃胀改善，嗳气、反酸、口干均减；纳平，眼干涩、头晕稍减；夜寐较前改善，梦仍多；大便日 1 次、便质偏干改善；矢气频，小便可。舌暗红、胖，苔黄白少，脉弦按之软。

上方去大黄，加决明子 15g。7 剂，水煎，日 1 剂，分两次服。

后随访，药后症状基本消失，未见复发。

按 语

本案以胃胀、嗳气、便干为主，病机乃肝胃不和，兼阴液不足，治以胡珂教授自拟的"二柴胡汤",即大小柴胡汤合方化裁。因患者口干阴液不足,故去半夏,重用白芍柔肝体,养肝阴;加北沙参滋养阴液;加槟榔、青皮、莪术、谷芽、麦芽、鸡内金健运脾胃,理气消胀。治胃当注意通便,痞证患者常因胃阴不足,肠腑少津,通降无力,伴大便秘结;糟粕不得下行,浊气上逆,而见脘腹胀痛、反酸、烧心、恶心等不适,临证可配合通便方药,使大便得通,胃脘症状可迅速减轻。莪术的破血散结功效被大家所熟知,然其还有消痞除满功效。患者脉弦中带劲、眼睛干涩,故用白蒺藜平肝风,明目。全方重在疏肝和胃,调和三焦之气,以恢复气机升降,自然诸症自消。

案十六

涂某,男,70岁,2017年3月1日初诊。

主诉:胃胀伴失眠多年。

现病史:自述胃病多年服西药治疗,现食后胀,晚餐为主;嗳气;夜寐不佳,依赖安眠药;易惊;口苦黏干;大便时溏、夹不化之物。舌偏红胖,苔白黄厚腻,脉弦滑软。

中医诊断:痞满(胃热脾寒)。

治法:辛开苦降,镇静安眠。

处方:小柴胡合半夏泻心汤加减。柴胡10g,黄芩10g,法半夏30g,干姜5g,黄连6g,党参10g,夏枯草15g,石菖蒲10g,茯苓15g,合欢花10g,远志10g,厚朴10g,麦芽10g,灵芝10g,鸡内金10g,炙甘草5g,龙齿12g。7剂。

3月8日二诊:药后胀气好转,大便可,时嗳气反酸,仍惊惕失眠。舌胖,苔白黄腻,脉细弦。

处方:小柴胡汤合柴胡桂枝干姜汤加减。柴胡10g,黄芩10g,半夏30g,干姜3g,桂枝6g,龙骨12g,牡蛎12g,珍珠母15g,吴茱萸1g,灵芝10g,柿蒂20g,夏枯草10g,厚朴10g。7剂,水煎,日1剂,分两次服。

3月15日三诊:服药后反酸减,胃胀明显好转,睡眠较前改善,仍嗳气,大便先干后软。舌红,苔黄白腻,脉弦滑。

上方去干姜,加佛手10g。7剂,水煎,日1剂,分两次服。

按语

胡珂教授指出,临床中很多时候可见患者病情寒热错杂,虚实夹杂,如该患者饭后脘腹胀满不适，可考虑胃气不降，上逆可见嗳气，大便稀可见食物残渣，此乃脾阳不足，相火不暖土。胃为阳土，寒、湿、热诸邪犯扰，内克于胃，均可致胃气壅滞，进而发生胃痞。气机受阻，不通则痛，而胃痛。脾喜燥恶湿，脾气健旺则水精四布，脾运失司则水停痰滞，困遏脾气，气机受阻而胃脘痛。《景岳全书》言："因寒者常居八九，因热者惟一二……盖寒则凝滞，凝滞则气逆，气逆则痛胀由生。"胡珂教授认为，胃痞寒热错杂者，与脾胃脏腑阴阳属性相关。结合脾胃的生理病理特点，胃为腑，属阳，多热多实；脾为脏，属阴，多寒多虚，故疾病在发展过程中，常因脾胃功能失常导致出现易寒易热的病理改变。此类患者临床多表现为胃腑郁热与脾脏虚寒证候并见，具体可表现为胸脘痞满疼痛，脘腹灼热，嘈杂不适，烦躁易怒，稍进食辛辣则易发口疮，或咽喉不适，口苦口干，虽欲饮冷，但稍进食生冷则腹中寒，肠鸣明显，大便溏稀，舌质略红或红，舌苔白薄黄腻。若用一派清热药则胃热未除，反损脾阳。若用一派温补之品则腹中寒邪未散，反助胃火，故胡珂教授认为，此胃热脾寒者，应选用半夏泻心汤化裁，寒热并用，燮理阴阳；辛苦合用，平调升降。若兼胆热明显，表现为口苦、眠差等，可选用柴胡桂枝干姜汤寒温并用，胆胃共清，肝脾同调。针对失眠者，胡珂教授喜重用半夏、夏枯草等药。因半夏于夏之半采收，为阳极生阴之象；夏枯草至夏则枯，药象阳极生阴；二者同用，可交通阴阳，以安神助眠。合欢、远志、龙齿、菖蒲、灵芝合用，以安神。

（陈燕珠　陈子瑶　江水玉　张　涛）

十八、腹满

腹满是指腹中有胀满之感而外无胀急之象，多伴腹痛，可出现在许多疾病中。一般病程长，病情时轻时重，虚实夹杂，以虚为主，遇寒、情绪波动后易反复发作，较难以愈。本病首见于《素问·刺热》与《素问·六元正纪大论》。成无己《伤寒明卫生论》谓："腹满者，俗谓之肚胀是也。"《黄帝内经》所谓"脏寒生满病"。《金匮要略·腹满寒疝宿食病篇》对其证治有专篇论述。胡珂教授临证时依据"脾主大腹""阳道实，阴道虚"，提出久病虚证者多从脾论治，治以运脾消胀为主；新病实证者多从肠论治，治以降气消胀为主。

案一

白某，男，23岁，2020年10月29日初诊。

主诉：腹部胀满不适3月余。

现病史：自述腹胀不适，下午与夜间较明显，夜间偶有烧灼感；纳一般，食欲差；怕冷，易感疲倦，乏力；矢气，眠差，口干，晨起口苦；大便多不成形、日2~3次、不尽感、排便欠畅、质稍黏。舌淡胖大、边有齿痕，苔薄白腻，脉弦细软。

中医诊断：腹胀（胆热脾寒，肝郁脾滞）。

治法：疏肝利胆，温脾消胀。

处方：柴胡桂枝干姜汤合理中汤加减。柴胡15g，桂枝6g，生牡蛎20g，干姜10g，天花粉10g，黄芩6g，炙甘草6g，炒白术10g，党参30g，茯苓15g，乌药15g，沉香10g，肉豆蔻10g，小茴香6g。7剂，水煎，日1剂，分两次服。

11月5日二诊：药后大便成形、日1次，腹胀缓解，腹部仍胀满不舒，晚饭后腹胀明显；脐周轻压痛，矢气，嗳气；偶有烧心感；晨起口苦明显减轻，唇干；怕冷，疲倦乏力，稍减；眠可。舌淡红胖，苔中薄白腻，脉细弱。

上方加厚朴 15g，木香 10g。7 剂，水煎，日 1 剂，分两次服。

11 月 12 日三诊：药后腹部隐痛、胀满不适；嗳气、矢气频繁，尤其夜间上述症状明显。仍有烧心感，肠鸣有声；纳可，怕冷；口干口苦，手心易出汗；眠可；大便成形、日 1～2 次、排便欠畅、不尽感。舌淡胖、边有齿痕，苔白黄腻，脉弦细。

处方：小柴胡汤合理中汤加减。柴胡 15g，黄芩 6g，法半夏 10g，党参 10g，生姜 10g，大枣 10g，炙甘草 6g，干姜 10g，炒白术 10g，槟榔 10g，香附 12g，木香 15g，厚朴 15g，沉香 6g，小茴香 6g。7 剂，水煎，日 1 剂，分两次服。

11 月 19 日四诊：药后腹胀缓解明显，嗳气、矢气缓解，胃脘隐痛，偶烧心；口干苦，手脚心易汗出；大便每日 2～3 次，第 1 次成形，后两次偏稀，伴不尽感、肛门灼热感。舌质淡胖，苔白，脉弱细。

上方改黄芩 4g，加乌药 10g，高良姜 3g。7 剂，水煎，日 1 剂，分两次服。

11 月 26 日五诊：药后腹胀几除，仍矢气频，排气较通畅，略烧心，晨起口干口苦；大便日 2～3 行，第 1 次成形，后稀，排便不尽感；小便平，纳可，寐一般、多梦。舌淡胖齿印，苔中白腻，脉弦细。

上方去木香，加大腹皮 15g，川椒 6g。7 剂，水煎，日 1 剂，分两次服。

按语

《伤寒论》第 273 条曰："太阴之为病，腹满而吐，食不下，自利益甚，时腹自痛。"此条太阴病提纲条文所论乃脾阳虚衰，寒湿内阻，气机不畅，升降失常。因脾主大腹，若阳虚失煦，寒凝气滞；脾失运化，湿阻气机，故见腹满；升降失常则上吐下利。本案患者症见腹胀，下午与夜间较明显，纳差，怕冷，易疲倦乏力，矢气，大便溏薄质黏、日 2～3 次，舌淡胖大、边有齿痕，苔薄白腻，脉细软。除腹胀外，一派脾虚阳弱表现，故此腹胀显系太阴脾寒，凝滞气机。正如《素问·生气通天论》所云："故阳气者，一日而主外，平旦人气生，日中而阳气隆，日西而阳气已虚。"阴气旺，寒凝甚，故腹胀下午、夜间较甚。《伤寒论》第 277 条有训："自利不渴者，属太阴，以其藏有寒故也。"因本证脾脏寒湿下利，津液未伤，故口不渴。本案口干渴不符合太阴下利，加之晨起口苦、烧心感、眠差均非虚寒症状。晨起口苦多为少阳郁热之象，因少阳经气清晨旺盛，少阳病的特点之一是易气郁，易化热、化火，郁热胆气逆而口苦，胆热伤津则口渴，犯胃则烧心，扰神则眠差。伤寒大家刘渡舟先生临证经验，脾寒、胆热、津伤为柴胡桂枝干姜汤的使用指征，如本案之下利、口苦、口干。对太阴下利证，仲师在《伤寒论》第277条指出："当温之，宜服四逆辈。"四逆辈除四逆汤外，尚包括理中丸（汤）。理中汤温中健脾，散寒除湿。阴寒散，寒湿去，气机畅，腹满除；加上柴胡桂枝干姜汤温脾止泻，疏利肝胆，清热生津。

案二

蔡某，男，18岁，2020年8月13日初诊。

主诉：脐周胀满两月余。

现病史：家属代述，近1～2个月因服软便胶囊出现脐周胀满，食欲欠佳；既往便秘干结，排便困难，肛裂，小便可。舌偏淡尖红，苔薄白，脉弦。

辅助检查：肠镜（2020年8月13日）示降结肠炎（数处浅表溃疡，少许白苔）。

中医诊断：脐腹胀（阳明腑实证）。

治法：轻下热结，除满消胀。

处方：麻子仁丸加玄明粉。大黄10g，玄明粉10g，枳实10g，白芍30g，厚朴10g，杏仁12g，火麻仁30g，蜂蜜2匙（自备）。4剂，水煎，日1剂，分两次服。

8月17日二诊：药后脐周胀满除，因服1剂药后大便日3～4次，故改为1剂分两日服用。现两日未解大便，无腹胀；口干，饮水尚可，无口苦；食纳可；无胃脘不适，小便正常，夜寐安。舌淡红，苔薄白，脉弦细。

辅助检查：本院病理（2020年8月17日）示降结肠黏膜慢性炎，固有层见色素巨噬细胞，黑变病？

处方：四逆散合增液汤加减。柴胡10g，白芍30g，炒枳实10g，炙甘草6g，生地黄15g，玄参15g，麦冬10g，杏仁10g，火麻仁30g，槟榔12g。7剂，水煎，日1剂，分两次服。

按语

《素问·五脏别论》曰："魄门亦为五脏使，水谷不得久藏。"胡珂教授认为，人体的排便功能既会受到五脏之气运行状况的影响，也会对脏腑之气的升降造成较大影响。《伤寒论·辨阳明病脉证并治》将便秘与"脾约"联系起来。阳明燥热内结，与肠腑糟粕相结，腑气不通，则见不大便、腹胀、硬满、疼痛，甚至拒按；若燥热损伤阴津，肠腑失濡，此时往往邪热已轻，热结阴亏，虚实互见，形成所谓"脾约"，症状往往为大便干燥、艰涩难出，而腹无满痛。治疗前者当泄热通腑攻下为主，方用承气辈，尤其是大、小承气汤；后者泄热润肠通便，方予麻子仁丸。内伤杂病多因素体阳旺，或嗜辛辣炙煿之品，致肠胃积热，燥热内结，或伤津，发为上证。本案大便干结，排便困难，肛裂，又有气滞腹胀，但无腹硬痛拒按，属肠热伤阴，燥结阻滞，气机不通，故选用麻子仁丸加玄明粉。麻子仁丸中含小承气汤，更加玄明粉，实为大承气汤，泻下力峻，当以麻子仁丸合小承气汤较为稳妥，气滞腹满较甚则合厚朴三物汤，也即小承气汤加大厚朴、枳实用量，仲景用量是将厚朴二两改八两，枳实三枚改五枚，大黄剂量不变，仍是四两。二诊燥结已去，腹满消除，更法四逆散合增液汤，以四逆散调和肝脏，宽肠理气。白芍又能养血润肠，俗称"小大黄"，麻子仁丸中用芍药半斤，可见通便之力度。增液汤养阴润肠通便，正如《温病条辨》所言："妙在寓泻于补，以补药之体，作泻药之用，既可攻实，又可防虚。"

案三

邓某，女，61岁，2020年1月2日初诊。

主诉：腹部胀满不适1年余。

现病史：自述腹部胀满不适，以脐下为主，喜揉喜按，按之隐痛不适，排气排便后腹胀感稍减，晨起多口苦，无嗳气反酸，无恶心呕吐，无腹泻，纳少，小便平，大便质干硬、常2~3日一行、量少。夜寐多梦，腹胀时呼吸不畅，多紧感。胀满感卧位减轻，站位甚。舌淡，苔薄黄、舌根腻，脉弦较无力。

辅助检查：胃镜（2019年4月10日）示非萎缩性胃炎伴糜烂。肠镜（2019年6月21日）示结肠、直肠大致正常。

中医诊断：腹胀（肝胆气郁，脾胃失和，腑气不通）。

治法：疏肝利胆，升脾降胃，通腑泄热。

处方：自拟"二柴胡汤"加减。柴胡15g，黄芩10g，法半夏10g，太子参12g，炒枳实10g，炒白芍20g，酒大黄3g，炙甘草6g，生姜10g，大枣

10g，槟榔 15g，生地黄 12g，厚朴 15g，杏仁 10g，生姜 3 片。7 剂，水煎，日 1 剂，分两次服。

1 月 9 日二诊：服药后便秘稍缓解，现仍腹胀，大便日 2～3 次、不尽感、质可，站立时左上腹胀甚、平卧缓解，口苦口干，欲饮；夜寐可，食欲可，小便可。舌质偏红，苔黄薄，脉弦细。

上方加炒莱菔子 50g。7 剂，水煎，日 1 剂，分两次服。

1 月 16 日三诊：服药后腹胀缓解，现稍腹胀，肠鸣，大便日 1～2 行、量少、质稀、不畅、不尽感；稍口干口苦，余可。舌淡胖，苔白，脉弦细。

上方加白术 60g。10 剂，水煎，日 1 剂，分两次服。

1 月 26 日四诊：药后仍腹胀，大便不畅、量少。舌淡红，苔薄白，脉弦。

处方：厚朴三物汤加减。白术 120g，厚朴 30g，枳壳 30g，炒莱菔子 50g。7 剂，水煎，日 1 剂，分两次服。

2 月 2 日五诊：药后大便不畅感、腹部胀感减轻，大便量少、日行两次、便软，易乏力，食欲可。舌淡红，苔薄白夹黄，脉弦。

处方：四逆散加味。柴胡 20g，白芍 45g，枳实 15g，当归 15g，白术 60g，杏仁 10g，炙甘草 6g，青皮 10g，大腹皮 30g。7 剂，水煎，日 1 剂，分两次服。

按 语

肝主藏血，肝为刚脏，内藏相火，以血为体，以气为用，所谓体阴而用阳。肝主动，为风木之脏。少阳之上，火气治之，从本从标，中见厥阴……厥阴之上，风气治之，从标，中见少阳，其义为，少阳本气主火，少阳也为热，与厥阴相表里。气郁易化热化火化风；木气风火上犯、横逆，疏泄太过，克犯脾胃。故其病证特点，一者木火炽盛，逆乘胃腑，消灼胃津，症见心中疼热、气上撞心、消渴；二者横逆脾土，脾清不升，脾络不和，症见泄泻、不耐寒凉、腹胀腹痛以脐周为主（脾主大腹），甚至可扰人睡眠，可伴急躁、少寐等腹外症状。本案腹胀属虚实夹杂为患，脾虚不运，气机阻滞，故喜揉喜按、舌质淡、脉较无力；兼夹肠腑积滞有形之邪，则按之疼痛；肝胆郁热，故晨起多口苦。治疗兼顾脾虚肠实，肝胆不利，以大、小柴胡汤合用，即二柴胡汤。二诊重加炒莱菔子 50g，腹胀缓解，本品除消积导滞外，还有很好的除胀通便功效。后数诊均重用生白术 60～120g 为主，健脾治便秘。此经验取自北京名老中医魏龙骧。魏老于1978年即在《新医药学杂志》第4期发表"白术通便秘"之文。文中说："脾不运化，脾亦不能为胃行其津液。重用白术，运化脾阳，实为治本之图。"故胡珂教授治便秘，概以生白术为主，少则一二两，重则四五两，便干结者加生地黄以滋之，时或少佐升麻，升清降浊之意。

案四

蒋某，男，55岁，2020年6月9日初诊。

主诉：反复腹胀10余年，再发4个月。

现病史：反复腹胀10余年，近4个月再发腹胀，随情绪及天气变化，进食后易发，时恶心。矢气后稍舒，纳差，不欲食，无口干口苦，晨起饮水后胃脘烧灼感，大便日行1次、时成形、时散，受凉易腹泻。近两个月因疫情及情绪不稳夜寐难入睡，靠安眠药氯硝西泮入睡，小便尚可，肠鸣。舌暗红，边齿痕，苔黄腻，脉弦细。

中医诊断：腹胀（肝气郁结，肝脾不和）。

治法：疏肝健脾，通腑消胀。

处方：半夏泻心汤合柴胡四逆散加减。干姜3g，法半夏30g，黄连3g，香附12g，木香10g，生姜12g，厚朴15g，薏苡仁40g，炒谷芽20g，炒麦芽20g，鸡矢藤20g，柴胡15g，黄芩10g，白芍20g，炒枳实12g，党参10g，炙甘草6g，大枣10g。7剂，水煎，日1剂，分两次服。

6月16日二诊：服药后腹胀等诸症减6分。昨日行胃经检查后剑突稍灼烧感。吃饭较前佳，大便日一行、较前成形，夜寐较前稍安，肠鸣矢气减。舌偏红、边有齿痕，苔薄黄腻，脉沉细弦软。

上方改炒谷芽、麦芽各30g，加鸡内金10g，厚朴10g，槟榔10g。14剂，水煎，日1剂，分两次服。

按 语

腹胀一症，西医泛指腹部胀气，不论腹部之上下，若需细分，则明确上腹、中腹、下腹。中医言腹，上腹部为胃脘，中下腹为腹部，上中腹共为脘腹。《素问·阴阳应象大论》云："清气在下，则生飧泄，浊气在上，则生䐜胀。"即所谓"浊气不降则生䐜胀"。对于此证，治之应治病求本，以调脾胃升降为要，方选半夏泻心汤为主。半夏泻心汤在《伤寒论》中虽用于脾虚寒热错杂的痞证，即上腹胀，对于中下腹胀证属寒热错杂者，其腹胀之病机与案1相似，即太阴脾寒，凝滞气机，治疗也可投半夏泻心汤，寒热并用。方中干姜温脾散寒，寒去气散，腹胀可除。再加上行气消胀之药，如四逆散中的枳实、宽中方的香附、木香及厚朴，故取效更速。

案五

雷某，女，47岁，2019年10月31日初诊。

主诉：上腹胀满两月余。

现病史：无明显诱因出现上腹胀满两月余，活动后可缓解。现上腹胀满，时嗳气，无明显胃痛，反酸烧心，咽痒，无咽痛，食纳可，无明显口干口苦，二便常，夜寐安，近日易急躁。舌红、边有齿痕，苔薄白，脉弦。

中医诊断：腹胀（肝胆气郁，兼脾胃郁热）。

治法：疏肝利胆，清解郁热。

处方：小柴胡汤合四逆散加减。柴胡15g，黄芩5g，法半夏10g，白芍20g，党参10g，炒枳实15g，炙甘草6g，苍术10g，厚朴15g，陈皮10g，醋香附12g，乌药10g，炒谷芽30g，炒麦芽30g，鸡内金10g，苏叶10g，茯苓10g。7剂，水煎，日1剂，分两次服。

11月7日二诊：服6剂后腹胀减轻，后自行停药。现胃脘胀，嗳气，矢气后胃脘稍减，晚饭后胃胀明显，夜间咽痒明显。食纳可，大便日1~3次、质先干后软、挂厕，小便平，寐一般、早醒，胃胀甚时觉口水多，伴反清水。舌淡胖，苔薄黄，脉弦细。

上方去苏叶，加蝉蜕10g，僵蚕10g。7剂，水煎，日1剂，分两次服。

按语

胡珂教授认为，患者腹胀伴嗳气、急躁易怒，肝胃不和、肝郁化火之象明显，故予柴胡四逆散，即小柴胡汤和四逆散两个方合方组成。《神农本草经》提到柴胡："主心腹，去肠胃中结气，饮食积聚，寒热邪气，推陈致新。"张锡纯谓："木能疏土，为柴胡善达少阳之木气，则少阳之气自能疏通胃土之郁，而其结气饮食积聚自消化也。"柴胡可调畅气机，除心胸、胸胁、心下等气机郁滞，使气机条达，气血调和，消除心腹疼痛不适之感；柴胡为少阳证之主药，少阳主枢，对脾胃运化功能有温煦作用，故柴胡可去肠胃中结气，恢复消化道功能。合用四逆散，少阳以厥阴互为表里。肝为将军之官，其性刚暴，病气滞郁热之中，多夹血少阴短之机，配枳实以升中有降，配白芍以散中有收，气滞郁热以透散为主，佐以清泄，即火郁发之。邪热乃因相火被郁，无以外出而蓄生，故必随宣透外泄而自平。全方旨在健运脾胃，条达肝气，清解郁热，恢复脾胃气机升降之职。对于反流性咽痒，胡珂教授多从肝郁化风论治，在柴胡四逆散方中加入防风、僵蚕、蝉蜕等息风利咽之品，或再增入乌梅柔肝。咽痒多因咽部高敏所致，柔肝息风药有一定的抗过敏、降低咽部敏感性作用。

案六

李某，男，32岁，2020年4月30日初诊。

主诉：脘腹胀闷1月余，伴双上肢疼痛。

现病史：两上肢疼痛及脘腹胀闷1个月，伴大便溏，嗳气。舌偏红、胖大、边有齿痕，苔薄黄，脉弦偏细。

中医诊断：腹胀，痹证（胃失和降，胃气上逆）。

治法：疏利气机，和胃降逆。

处方：四逆散合半夏泻心汤加减。柴胡15g，黄芩10g，法半夏10g，白芍20g，炒枳实12g，党参10g，黄连3g，干姜10g，炙甘草6g，白蒺藜10g，香附12g，青皮10g，槟榔10g，木香10g，炒谷芽30g，炒麦芽30g，鸡内金12g，柿蒂20g。14剂，水煎，日1剂，分两次服。

5月14日二诊：服药后右上腹胀闷感较前明显减轻，自觉深呼吸时腹部偶有牵扯感，稍口干，无口苦，食欲可。大便溏，小便色偏黄，夜寐一般、易醒。舌红胖大、有齿痕，苔黄白腻，脉弦滑软细。

上方合四君子汤加减。去柿蒂、槟榔、蒺藜，加白术10g，茯苓10g，旋覆花15g，焦栀子10g，厚朴10g。14剂，水煎，日1剂，分两次服。

按语

《内经》有"邪在胆，逆在胃，胆汁泄则口苦，胃气逆则呕苦，故曰呕胆"之旨，而胆又依附于肝，肝胆通过经脉络属构成互为表里关系。肝为厥阴风木之脏，体阴而用阳，主升主动，性喜条达疏泄而恶抑郁。胆既为奇恒之腑，"中精之腑"，内藏精汁，又属六腑之一，"传化物而不藏，满而不能实"，性喜条达舒畅，只受纳五脏之精华，不容邪气之侵犯，"以通为顺为用"。脾胃共居中州，脾主运化升清，胃主受纳降浊，脾随肝升，胃随胆降，升清降浊，气机调畅。若肝胆郁滞，脏腑失和，气机升降失调，则胃失和降而上逆，出现胃脘疼痛、嗳气、腹胀、泛酸、口苦诸症。治以四逆散与半夏泻心汤合方。四逆散理气解郁，调理气机；半夏泻心汤辛开苦降，消痞散结。

案七

刘某，女，62岁，2019年11月4日初诊。

主诉：腹胀半年余。

现病史：自述半年前无明显诱因出现上腹胀，伴胁肋不适，时有隐痛，有烧灼感。腹胀食后加重，伴恶心、欲吐感，干呕无嗳气，肠鸣作响，矢气频转。食纳差，口干甚，饮水一般，服中药后大便质稀、不成形、有不尽感，小便偏黄，夜寐一般，夜寐时腰背冷感，双目干涩，平素便干不易出。舌红，苔少，有裂纹，脉细弦。

辅助检查：胃镜（2019年9月3日）示慢性浅表性胃炎。肠镜（2019年7月17日）示直肠炎，结肠多发息肉已钳除。腹部彩超（2019年10月23日）示肝囊肿；胆囊壁毛糙；左肾结石。腹部CT（2019年11月5日）示肝脏多发囊性病变；胆囊增大，壁稍厚；左肾结石。

中医诊断：腹胀（肝胃不和，水热互结）。

治法：疏肝利胆，利水养阴。

处方：柴胡四逆散合猪苓汤加减。柴胡15g，黄芩10g，白芍20g，党参10g，炙甘草6g，枳实15g，石斛10g，北沙参10g，青皮10g，阿胶6g，猪苓10g，泽泻10g，滑石10g，茯苓10g，生地黄10g，槟榔10g。14剂，水煎，日1剂，分两次服。

11月18日二诊：服药2~3天后，身上起红色小疹、瘙痒。腹胀减，偶有反酸，烧心，恶心欲呕，口干减。自觉气自腹上冲胸颈。大便日1次、质稀、无不尽感。小便黄、有灼热感、偶有隐痛。纳一般，夜寐一般，眼及腰部有灼烧感。舌红，苔少，有裂纹，脉弦细。

处方：四逆散合猪苓汤、百合地黄汤加减。柴胡15g，白芍20g，炙甘草6g，枳实15g，百合30g，生地黄15g，阿胶6g，猪苓10g，泽泻15g，磁石10g，茯苓10g，桑白皮15g，牡丹皮10g，炒山药12g，代赭石15g，大腹皮15g，生麦芽20g。14剂，水煎，日1剂，分两次服。

12月2日三诊：药后症状改善。腹胀减，无反酸；烧心，以下午3~4

点及夜晚为主；偶恶心欲呕；偶口干，饮水不多；口黏，有白色泡沫样黏液；大便日1次、质稀、未尽感、挂厕、夹有不消化食物；小便黄、排尿时偶有烧灼感；纳一般，夜寐一般。自述服药后全身呈游走性抽搐样痛。舌红，苔少、黄干，脉弦偏软。

上方去桑白皮、牡丹皮、大腹皮，加知母10g，钩藤20g，白芍30g。30剂，水煎，日1剂，分两次服。

按语

本案患者属急性胆囊炎发作，迁延数月，经西医治疗症状减轻，但未完全缓解。胡珂教授认为，治疗本病常法多从肝胆热结、少阳阳明同治入手，以大柴胡汤加减。然该患者治疗数月后腹胀未能缓解，伴有便溏，口干甚，饮水一般，小便偏黄，排尿时偶有烧灼感，夜寐一般，双目干涩，舌质红，苔少、有裂纹，脉细弦。分析之，素有肝胆疾患，胁肋不适，时有隐痛、烧灼感为肝胆郁热；腹胀食后加重，恶心欲吐、干呕、纳差乃肝胆失疏，脾胃不和；肠鸣矢气，为阴虚肝旺化风；当地医院曾予服中药，虽所用方药不详，但药后出现大便稀溏，不外苦寒泻下之剂，损伤脾胃；口干甚而饮水不多，非阳明热甚伤津，乃阴虚失濡；尿黄、排尿灼热为阴虚水热互结，气化不利；阴虚热扰心神，则夜寐欠佳；肝肾阴虚，则目睛干涩；舌红，苔少、有裂纹，脉细均为阴虚之征。综述之，本案证候较为复杂，素体阴虚脾弱，肝胆失疏，气郁化热，三焦不利，水气内停，水热互结。加之误治，且病延半载未愈，更伤气阴。治以柴胡四逆散疏肝利胆，调畅枢机，扶正祛邪，调和脾胃，合猪苓汤养阴利湿。二诊述服药2~3天后身上起红色小疹，搔痒，乃枢机得运，郁热外达腠理皮毛之象，故去黄芩之苦寒，以四逆散、猪苓汤、百合地黄汤合方。再诊加钩藤平肝息风，重用白芍柔肝缓急。

案八

刘某，女，35岁，2017年3月8日初诊。

主诉：腹胀伴大便异味1月余。

现病史：腹胀伴大便异味，精力不足，以下午为甚。舌淡，苔根黄腻，脉沉细无力。

中医诊断：腹胀（脾胃虚弱）。

治法：健脾和胃。

处方：参苓白术散加减。党参 15g，白术 10g，茯苓 10g，黄芪 30g，白扁豆 10g，山药 15g，薏苡仁 12g，当归 10g，砂仁 6g，麦芽 15g，焦山楂 15g，炙甘草 6g，菟丝子 12g，补骨脂 10g。14 剂，水煎，日 1 剂，分两次服。

3 月 22 日二诊：食欲欠佳，食则腹胀。舌淡红，苔根黄白腻，脉弦。

处方：柴胡四逆散合香砂六君子汤加减。柴胡 10g，黄芩 8g，法半夏 10g，党参 12g，白芍 10g，枳实 10g，炒麦芽 30g，炒谷芽 30g，鸡内金 12g，砂仁 6g，茯苓 15g，陈皮 10g，炙甘草 6g，菟丝子 10g。14 剂，水煎，日 1 剂，分两次服。

按语

脾胃虚弱，中焦气机不利可致大便异常，本病首先以参苓白术散恢复脾胃运化功能，中焦健运，则清阳可实四肢。之后出现腹胀、食欲减退，则以小柴胡汤合四逆散、香砂六君子汤加减治之。方中柴胡透解少阳之邪，疏畅气机之郁滞，疏邪透表，使枢机运转，透邪升阳舒郁；黄芩苦寒，善清少阳郁热，与柴胡合用，一散一清，以解少阳半表半里之邪；半夏调理脾胃，降逆止呕；甘草调和诸药；枳实下气破结；芍药益阴养血；柴胡疏肝理脾；炒麦芽、炒谷芽、鸡内金健脾消食。诸药合用，共奏透邪升阳、疏肝理脾、健脾补中、益阴养血之功。

案九

欧某，男，60 岁，2017 年 5 月 11 日初诊。

主诉：腹胀、肠鸣伴脚肿麻木。

现病史：左侧胸腹胀甚，右侧略胀，腹壁略硬，脐周痛，口气重，白天口淡，夜里口苦甚，乏力，脚肿、按之略凹陷，纳可，寐差、多梦，大便日行 2～3 次、细软、时稀，夜尿频、至少 3 次，肛门排气时多时少。舌质淡，苔薄白，脉弦。

辅助检查：腹部立卧位片示肠梗阻。

中医诊断：肠痹（阳气不足，中焦失运，湿蕴脾胃）。

治法：温阳以助脾运，健脾化湿。

处方：大黄附子汤合五苓散加减。附片 10g，细辛 6g，大黄 6g，桂枝 6g，茯苓 10g，泽泻 15g，猪苓 10g，白术 10g。7 剂，水煎，日 1 剂，分两次服。

5 月 18 日二诊：服药后症状改善，现偶有腹部闷胀痛，无胸痛，无牵涉痛，肠鸣减少，左侧脚踝稍肿，纳可，寐差、彻夜不寐，大便日 1～2 次、时软时溏，小便可。舌淡，苔白，脉弦。

上方去大黄，加制大黄 3g，路路通 12g。7 剂，水煎，日 1 剂，分两次服。

5 月 25 日三诊：药后腹部仍胀痛，胀甚胸部亦痛，时有牵扯痛，肠鸣音甚，矢气较频，消瘦，大便日 1～2 行、时结，肠鸣，体弱。舌淡胖，边有齿印，苔白腻。

处方：大黄附子汤加减。附片 6g，大黄 6g，细辛 3g，桃仁 10g，枳实 10g，当归 6g，黄芪 10g。7 剂，水煎，日 1 剂，分两次服。

按语

肠梗阻表现为腹胀、腹痛、不大便、无肛门排气、呕吐，其中不全性肠梗阻中药疗效较好。根据"六腑以通为用"理论，绝大多数患者属腑气不通，故用泻下通腑为治，然用药往往不离大黄。本病临床辨证用方还需分寒热，热结肠腑者临床常见，辨证不难，三承气汤用之多效。若属寒结，其腹胀腹痛多喜温怕冷，胀痛甚时可伴四肢不温、面白汗出，可有受凉贪冷病史，脉可沉细也可弦滑有力；舌必不红，苔白或白腻，也可见白苔罩黄，舌象乃辨证之要，不可忽视。治宜温下，大黄附子汤为正对之方。方中附子、细辛温阳散寒止痛；大黄泻积通便；辛热的附子、细辛与苦寒的大黄相伍，可去大黄苦寒之性，取攻下泻实之用，此中药"去性取用"之配伍方法。

案十

陶某，女，60 岁，2015 年 9 月 23 日初诊。

主诉：腹胀伴尿少 1 年。

现病史：患者 1 年前出现腹胀，伴饮水少则尿少，多食时胀，下肢稍肿。舌红，苔薄稍少，脉细。

中医诊断：痞满（水热互结证）。

治法：养阴清热利水。

处方：猪苓汤加减。阿胶 6g，猪苓 10g，泽泻 15g，滑石 10g，茯苓 15g，大腹皮 10g，生地黄 12g，鸡内金 10g，麦芽 15g。14 剂，水煎，日 1 剂，分两次服。

10月8日二诊：药后腹胀减轻，尿可，下肢不肿，口干，寐差、不易入睡，纳可。舌红，苔白，脉细弦滑。

处方：猪苓汤合黄连阿胶汤加减。阿胶6g，猪苓10g，泽泻10g，滑石10g，茯苓15g，郁金10g，黄连6g，黄芩6g，白芍15g，鸡子黄1个。16剂，水煎，日1剂，分两次服。

按语

患者腹胀伴尿少，舌红，苔薄稍少，脉细，证属阴虚水停。此证治疗两难，利水则进一步伤阴，养阴又助水，故治宜育阴利水，仲景猪苓汤正合此证。赵羽皇曰："张仲景制猪苓一汤，以行阳明、少阴二经水热，然其旨全在益阴，不专利水。盖伤寒在表，最忌亡阳，而里虚又患亡阴。亡阴者，亡肾中之阴与胃家之津液也。故阴虚之人，不但大便不可轻动，即小水亦忌下通，倘阴虚过于渗利，津液不致耗竭乎？方中阿胶养阴，生新去瘀，于肾中利水，即于肾中养阴。滑石甘滑而寒，于胃中去热，亦于胃中养阴。佐以二苓之淡渗者行之，既疏浊热，而又不留其瘀壅，亦润真阴，而不苦其枯燥，源清而流有不清者乎？阳明、少阴之用猪苓，以二经两关津液，特用阿胶、滑石以润之，是滋养无形以行有形也。利水虽同，寒温迥别，惟明者知之。"

案十一

万某，男，53岁，2015年11月30日初诊。

主诉：反复下腹胀7年余，加重1个月。

现病史：患者反复下腹胀7年余，近1个月再发，以左下腹为主，受凉后腹胀加重，大便后腹胀缓解。纳可，大便日一行、成形，小便可，寐安，口干，不欲饮。无口苦口黏，无胃胀、胃痛、烧心、反酸等胃部不适。舌淡红，苔薄白、中有裂纹，脉沉细软。

辅助检查：腹部B超提示胃下垂。

中医诊断：腹胀（气机郁滞，肝胃不和）。

治法：调畅气机，兼暖肝和胃。

处方：柴胡四逆散合厚朴生姜半夏甘草人参汤加减。厚朴15g，法半夏10g，生姜3片，柴胡6g，白芍10g，枳壳10g，党参10g，炙甘草5g，乌药10g，小茴香3g。7剂，水煎，日1剂，分两次服。

12月7日二诊：服药后左下腹胀缓解，仍肠鸣，口干不欲饮，近两天大便日 2~3 次，小便稍黄。舌质淡，苔薄黄，脉细滑。

上方白芍改 15g，加干姜 3g。7 剂，水煎，日 1 剂，分两次服。

12月14日三诊：服药后左下腹胀感稍减。现晨起口干，无口苦，无其他不适。大便一日一行、成形、便前后无不适感，小便平、无不适感。舌淡红，苔薄、稍黄腻，脉沉细滑。肠镜（－）。

上方去小茴香，加胡黄连 3g。7 剂，水煎，日 1 剂，分两次服。

按语

胡珂教授认为，腹胀首分虚实。实证腹满为主者，用厚朴三物汤；兼有外寒表证，用厚朴七物汤；心下、胁肋及腹部俱实而满痛者，用大柴胡汤或据情合小承气汤。虚证及虚实夹杂腹满者，脾虚气血不足、脾络不和者，用桂枝加芍药汤；营卫气血不足，实邪内结肠腑者，予桂枝加大黄汤；肝郁脾虚，肝脾不调，肝胃不和，用柴胡四逆，或自拟宽中方，加强理气消胀作用；脾虚气滞，根据脾虚与气滞的轻重，选用厚朴生姜半夏甘草人参汤或香砂六君子汤。在厚朴生姜半夏甘草人参汤中，仲景用厚朴半斤行气散满，而补益脾胃的甘草、人参则仅仅用了二两和一两，显然厚朴是方中主药，甘草、人参为辅药。前人说本方是"七攻三补"，当然临床也可适当减少厚朴用量，增加人参用量，灵活用于脾虚气滞并重，甚至脾虚重于气滞者。香砂六君子汤益气健脾治本，理气和胃治标；脾虚寒凝者，则用理中汤或附子理中汤。

案十三

巫某，男，60 岁，2017 年 7 月 20 日初诊。

主诉：上腹胀伴恶心呕吐。

现病史：上腹胀，恶心呕吐，睡眠差，易心慌。舌淡胖，苔薄白腻，脉弦。

辅助检查：腹部 B 超示胆囊多发息肉，余未见异常。胃镜示慢性非萎缩性胃炎。

中医诊断：腹胀（肝失疏泄，脾胃升降失调）。

治法：疏肝解郁，调和脾胃。

处方：柴胡四逆散加减。柴胡 10g，白芍 20g，党参 10g，法半夏 12g，陈皮 10g，乌药 10g，蔻仁 10g，旋覆花 10g，炙甘草 6g。7 剂，水煎，日 1 剂，分两次服。

7 月 27 日二诊：服药后症状减轻，腹胀早餐后尤显、按之不痛，肠鸣，无反酸烧心，嗳气，晨起口苦口干，口疮（10 余年）、溃疡点多、以嘴唇为主。舌淡红，苔白，脉弦。

处方：柴胡四逆散合甘草泻心汤加减。法半夏 10g，干姜 5g，黄连 5g，黄芩 8g，柴胡 10g，党参 10g，柿蒂 20g，白芍 10g，枳壳 15g，佛手 10g，麦芽 10g，鸡内金 10g，甘草 12g。7 剂，水煎，日 1 剂，分两次服。

8 月 3 日三诊：服第 1 剂后欲呕，后停药未再服。现腹胀，晨起、早餐后明显，食多则胀，时恶心欲呕，肠鸣，晨起口干苦，嗳气，口疮，人易紧张。纳一般，易醒，二便可。舌质淡红胖、边有齿痕，苔白，脉弦。

处方：柴胡四逆散合封髓丹加减。柴胡 10g，黄芩 6g，党参 10g，白芍 15g，枳壳 15g，法半夏 10g，砂仁 10g，黄柏 10g，炙甘草 10g，香橼 10g，厚朴 10g，生姜 3g。7 剂，水煎，日 1 剂，分两次服。

8 月 10 日四诊：服药后腹胀、恶心欲呕基本消失，口腔仍有多处溃疡，口苦口干，纳可，寐差易醒，小便平，大便日一行、成形、有黏滞感。舌红、边有齿痕，苔薄黄，脉弦。

上方去生姜、厚朴，加黄连 6g，干姜 3g，薏苡仁 30g，竹叶 10g。7 剂，水煎，日 1 剂，分两次服。

8 月 17 日五诊：服药后胃胀、恶心欲吐减轻，但近期易醒，凌晨 2 点醒，醒后难再入睡。睡眠差，时易口腔溃疡及胃胀，晨起口苦、稍口干，纳可，大便日一行、成形、后段稍黏，小便平。舌偏淡暗胖、边有齿痕，苔薄白，脉弦细。

处方：柴胡桂枝汤加减。柴胡 10g，黄芩 6g，桂枝 10g，白芍 10g，生姜 3 片，大枣 4 个，法半夏 20g，党参 10g，炙甘草 6g，灵芝 10g，佛手 10g，黄芪 15g，菟丝子 10g，锁阳 10g。7 剂，水煎，日 1 剂，分两次服。

按语

胡珂教授认为，本病乃肝失疏泄、脾胃升降失调所致。肝胆之气夹胆汁上逆，导致胃脘痛、痞满、嗳气、呕吐酸苦、纳呆、嘈杂等症。本案患者症状较多，治疗共四诊，胡珂教授抓住肝胆失疏、脾胃不和的主病机，突出重点，方随证变。首诊痞满、呕吐，以小柴胡汤理气和胃；二至四诊多年宿恙口疮复发，故治以柴胡四逆合甘草泻心汤及封髓丹；五诊症状重点为少寐易醒，故用柴胡桂枝汤疏利肝胆，调和营卫，调和脾胃。

案十四

许某，男，62岁，2020年8月13日初诊。

主诉：脐上胀痛满1年。

现病史：患者2019年8月因小肠梗阻住院治疗后出现脐上胀满，服中西药未见明显缓解。症见脐上胀满、食后加重，大便日1~2次、质地先干后糊、无挂厕、无不尽感，便后脐上胀满减。食欲可，无嗳气，反酸，烧心，头晕，伴恶心，寐尚可。舌淡红，苔白淡黄，脉沉细弦。

辅助检查：上下腹CT（2020年8月3日）示腹腔内无明显积液，考虑不全性肠梗阻；左肾稍低密度灶，考虑囊肿。

中医诊断：肠痹（脾虚气血不和，兼有里实）。

治法：调和脾胃，调和气血，泻实和里。

处方：桂枝加大黄汤加减。桂枝10g，大黄3g，芍药20g，生姜10g，炙甘草6g，大枣10g，枳实12g，厚朴20g，槟榔10g，白及10g。7剂，水煎，日1剂，分两次服。

8月20日二诊：药后脐周胀满、肛门下陷感减轻，昨日腹胀，服石蜡油排便后腹胀减轻，无肠鸣；食纳可，腹胀与进食无关；腹胀，稍伴腹部闷痛；头晕，偶恶心；口干不喜饮；无口苦，夜寐安。两天前摔伤后，左下肢骨折。大便日1~2次。舌淡偏胖，苔薄黄，脉弦偏软。

辅助检查：血常规（2020年8月20日）示血红蛋白76g/L，血小板311×10^9/L。

处方：厚朴生姜半夏甘草人参汤加减。厚朴20g，法半夏10g，党参6g，炙甘草6g，生姜10g，大腹皮30g，炒莱菔子30g。7剂，水煎，日1剂，分两次服。

按语

患者因肠梗阻后出现脐上胀满，伴大便先干后溏，血液检查提示贫血。观其脉症，此因素体脾胃虚弱，气血不足，兼里实所致脾虚腹胀。胡珂教授先以桂枝加大黄汤扶正为主，佐泻余邪。桂枝汤具有调和营卫、调和气血、调和脾胃之功；重用芍药可和脾络，缓挛急；加大黄泻实消积；继以厚朴生姜半夏甘草人参汤健脾调气血收功。

桂枝加大黄汤，即桂枝加芍药汤再加大黄组成。用桂枝加芍药汤治太阴脾虚气滞络瘀，加用大黄亦有双重作用，其一因气血经络瘀滞较甚，腹满痛较重，故加大黄可增强活血化瘀、通经活络之功；其二因气滞不通，可导致大便不行，加大黄能导滞通便，邪气去则络脉和，其病自愈。

案十五

姚某，女，2016年10月10日初诊。

主诉：脐周胀1月余。

现病史：脐周胀1个多月，以下午、晚上为甚，胀时无排便感；稍吃刺激物，则胃部痛；睡后易醒，冬天手脚不温，腰部僵硬感；经前乳房胀、量少、色黑，身体疲劳；纳可，二便平。舌偏暗，苔白，脉弦细、左软。

中医诊断：腹胀（脾虚气滞证）。

治法：行气健脾。

处方：厚朴生姜半夏甘草人参汤加减。厚朴24g，生姜6g，党参10g，乌药12g，大腹皮20g，炙甘草3g，木香6g。7剂，水煎，日1剂，分两次服。

10月17日二诊：服药后诸症好转，脐周稍胀，胀感下坠，欲小便，小腹略胀，偶胃痛，食辛辣刺激物尤甚；纳寐可，二便可。舌淡偏暗，苔薄白，脉细。

上方去大腹皮，加路路通15g。水煎，日1剂，分两次服。

按语

腹胀满，尤其是大腹或脐周胀满，嗳气频作，大便不畅，舌苔白润，脉细弱者，辨为脾虚气滞证，胡珂教授常用厚朴生姜半夏甘草人参汤化裁。本方来自《伤寒论》，原方厚朴半斤，生姜半斤，半夏半升，人参一两，甘草二两。胡珂教授认为，此方虽然用于虚实夹杂之证，但从药物组成和用量来看，当是三分虚七分实，燥湿化痰、行气消满之药的用量大，而补脾益气之药的用量小，可称为补三消七之法。厚朴燥湿下气，除满消胀；生姜辛散通阳；半夏和胃开结，燥湿祛痰，此三味药量均重，以降气消滞；人参、甘草有健脾气、促运化之能。诸药合用，补泻兼施，升降兼顾，而获显效。

案十六

杨某，男，59 岁，2016 年 2 月 24 日初诊。

主诉：上腹胀伴口疮 1 月余。

现病史：患者近 1 个月上腹胀，放射至背部，进食后明显，伴口疮，嗳气不多，纳可，大便平。舌胖大，苔根白黄腻、中苔偏薄白少，脉虚弱。

辅助检查：胃镜示糜烂性胃炎。上腹部 CT 示胆囊结石。

中医诊断：腹胀（肝胃不和，胃气不降）。

治法：疏肝理气，和胃降气。

处方：柴胡四逆散合封髓丹加减。柴胡 10g，黄芩 10g，白芍 15g，党参 10g，枳壳 15g，北沙参 10g，石斛 10g，黄芪 12g，黄柏 6g，砂仁 6g，甘草 6g，佛手 10g，炒麦芽 15g，鸡内金 10g。7 剂，水煎，日 1 剂，分两次服。

3 月 2 日二诊：进食后仍上腹胀，仍口疮，经常半夜醒，醒后难入睡，大小便正常。舌胖大、质暗红，苔薄，脉右虚弦、左弦。

处方：柴胡四逆散加减。柴胡 15g，黄芩 6g，党参 12g，法半夏 10g，白芍 12g，枳壳 15g，佛手 10g，北沙参 10g，莪术 10g，香附 10g，炙甘草 5g，炒麦芽 20g，木香 10g。7 剂，水煎，日 1 剂，分两次服。

3 月 9 日三诊：服药后上腹胀减轻，但心悸、胸闷，伴乏力，夜寐易醒。舌胖嫩，苔薄白偏少，脉弦软。

处方：柴胡四逆散加减。柴胡 10g，黄芩 6g，党参 10g，黄芪 12g，桂枝 6g，白芍 10g，枳壳 15g，北沙参 10g，麦冬 10g，莪术 10g，木香 10g，炙甘草 6g，合欢花 10g。7 剂，水煎，日 1 剂，分两次服。

3 月 16 日四诊：药后胃中可，偶饮食不节后腹胀。舌嫩红胖，苔根薄腻，脉弦。

上方去木香、桂枝，加槟榔 10g，麦芽 15g。7 剂，水煎，日 1 剂，分两次服。

3 月 23 日五诊：药后上腹胀、口疮均好转，但常胸闷心悸，寐易早醒。舌嫩胖，苔黄偏少、后白黄腻，脉弦。

处方：柴胡四逆散合瓜蒌薤白汤、生脉散加减。柴胡 10g，黄芩 10g，法半夏 10g，瓜蒌皮 10g，薤白 10g，麦冬 10g，党参 10g，北沙参 10g，黄芪 12g，五味子 6g，枳壳 15g，桂枝 10g，炙甘草 10g，麦芽 20g，莪术 10g。7 剂，水煎，日 1 剂，分两次服。

按语

胡珂教授言,肝为五脏之贼。木气冲和,可促进精血津液的运行输布、脾胃的气机升降、胆汁的分泌排泄和情志的舒畅等。若肝失疏泄,克伐脾土,会导致脾胃升降失调,形成精神抑郁、寐差、胸闷心悸、脘腹胀满、口疮、嗳气、脉弦细或脉弦等肝胃不和、胃气不降之证,方以小柴胡汤加减,并予佛手、香附等增强疏肝理气之功。值得注意的是,疏肝理气之品多香燥走窜,易伤阴液,故加石斛、北沙参既可补脾养胃,又可防止伤阴。

案十七

张某,男,56岁,2020年9月10日初诊。

主诉:腹部胀气半月余。

现病史:脘腹部胀满不舒、食后加重,易疲倦,入睡困难,无口干口苦,大便正常,偶有小便时灼热感。胆囊结石史。舌淡、边有齿痕、㖞舌,苔薄黄白腻,脉弦细滑软。

中医诊断:腹胀(饮食积滞,肝胆不和)。

治法:消食除胀,疏利肝胆。

处方:自拟"二柴胡汤"合"宽中方"加减。槟榔10g,香附12g,木香15g,柴胡15g,法半夏10g,黄芩10g,太子参12g,炒枳实10g,炒白芍20g,酒大黄3g,炙甘草6g,生姜10g,大枣10g,鸡矢藤20g,炒谷芽15g,炒麦芽15g,厚朴15g。7剂,水煎,日1剂,分两次服。

9月17日二诊:药后腹部胀气明显减轻,纳可,畏多食,背部易感酸痛,眠尚可;胃脘部胃寒明显,喜热饮;二便正常。舌红,苔薄白稍腻,脉弦。辅助检查(2020年9月17日):胃镜示慢性非萎缩性胃炎伴胃窦隆起糜烂。

上方合自拟"肩背方"化裁。槟榔10g,香附12g,木香15g,柴胡15g,法半夏10g,黄芩10g,太子参12g,炒枳实10g,炒白芍20g,酒大黄3g,炙甘草6g,生姜10g,大枣10g,乌药10g,青皮10g,姜黄12g,秦艽15g。7剂,水煎,日1剂,分两次服。

按语

患者主症为腹胀、食后加重,伴失眠,治以自拟"二柴胡汤"合"宽中方"加减。"宽中方"消食除胀，其中制香附理气止痛，李时珍推崇其为"气病之总司"；枳壳、青皮调理气机之升降。全方配伍不杂，平中见奇，对饮食阻滞有殊效。胡珂教授言，失眠病因虽多，但总属阴阳失调，阳不交阴，易致肝胆气郁，少阳枢机不运，气血运行紊乱，表里开阖失度。"二柴胡汤"即大、小柴胡汤合用，以疏利肝胆，运转枢机，调和脾胃，畅达三焦，调畅气血，调节阴阳。"肩背方"为胡珂教授用治经络气血不和，或兼风湿痹阻，引起肩背部疼痛的小组合，由姜黄、秦艽二药组成。因肩胛连及背部为少阳经脉循行之所，故常合入小柴胡汤中使用。

案十八

张某，男，38岁，2020年7月2日初诊。

主诉：腹胀伴嗳气10余年，加重两周。

现病史：患者10多年来腹胀伴嗳气，间断性发作，近两周加重，未予治疗。症见腹胀、进食后加重、活动后减轻；嗳气频，食刺激性食物则反酸，伴胃中绞动感，恶心，呕吐清涎及胃内容物，大便日1次、糊状、略挂厕、无不尽感、通畅，小便黄；胃纳可，食多则胀，无口干，熬夜则口苦；易出汗，进食时汗出多，运动时全身汗出，稍有沉重感，汗出有臭味儿；精神、体力一般，易疲倦，气短，深呼吸则缓，无胸闷；寐可，嗜睡乏力。舌偏淡胖、边有齿痕，苔薄白，脉弦滑。

中医诊断：腹胀（肝气犯胃，胃失降浊，湿滞脾胃）。

治法：疏肝和胃，降气消胀，燥湿运脾

处方：旋覆代赭汤合平胃散、自拟"降气小方"化裁。旋覆花15g，代赭石15g，党参15g，法半夏12g，生姜12g，大枣10g，炙甘草6g，苍术10g，厚朴15g，陈皮30g，柿蒂30g，木香12g，干姜10g，炒白术10g，炒谷芽30g，炒麦芽30g，鸡内金15g。7剂，水煎，日1剂，分两次服。

7月9日二诊：服药后大便日4~5次、溏稀水样，便前腹痛，便后缓解；嗳气缓，腹胀未缓，偶恶心，呕吐清涎及胃内容物；胃纳可，无口干口苦，汗出同前，精神、体力一般；易疲倦，嗜睡乏力，咽中不适。舌淡胖、边隐见齿痕，苔薄白，脉弦滑偏细。

处方：桂枝人参汤合旋覆代赭汤、自拟"降气小方"加减。桂枝12g，炙甘草12g，炒白术10g，人参10g，干姜10g，醋香附12g，乌药10g，旋覆花 15g，代赭石 15g，党参 12g，法半夏 12g，生姜 12g，大枣 10g，陈皮 30g，柿蒂 30g，木香 15g，炒谷芽 15g，炒麦芽 15g，鸡内金 10g，厚朴 15g。7 剂，水煎，日 1 剂，分两次服。

8 月 27 日三诊：服药后腹胀明显减轻，后自行停药 1 个多月。近期又出现腹胀、食后加重，嗳气，反酸，恶心，欲呕，吐酸水及胃内容物，无口干口苦，大便可，小便平；食欲一般，不敢多食；寐差、多梦，醒后仍觉疲劳；怕冷，吹空调则四肢冰冷，户外则觉四肢灼热；自觉鼻息炽热，气短，深呼吸则舒。舌淡红、边有齿痕，苔薄白、中后黄，脉弦滑软。

处方：吴茱萸汤合附子理中汤加减。吴茱萸 6g，党参 20g，大枣 15g，生姜 15g，附片 6g，干姜 10g，炒白术 10g，炙甘草 6g，陈皮 30g，柿蒂 30g，旋覆花 15g，木香 12g，厚朴 20g，乌药 15g。7 剂，水煎，日 1 剂，分两次服。

9 月 3 日四诊：药后脘腹胀、嗳气、反酸诸症均减，恶心欲呕频率减，呕吐胃内容物减；偶尔咽部有梗塞感，食欲欠佳，心下痞硬，夜寐差，怕冷，气短，疲劳乏力，大便日两次、质稀，小便频。舌暗胖，苔薄白，脉弦滑软。

辅助检查（2020 年 9 月 3 日）：肝功能检查示谷丙转氨酶 175.7U/L（↑），谷草转氨酶 89.95U/L（↑），碱性磷酸酶 151.45U/L（↑），谷氨酰转肽酶 63.6U/L（↑），甲胎蛋白 825.3μg/mL（↑）。自述乙肝病毒脱氧核糖核酸阴性。

上方去附片，改吴茱萸 4g，厚朴 15g，合半夏厚朴汤。吴茱萸 4g，党参 20g，大枣 15g，生姜 15g，干姜 10g，炒白术 10g，炙甘草 6g，陈皮 30g，柿蒂 30g，旋覆花 15g，木香 12g，厚朴 15g，乌药 15g，法半夏 10g，茯苓 10g，苏梗 10g。7 剂，水煎，日 1 剂，分两次服。

按 语

本案患者以腹胀伴嗳气为主诉。首诊主要考虑病机重点为胃气不降，方选旋覆代赭汤合平胃散、自拟"降气小方"（组成：陈皮、柿蒂、木香、旋覆花），加干姜温脾散寒，并兼顾太阴脾之升清。但患者服药后出现泻溏稀水样便日 4~5 次，而方中没有一味寒凉之品，说明脾虚较甚，大队降气和胃药影响脾阳之升，"清气在下，则生飧泄"。二诊加强温脾止泻之力，用桂枝人参汤，即理中汤加桂枝合旋覆代赭汤，升降并举。三诊根据反酸，常呕吐清涎，考虑脾胃俱寒，用吴茱萸汤合附子理中汤两温脾胃。四诊因患者肝功能异常，考虑附片、吴茱萸之毒性，故去附片，减吴茱萸用量。从该病案可以得到如下启示：脾胃升降失常，不但可见于脾寒胃热的半夏泻心汤证，脾虚气弱、胃浊不降的香砂六君子汤证，脾胃俱寒证也可出现。因此，处方用药当顾及脾胃升降之机，平衡调和。尤其是像本案症状以胃气不降为主，而脾清不升表现较轻者，治胃同时不应忽视治脾。

案十九

周某，男，36岁，2016年11月23日初诊。

主诉：腹胀伴肝功能轻度损害3年余。

现病史：患者腹胀伴肝功能轻度损害3年多，乙肝表面抗体阳性，肥胖，纳佳，大便时干时溏。舌偏红，苔薄白腻，脉滑。

中医诊断：腹胀，肝浊（肝胆不和，痰湿困脾）。

治法：疏肝利胆行气，健脾化痰祛湿。

处方：小柴胡汤合温胆汤加减。柴胡10g，黄芩10g，法半夏10g，陈皮10g，荷叶15g，丹参10g，泽泻10g，决明子20g，白术10g，茯苓10g，山楂20g，葛根15g，鸡骨草15g，白花蛇舌草15g。14剂，水煎，日1剂，分两次服。

12月7日二诊：药后腹胀稍缓解。舌红，苔白，脉细滑。

上方去白术、茯苓，改荷叶20g，丹参15g，决明子30g，葛根20g。14剂，水煎，日1剂，分两次服。

12月21日三诊：药后腹胀除，余无明显不适。舌淡红，苔白，脉滑软。

上方去鸡骨草、白花蛇舌草，加垂盆草20g。14剂，水煎，日1剂，分两次服。

2017年1月4日四诊：药后无明显不适。舌淡红，苔薄黄，脉细滑。

上方加鸡骨草15g。14剂，水煎，日1剂，分两次服。嘱复查肝功能、血脂。

1月18日五诊：肝功能示谷丙转氨酶正常，总胆红素25.11μmol/L（↑），甘油三酯5.50mmol/L（↑）。舌偏红，苔黄，脉细滑。

处方：柴胡10g，黄芩10g，法半夏10g，党参10g，荷叶20g，丹参30g，山楂20g，决明子30g，葛根20g，茵陈15g，郁金10g，鸡骨草15g，金钱草15g。21剂，水煎，日1剂，分两次服。

2月8日六诊：药后无明显不适。舌尖红胖、边有齿印，苔薄白黄，脉细滑。

上方去金钱草，加泽泻15g。21剂，水煎，日1剂，分两次服。

3月1日七诊：病情同前，舌脉同上。

上方荷叶改30g。21剂，水煎，日1剂，分两次服。嘱复查肝功能、血脂。

3月22日八诊：复查肝功能正常。甘油三酯2.68mmol/L（↑），低密度脂蛋白3.31mmol/L（↑），高密度脂蛋白0.93mmol/L（↓）。病情同前，纳寐可，二便平。舌红、有齿痕，苔薄黄，脉细滑软。

上方去金钱草、茵陈，党参改15g，加制南星6g。21剂，水煎，日1剂，分两次服。

按 语

本案患者肥胖、脂肪肝、肝功能异常。胡珂教授认为，肥人多痰，肥人多虚。脾为生痰之源，三焦为气和水的运行通道，正如仲景在《伤寒论》第230条所言："上焦得通，津液得下，胃气因和。"肝胆失疏，三焦不利，水湿内聚成痰；脾胃虚弱，运化不及，酿湿生痰。方用小柴胡汤疏利肝胆，调畅三焦，调和脾胃；温胆汤清热化痰；加荷叶、丹参、山楂、决明子、泽泻等降脂减肥；鸡骨草、白花蛇舌草、垂盆草等护肝降酶。

案二十

邹某，女，63岁，2017年7月3日初诊。

主诉：腹胀近10余年，再发3天。

现病史：腹胀，受凉及饮冷后明显。怕冷，口气重，腹胀甚则腹痛、欲便，大便成形，矢气则舒，无口干口苦，纳寐可，二便可。舌暗红，苔黄，脉沉细滑。

辅助检查：上腹部彩超未见明显异常。

中医诊断：腹胀（寒热错杂之痞证）。

治法：温脾降胃，行气消胀。

处方：半夏泻心汤加减。法半夏10g，黄芩4g，黄连3g，干姜6g，党参10g，大腹皮15g，乌药15g，木香15g，小茴香3g，炙甘草6g。7剂，水煎，日1剂，分两次服。

7月10日二诊：服药后腹胀紧感减，受凉后腹胀较前减。无口干口苦，无嗳气，腹部怕冷，纳寐可，二便平。舌暗红，苔白、根稍黄，脉细滑。

上方加草豆蔻10g。14剂，水煎，日1剂，分两次服。

按语

患者脾虚寒凝，故受凉后腹胀腹痛，伴怕冷；胃热则口臭、苔黄，证属脾寒胃热，寒热错杂，虚实互见，治以半夏泻心汤加减。半夏泻心汤由小柴胡汤去柴胡、生姜，加黄连、干姜而成，为辛开、苦降、甘调的代表方。其攻补兼备，具有升清降浊、寒温并调之功。其所治之虚，以中焦脾胃气虚为主。方中半夏、干姜辛散脾胃寒湿，开结除满；黄连、黄芩苦寒，苦以燥湿，寒以清热；因苦寒易伤中气，故配姜、枣、草甘温之品，以补脾虚，助湿运化；甘草调和诸药。

案二十一

左某，男，57岁，2017年3月28日初诊。

主诉：小腹两侧胀坠6个月。

现病史：小腹两侧坠胀，无腹痛，行走时觉物悬挂，致行走缓慢，腰部酸胀，近期胸骨下段似有物悬挂不舒，晨起刷牙时喜干呕，咽喉无异物感，双下肢麻木，行走乏力，纳可，口苦，无口干，稍有口气，寐可，二便平。舌暗红胖、边有齿痕，苔白厚腻，脉细弦。

辅助检查：肝功能示谷丙转氨酶61U/L（↑），乙肝病毒脱氧核糖核酸阴性，甲胎蛋白阴性，肝硬度4.5kpa（轻度升高）。

中医诊断：腹胀（肝气犯胃，气机不畅）。

治法：疏肝和胃，调畅气机。

处方：小柴胡汤加减。柴胡12g，黄芩10g，法半夏12g，白芍12g，党参10g，白术10g，当归10g，甘草6g，路路通10g，鸡骨草10g，忍冬藤6g，赤芍12g。14剂，水煎，日1剂，分两次服。

4月13日二诊：服药后晨起刷牙干呕稍好转，小腹两侧仍坠胀，无腹痛，觉腹部悬挂，腰部仍酸胀，双下肢麻，大脚更甚；稍觉口苦，无口干，稍口臭，寐安。舌质红暗、边有齿痕，苔薄黄腻，脉弦滑软。

守上方14剂，水煎，日1剂，分两次服。

按 语

　　患者以小腹疼痛，伴刷牙干呕、腰部酸胀为主症。肝胃经脉相通，病则气机失调，肝气犯胃。《灵枢·经脉》载："肝足厥阴之脉……抵小腹……夹胃……"脾与胃经有表里络属关系，胃病及脾可产生运化失常之症。肝经经脉证候除本经病候外，尚有与脾经有关的症状，如呕逆、飧泄等。治用小柴胡汤疏肝和胃，促使中焦气机调畅，使脾胃升降功能恢复。加路路通行气助运；忍冬藤、鸡骨草护肝降酶；加芍药，取其土中伐木，能和脾络而止腹痛。诸药合用，共奏疏肝和胃、调畅气机之功。

（陈子瑶　江水玉　张　涛）

十九、吐酸

　　吐酸是指胃内容物反流入食管、咽喉或口腔，感觉酸水上泛、不咽下而吐出的病证，常与胃痛、嗳气等兼见，包括反酸、泛酸、反胃等。中医学认为，临床首当辨寒热，治宜泻肝清火，或温养脾胃，胡珂教授临床多从肝胃论治，从气血阴阳入手。

　　案一

　　周某，女，76 岁，2020 年 11 月 12 日初诊。

　　主诉：反复反酸两年。

　　现病史：自述两年前食后稍微活动片刻即出现反酸，近 1 个月来饥饿时胃隐痛，食后缓解；自觉食冷、热食物咽中不适；无烧心；晨起口干苦，饮水可解；大便日一行、软条状、挂厕；小便可；食纳可，寐尚可。舌红，苔薄黄裂纹，脉弦。

　　中医诊断：吐酸（肝胆气郁，脾胃兼有郁热）。

　　治法：疏肝利胆，清解郁热。

　　处方：小柴胡汤合四逆散、栀豉汤、上焦宣痹汤加减。柴胡 15g，黄芩 10g，法半夏 10g，白芍 20g，炒枳实 15g，太子参 20g，炙甘草 6g，栀子 15g，淡豆豉 10g，郁金 10g，射干 10g，枇杷叶 10g，天花粉 10g，黄连 5g。7 剂，水煎，日 1 剂，分两次服。

　　11 月 19 日二诊：服药后反酸明显减少，偶饥饿时胃痛，食后缓解；咽喉无不适，晨起口干口苦口黏；食纳可，寐可；大便日两次、糊状，小便可。舌红，苔前黄，脉弦细。

　　上方改黄连 3g，加干姜 2g。7 剂，水煎，日 1 剂，分两次服。

　　半月后随访，诸症悉除，无明显不适。

171

按语

胡珂治疗吐酸属肝胆气郁、脾胃兼郁热者，常用柴胡四逆散加减，即小柴胡汤合四逆散。小柴胡汤出自《伤寒论》第96条。云："伤寒五六日，中风，往来寒热，胸胁苦满，嘿嘿不欲饮食，心烦喜呕，或胸中烦而不呕，或渴，或腹中痛，或胁下痞硬，或心下悸，小便不利，或不渴，身有微热，或咳者，小柴胡汤主之。"第263条云："少阳之为病，口苦，咽干，目眩也。"其所治诸症，均为邪郁肝胆，经气不利。肝经与胆经互为表里，二者均与脾胃关系密切，均易影响脾胃，出现肝脾不和，如反酸烧心、口苦、脘腹胀闷不适、嗳气不舒、时叹气、胁肋不适、脉弦等表现。邪气下攻，侵犯脾胃，则胃脘疼痛不适，口干口苦；气机郁阻日久，郁而化热，致脾胃郁热，故舌红、苔薄黄裂纹。治法为疏肝利胆，清解郁热。郁热较重，可合栀子豉汤清热除烦，加黄连清热；太子参性平，人参改太子参健脾；患者咽喉不利，故用郁金、射干、枇杷叶，取上焦宣痹汤之意，宣通肺胃之气；因胃腑郁热伤阴，患者口干舌裂，故加天花粉顾护胃阴。复诊时症状明显减轻，但出现大便糊，考虑黄连苦寒，故减至3g，加干姜2g温脾。

案二

周某，女，60岁，2019年9月5日初诊。

主诉：反复胸骨后烧灼感20余天。

现病史：自述20天前无明显诱因出现恶心欲吐及胃脘部烧灼感。现恶心欲吐，胸骨前及胃脘部烧灼感，发作无明显规律，偶有胃胀，无胃痛；稍有嗳气，无反酸；食欲减，纳减；口干、口苦欲饮水；二便调；寐差，不易入睡，易醒，梦稍多，偶记梦；平素怕冷，腹部尤甚，近日易疲倦。舌暗红，苔中根黄腻，脉弦滑。既往有胃炎病史。

中医诊断：吐酸（痰热中阻，肝气犯胃）。

治法：清热化痰，疏肝和胃。

处方：小柴胡汤合温胆汤加减。柴胡15g，黄芩10g，法半夏10g，党参10g，竹茹20g，炒枳实10g，陈皮10g，茯苓10g，炙甘草6g，焦栀子10g，炒谷麦芽20g，鸡内金10g。7剂，水煎，日1剂，分两次服。

9月12日二诊：服药后胸骨后烧灼感减，现夜间3点左右出现胃脘烧灼感，恶心感减，胃胀缓解；食纳可；无明显口干口苦；二便可；寐一般；手足心汗多；平素怕冷，觉气息灼热。舌质暗红，苔中根黄白腻、少津，脉弦细偏软。

辅助检查：胃镜（2019 年 9 月 12 日）示糜烂性胃炎。

上方去麦芽、鸡内金，加石膏 30g。7 剂，水煎，日 1 剂，分两次服。

9 月 19 日三诊：服药后诸症减，偶有烧灼感，夜间仍难入睡；双目不适，无心烦。夜间 3 点仍有胃脘烧灼感，胃胀减；大便质较前硬、欠畅、日一行；手足心汗多；畏寒。舌质暗红，苔中后黄白腻，脉弦软。

上方改党参 12g，石膏 40g，槟榔 10g，加天花粉 10g。14 剂，水煎，日 1 剂，分两次服。

半个月后随访，诸症悉除。

按语

胡珂教授认为，结合患者症状及舌脉表现，本案辨证属湿热内蕴，久而酿痰，枢机不利，治以小柴胡汤合温胆汤（柴胡温胆汤）加减。患者胸骨前及胃脘部烧灼感，提示热象偏重；中焦脾胃湿热内盛，气机阻滞，影响脾胃运化，久而酿生痰湿，痰湿内阻，胃气上逆，以致恶心呕吐；枢机不利，肝失疏泄，胆郁气滞，郁而化火，胆火上炎，故见口干口苦；痰热上扰心神，故寐差梦多；身冷腹凉，为木郁气阻，阳气不能布达躯体表里，与四逆散证之阳郁肢冷病机相似；易疲倦乏力与柴胡加龙骨牡蛎汤证之"一身尽重，不可转侧者"义同，亦属阳气郁滞不行，不可认作阳虚寒证。舌暗红、苔中根黄腻、脉弦滑均为痰热内阻之象。"胃络通心"，中焦痰热者，易循经扰心，出现失眠、寐差，胡珂教授常考虑酌加栀子清胃热，降胃浊，以安神。诸药合用，共奏清热化痰除湿、调畅枢机之效。二诊时症状减轻，但出现手足心汗多，气息灼热；舌质暗红，苔中根黄白腻、少津，提示热象较甚，已伤津液，故去麦芽、鸡内金，加石膏清热生津。三诊时症状明显减轻，但仍偶有烧灼感，夜间难入睡，大便质较前硬、欠畅，手足心汗多，畏寒，舌质暗红，苔中后黄白腻，脉弦软。提示热邪伤津较甚，故石膏加至 40g，并加天花粉清热生津；党参加至 12g 增强健脾益气之功；加槟榔行气利水。胡珂教授使用柴胡温胆汤时，对舌象表现尤为注重，一般腻苔多为脾胃痰湿阻滞，若腻苔转黄，多为热象凸显，或湿热相合，或痰热相合。临证遇到上述舌象者，常考虑此合方。

案三

王某，女，29岁，2017年7月17日初诊。

主诉：反酸4月余。

现病史：自述近4个月反复出现进食后胃中食物反流，兼胃中烧灼感，嗳气频，偶有吐酸，口干，无口苦，怕冷恶风，心烦易怒，纳寐可，小便可，大便日一行、成形、夹黏液，受凉后多出现腹泻。舌红嫩，苔薄白，脉细弦滑。

辅助检查：胃镜（2017年7月14日）示非萎缩性胃炎伴胆汁反流。

中医诊断：反酸（肝气犯胃，胃热脾寒，气机升降失常）。

治法：疏肝和胃，升清降浊，调和脾胃。

处方：小柴胡汤合半夏泻心汤加减。柴胡10g，黄芩6g，黄连6g，法半夏10g，党参10g，柿蒂20g，干姜3g，枳壳15g，白芍10g，佛手15g，厚朴10g，炙甘草6g。7剂，水煎，日1剂，分两次服。

7月24日二诊：服药后食物反流症状明显改善，胃中灼热消失；因食鸭肉及较多西瓜，胃中灼热复发；嗳气好转，仍偶有吐酸，无口干口苦；纳寐可，小便平，大便量少、偏干、3天1次。舌红，苔薄黄，脉细弦。

上方去柿蒂、白芍、佛手、厚朴，枳壳易枳实10g，加制大黄2g，槟榔10g，青皮10g。7剂，水煎，日1剂，分两次服。

半个月后随访，无明显不适。

按语

此类患者寒热夹杂，临床用药颇为棘手。烧心反酸属胃热当清，腹痛下利属脾寒宜温，然清热则泄泻加重，温脾则烧心益甚，故治疗重在平调寒热，恢复中焦脾胃升降之力。胡珂教授常用柴胡泻心汤合方。本方由柴胡、黄芩、半夏、黄连、干姜、党参、炙甘草组成。方中小柴胡汤疏肝健脾和胃；半夏泻心汤辛开苦降，寒热平调，消痞散结，仲景对某些病证常有特定的治疗药物，如常用大黄、黄连、黄芩泄热除痞，以干姜温脾止泻。本方因脾虚升清失职，故去大黄苦寒泻下，而存连、芩清胃泄热，以苦能降能泻，寒可清热。明代以前，古人常心胃不分，仲景五个泻心汤言"泻心"，实则泻胃。辛能开能达，半夏辛苦以开结消痞；干姜辛可升可开，热可温，两者相伍，辛温开达，升脾助运；党参、炙甘草益气健脾，甘温补脾阳，有理中之意；加用柿蒂、厚朴降气；枳壳、佛手理气行滞；白芍柔肝平肝。全方寒热平调，升脾降胃，湿痰水饮可除，郁火之邪可散，脾胃运化可复。小柴胡汤与半夏泻心汤合方，共奏疏泄肝胆、调和脾胃、调畅气机、和其升降之功。复诊时症状明显改善，后因食鸭肉及较多西瓜胃中灼热复发，大便量少、偏干、3天1次，舌红，苔薄黄，脉细弦。此因热邪未除尽，饮食不节导致脾胃热邪复生，故原方基础上减去柿蒂、枳壳、白芍、佛手、厚朴，加用制大黄清热泻火，槟榔、青皮、枳实行气消积，理气散痞。胡珂教授认为，柴胡泻心汤主治的病证乃内外寒热错杂或湿热气滞夹虚之证，病位涉及脾、胃、肝、胆。临床运用时当据证候寒热的多寡，掌握寒热药物的用量，寒热之证在病程中常因寒热药物的干预及其他因素影响而不断变化，故处方中寒热药之比也应随之而变。

案四

黄某，男，39岁，2019年2月25日初诊。

主诉：间发反酸烧心两月余。

现病史：自述两个月前饮酒后间发反酸烧心，服质子泵抑制剂后症状好转，但易反复。症见反酸烧心，偶有嗳气，胃脘隐痛、无压痛，咽中异物感、有痰滞感，咳少量色黄黏痰，无咽痛；食欲可，稍胃胀；无口苦口干。之前饮酒后大便偏稀，现大便尚可、日一行。舌淡红稍胖，苔白稍腻夹黄，脉弦偏细。

辅助检查：胃镜（2019年2月25日）示食管炎（LA～A）；非萎缩性胃炎伴糜烂；幽门螺杆菌阳性。

中医诊断：吐酸（肝胃郁热）。

治法：疏肝和胃，清热制酸。

处方：小柴胡汤合上焦宣痹汤、四逆散、左金丸加减。柴胡10g，黄芩10g，法半夏10g，白芍20g，炒枳壳15g，党参10g，炙甘草6g，郁金10g，射干10g，枇杷叶10g，海螵蛸20g，浙贝母10g，黄连6g，吴茱萸1g，栀子15g，干姜3g。7剂，水煎，日1剂，分两次服。

3月4日二诊：服药后反酸烧心减轻，无明显胃脘隐痛；无嗳气；两侧太阳穴胀痛；咽中异物感减轻；余症不明显。舌偏红胖，苔薄黄，脉弦细。

上方改栀子10g，加白蒺藜12g，菊花10g。14剂，水煎，日1剂，分两次服。

3月18日三诊：药后无明显反酸烧心，右胁下稍有隐痛，食欲尚可，二便可，太阳穴胀痛已愈，大便气味偏重，夜寐尚可。舌质偏红胖，苔薄黄，脉弦细。

上方改郁金15g，加青皮10g。21剂，水煎，日1剂，分两次服。

1个月后随访，诸症悉除，无明显不适。

按语

胡珂教授治疗吐酸，多不离泻肝清胃制酸法。肝属木，前人认为，肝木"曲直作酸"，肝胆气郁、气滞郁热均可克犯胃土，胃气不和而上逆，而引起吐酸，故投以柴胡剂，如大柴胡汤、小柴胡汤、四逆散等，木气和，则吐酸止。反酸甚可合左金丸，其中黄连、吴茱萸比例遵循古方6：1。《素问·至真要大论》病机十九条云"诸呕吐酸……皆属于热"。吐酸多与热证有关，尤其胃腑郁热、湿热，胃热酿酸。治以苦寒清热燥湿为主。常用药如黄芩、黄连、栀子、大黄。心胃热甚，可用黄连解毒汤、栀子豉汤加连翘；胃热渴饮，可用白虎汤、竹叶石膏汤；胃热脾寒，可用半夏泻心汤。因肝胃常常同病，故可于上方中合入柴胡剂。遇到反酸、吐酸严重者，可配合制酸药，如乌贝散（乌贼骨、浙贝母）、瓦楞子、牡蛎、赤石脂等，但一般情况不大常用。此外，反酸甚，除合用左金丸，尚可根据病情程度加至中、大剂量外，还可在辨证的基础上加龙胆草、牡蛎组合，或乌贼骨、小剂量大黄组合。尤其是后者，用制大黄1~3g顺降胃腑，既有助于增加乌贼骨的制酸作用，又可制约其收敛固涩，引起便秘的弊端。

（王露露　覃靖燊　张　涛）

二十、胃痛

胃痛是因胃气阻滞，胃络瘀阻，胃失所养，不通则痛导致以上腹胃脘部发生疼痛为主症的一种脾胃肠病证，又称胃脘痛。本病在脾胃系统病证中最为多见，发病率较高，中药治疗效果颇佳。

案一

王某，男，52岁，2016年3月2日初诊。

主诉：反复胃脘痛1月余。

现病史：自述1个月前出现胃脘疼痛，进食痛增，无胃脘胀；口苦，嗳气，时反酸；大便不调，腹泻与便秘交替，以泻为主；形寒怕冷，腹不耐寒。舌淡胖，苔薄白，脉沉细、按之无力。

中医诊断：胃痛（脾寒胃热，寒热夹杂，胃气壅滞）。

治法：清热和胃降气，祛湿升脾助运。

处方：半夏泻心汤合四逆散加减。法半夏10g，黄芩10g，黄连3g，干姜10g，党参15g，炙甘草6g，炒白芍20g，柴胡10g，香附10g，乌药10g，麦芽15g，鸡内金10g。7剂，水煎，日1剂，分两次服。

3月9日二诊：服药后胃痛明显好转，大便仍不成形、色深；唇红，右下牙肿痛。舌淡红胖，苔薄白黄腻，脉弦细软。

上方改干姜6g，黄连5g，黄芩6g，加白芷15g，引经入阳明，又能止痛。7剂，服法同前。

后随访1个月，胃痛未再发作。

按 语

《临证指南医案》云："脏宜藏，腑宜通，脏腑之用各殊也。"《类证治裁·内景综要》云："六腑传化不藏，实而不能满，故以通为补焉。"故曰"六腑以通为用""六腑以通为补"。脾胃同处中焦，升降有序，脾主升清，胃主降浊。脾升失司则胃降反常，反之胃降亦可影响脾升。胃气不降，则壅滞不通而化热化火，故胃病有易实易热的特点，易形成胃腑实热之证。本案患者乃胃气郁滞，胃中壅热，通降失常，不通则痛，又兼脾虚内寒，寒热错杂，故见胃脘疼痛、得食痛增、形寒而怕冷，治予半夏泻心汤。在《伤寒论》中，半夏泻心汤虽治疗脾虚寒热错杂的心下胃脘满而不痛的痞证，但只要病机相同，胃痛同样可用半夏泻心汤。方中黄芩、黄连苦寒降下，清泄胃热，胃气通降则痛止；脾不升清，日久自身不得水谷精微之充养而虚而寒，故易虚易寒，产生脾脏虚寒之机，予半夏、干姜辛温开达，升脾助运；人参、大枣、炙甘草益气健脾。诸药合用，温清并用，补泻兼施，使寒散热清，上下调和，升降复常，则腹痛自愈。《医学求是》云："腹中之痛，称为肝气……木郁不达，击而贼脾土，则痛于脐下。"说明腹痛与肝郁关系密切。胡珂教授认为，腹痛尤其是慢性腹痛、发作性腹痛，以肝脾不调最为多见。因木易克土，日久肝胃不和，脾胃失运，故合四逆散疏肝和胃，麦芽、鸡内金消食和胃。

案二

但某，女，70岁，2020年4月9日初诊。

主诉：反复胃脘胀痛1年。

现病史：患者近1年反复胃脘胀痛，易嗳气，胃脘轻压痛，食后明显，嗳气后舒；稍口干，无口苦。大便先硬后软，纳一般，稍食不易消化之品则胃痛；夜寐不得眠，头晕，难入睡，乏力。舌暗红胖，苔薄白黄，脉细弦。

中医诊断：胃痛（肝胃不和，胃热壅滞，升降失常）。

治法：疏肝和胃，辛开苦降，清胃降气。

处方：四逆散合半夏泻心汤加小陷胸汤加减。柴胡15g，白芍20g，炒枳实12g，黄芩10g，法半夏10g，党参10g，黄连3g，干姜10g，炙甘草6g，瓜蒌15g，香附10g，川楝子10g，木香10g，柿蒂20g，陈皮20g，炒谷芽30g，炒麦芽30g，槟榔10g，鸡内金10g。7剂，水煎，日1剂，分两次服。

4月16日二诊：服药后胃痛减，仍嗳气。舌偏红，苔白，脉弦。

上方去川楝子，增柿蒂至30g，加青皮10g。7剂，水煎，日1剂，分两次服。

4月23日三诊：服药后胃胀欲呕、胃痛消。晨起未进食则胃脘不适；大便1~2天1次、成形，矢气减。小便平，夜寐入睡难，纳可。舌红，苔中后薄黄，脉弦。

守方14剂，水煎，日1剂，分两次服。

后随访两个月，诸症未再复发。

按语

仲景云阳明中土，万物所归，故世人之患胃痛腹痛者甚多，而致病之因亦难悉数。然痛有不通则痛，有不荣则痛。胃为腑属阳，泻而不藏，其气以降为顺。胃又为多气多血之腑，胃气不降而壅滞不通，其气郁而化热，故易实易热，形成胃腑热壅气滞，通降失司而胃脘胀痛。脾为生痰之源，脾失运化，湿酿成痰，痰热互结胃脘。痰乃有形之邪，按之则痛，正合仲师"小结胸病，正在心下，按之则痛"之论。胃得脾升而能降，脾得胃降而能升，中焦气机升降调和，木土和谐。反之，肝胃不和，则肝脾不调。治以四逆散疏肝和胃，半夏泻心汤合小陷胸汤升脾降胃，恢复中焦气机升降，清热涤痰。其中重在降胃，并辅以柿蒂、槟榔、二芽、鸡内金降气消食和胃。

案三

王某，女，48岁，2016年5月5日初诊。

主诉：患者反复胃脘隐痛30年，加重1余年。

现病史：患者30年来反复胃脘隐痛，胃镜提示慢性浅表性胃炎，自2015年6月开始胃脘不适加重。复查胃镜提示胃炎伴胃窦糜烂，断续服用西药或中药，胃痛症状反复。症见胃脘痛、以隐痛为主，无明显反酸、嗳气。昨日因进凉食，胃脘隐痛加剧，伴右胁下疼痛；口不苦，略口干，口中烧灼感；纳可，寐安；小便平，大便日1次、质软成形。舌淡红胖、边有齿痕，苔薄腻微黄、少津，脉细滑。近3年久坐较多，臀部皮肤瘙痒明显。

中医诊断：胃痛（肝胃不和，痰热内蕴，胃气壅滞）。

治法：疏肝理气，化痰清热，降气和胃。

处方：四逆散合小陷胸汤加减。柴胡15g，白芍20g，瓜蒌皮15g，枳实10g，黄连3g，法半夏10g，青皮6g，郁金10g，白鲜皮10g，太子参10g，炙甘草6g，代赭石15g（先煎30分钟）。7剂，水煎，日1剂，分两次服。

5月12日二诊：服药后诸症缓解，仍稍胃脘隐痛，口稍干，右胁下稍疼痛；仍觉久坐臀部皮肤瘙痒明显，无皮疹，肛门无灼热感；纳可，寐安，二便平；手心、脚心发热，无汗出。舌淡红胖、边有齿痕，苔薄腻微黄，脉细。

上方去赭石，加天花粉 15g，薏苡仁 20g。7 剂，水煎，日 1 剂，分两次服。

5 月 19 日三诊：服药后胃脘隐痛减轻，皮肤瘙痒减轻，但仍口干、口中灼热感，喝水后缓解，手脚心发热；纳寐可，二便平。舌红胖，苔薄黄，脉细。

上方去青皮、花粉，加石膏 10g，石斛 10g，麦芽 15g。7 剂，水煎，日 1 剂，分两次服。

5 月 26 日四诊：服药后胃痛几除，口干较前减；纳寐安，二便平。舌淡红胖，苔薄白黄腻，脉细滑。

上方再进 14 剂，水煎，日 1 剂，分两次服。

随访 1 个月，未再因胃脘痛求诊。

按语

脾胃运化依赖肝胆的疏泄，肝胆气机调畅在脾胃升降中发挥着非常重要的作用，所谓"土得木而达"（《素问·宝命全形论》）。肝木性喜条达而恶抑郁。若肝气郁滞，气郁不伸，疏泄不及，气壅而滞，所谓"木不疏土"，致肝胃不和、胃气不降为主者，症见胃脘痛时连胁，嗳气频频，得矢气后较舒，脉多弦。治疗当疏肝和胃为主，予四逆散加味。《伤寒论·辨太阳病脉证并治》云："小结胸病，正在心下，按之则痛，脉浮滑者，小陷胸汤主之。"此为痰热互结于"心下"，即胃脘，临床只要见胃痛按之则甚、舌苔黄腻、脉滑等痰热内结胃腑之证，用小陷胸汤则取效甚捷。本案乃肝胃不和，胃失通降，胃气壅滞，不通则痛；日久中焦积滞化痰化热，痰热壅滞，得食痛增，故予小陷胸汤化痰清热，辛开苦降，恢复胃气的通降功能，辅以青皮、代赭石，加强通降胃气之功；麦芽疏肝和胃；石膏清胃热；石斛养胃阴，胃气通降，则胃痛渐止。

案四

李某，女，47 岁，2016 年 5 月 3 日初诊。

主诉：胃痛半月余。

现病史：患者胃脘痛，不胀，饥饿、受凉时明显；伴见反酸，嗳气，无烧灼感，无嘈杂感；偶有咳嗽，咳痰色白黏稠，单声咳为主，无咽痛、咽痒，无畏寒，流清涕；纳可，寐安，二便平。舌稍红，苔薄黄白，脉细。

中医诊断：胃痛（肝胃不和，肺脾气虚，痰湿中阻）。

治法：疏肝和胃，健脾化痰祛湿，宣肺降胃。

处方：柴胡四逆散合小陷胸汤加杏仁、桔梗、白前。柴胡 10g，黄芩 6g，白芍 20g，法半夏 10g，党参 10g，枳实 10g，赭石 15g（先煎 30 分钟），杏仁 10g，桔梗 10g，白前 10g，全瓜蒌 10g，黄连 3g，炙甘草 5g。7 剂，水煎，日 1 剂，分两次服。

5 月 10 日二诊：服药后胃痛基本除，反酸、嗳气除，咳嗽除。咽喉有痰阻感，咳黄色黏稠痰，受凉后明显。舌尖红，苔薄白稍黄，脉细，

上方合上焦宣痹汤，即加郁金 10g，枇杷叶 10g，通草 6g。7 剂，水煎，日 1 剂，分两次服。

按语

脾胃肝胆密切相关，脾胃升降有序，气机和畅，则肝胆条达。反之则肝胆气郁，易导致脾胃病。脾滞或脾虚湿阻则土壅木郁，肝胆不疏，故临床上肝郁脾虚较为多见，且因之而引起肝胃不和、肝脾不调、肝胆郁热、脾胃湿热。其总属肝胆脾胃，木土失和。本案患者肝胃不和，脾胃失运，痰湿内生，日久化热，故以小柴胡合四逆散疏肝和胃健脾，恢复脾胃升降。"诸呕吐酸……皆属于热"。肝木作酸，胃热酿酸，故合小陷胸汤清热化痰和胃；脾为痰湿之源，肺为贮痰之器，痰湿阻滞，肺气不宣，胃气不降，故辅以杏仁、桔梗、白前宣肺以降胃。患者二诊见咽部不适，乃咽胃合病，故加上焦宣痹汤，以疏气利咽，和降肺胃。

案五

陶某，女，26 岁，2016 年 9 月 1 日初诊。

主诉：胃脘隐痛伴反酸嗳气 4 月余。

现病史：自述 4 个月前出现胃中不适，隐痛为主，无胀痛，饥饿时明显；伴嗳气，偶反酸，无烧心感；偶咽喉痛，声音嘶哑；口苦，无口干，咽喉痰多，晨起咳黄白痰；纳可，大小便平。舌尖红，苔薄黄白腻，脉右弦、左弦软。

中医诊断：胃痛（肝郁脾虚胃滞，热郁湿阻，肺胃不利）。

治法：疏肝健脾，理气和胃，祛湿利肺。

处方：小柴胡汤合四逆散、上焦宣痹汤加减。柴胡10g，黄芩6g，法半夏10g，白芍20g，枳壳10g，枇杷叶10g，射干6g，郁金10g，党参10g，苏梗10g，木蝴蝶10g，甘草3g。14剂，水煎，日1剂，分两次服。

9月15日二诊：服药后胃中隐痛、嗳气、反酸较前减轻，仍咽中痰多，黄白相间。舌偏红胖，苔薄黄腻，脉弦偏细。

上方去苏梗，减白芍量，加浙贝母10g，连翘10g，炙甘草3g。21剂，水煎，日1剂，分两次服。

后依此辨证处方思路再服1月余中药，随访两个月，未再复发。

按语

胡珂教授认为，脾胃不和，肝胆失疏，亦常影响肺气宣降，出现咽中不利，痰滞感，咳嗽，胸闷气塞，胸痛，甚至咳喘，治宜脾肺并治，或脾胃肝肺同调。用方据证常以小柴胡汤合用上焦宣痹汤，伴脾胃寒热不调者，合用半夏泻心汤。此案为咽胃合病，患者肝胆气郁，脾胃运化失司，日久停湿成痰化热，症兼咽部不利，咳痰不适，故辅以上焦宣痹汤，重在调达全身气机。其中郁金行心胸之气，可疏气宣气；枇杷叶降气；射干升气，疗咽痹；淡豆豉宣透郁热；通草淡渗利湿，兼以通气。全方升降相宜，重在调畅全身气机升降。

上焦宣痹汤出自《温病条辨》。云："太阴湿温，气分痹郁而哕者，宣痹汤主之。"该方虽为上焦湿热所设，然胡珂教授临证运用时不拘于此，只要上焦肺胃气机不利，均化裁选用。若湿热之邪明显，则不去通草，合柴胡四逆散，增强疏利气机之功。

案六

袁某，男，27岁，2016年9月27日初诊。

主诉：胃痛两天。

现病史：患者近两天胃痛明显，持续性痛，伴胃脘略胀、干呕，受凉、进食生冷则干呕明显；嗳气，反酸，烧心；咽中异物感；食欲一般；口干、口苦均不明显，口气重；夜寐差，入睡难，梦多。素来便秘、日一行、质干结、量少。小便黄，无灼热。舌边尖稍红、边有齿痕，苔薄黄，脉弦偏软。

中医诊断：胃痛（肝郁胃滞，肝胃不和）。

治法：疏肝和胃，理气消导。

处方：柴胡四逆散合消导理气之品。柴胡 10g，黄芩 6g，法半夏 10g，白芍 20g，枳壳 10g，党参 10g，青皮 6g，郁金 10g，决明子 15g，谷麦芽各 15g，鸡内金 15g，炙甘草 6g，大腹皮 20g。14 剂，水煎，日 1 剂，分两次服。

10 月 12 日二诊：服药后胃痛除，时胃脘胀；便秘改善，现大便日 1～2 行、成形、质软、有排不尽感；脐下自觉有气堵塞感；稍受风寒，或下午 5 点，稍饮冷则易干呕；舌面发烫。舌淡红胖、边有齿痕，苔中后薄黄稍腻，脉细滑。

上方减消导理气之品，增强降气通腑之力。柴胡 10g，黄芩 6g，法半夏 10g，白芍 10g，枳壳 15g，党参 10g，炙甘草 6g，路路通 20g，乌药 15g，橘络 10g，炒莱菔子 15g。15 剂，水煎，日 1 剂，分两次服。

按 语

《医学求是》云："腹中之痛，称为肝气……木郁不达，击而贼脾土，则痛于脐下。"说明腹痛与肝郁关系密切。肝脾两脏，生理上相互为用，病理上彼此影响。胡珂教授认为，木能疏土，必赖肝之条达。若肝气不疏，则郁陷于土中，即木郁乘土。本案虽为急性胃痛，但考虑积滞阻胃，故以消导法治疗，但仍重视胃失通降，易致脾失健运，肝失疏泄，反过来加重胃失和降，故予柴胡四逆散和胃疏肝、健脾理气为主，佐以大剂量谷麦芽、鸡内金、决明子、大腹皮等消导理气之品，恢复胃肠的通降之力。复诊时胃痛除，但脐下气堵感明显，并伴受冷干呕、舌面灼热等症，考虑乃腑气不通、气郁化热所致，故辅以路路通、乌药、橘络、莱菔子降气通络。

案七

陈某，女，42 岁，2020 年 4 月 20 日初诊。

主诉：反复胃痛半年。

现病史：自述半年前无明显诱因下出现胃脘闷痛、烧心、反酸，偶有嗳气；饱腹后咽喉梗阻感，无口干、口苦；食生冷食物则食管冰冷不适；有抑郁症病史 10 年，仍在服药；大便秘结、4～5 天 1 次、质干结如羊屎；小便可；常年药物维持睡眠。舌淡红，苔白，脉沉细滑。

中医诊断：胃痛（肝胃郁热，胃失和降）。

治法：疏肝和胃，理气导滞。

处方：自拟"和胃方"合上焦宣痹汤加减。柴胡15g，法半夏10g，黄芩10g，党参10g，炒枳实10g，白芍20g，炙甘草6g，香附12g，乌药10g，槟榔10g，炒谷芽30g，炒麦芽30g，炒鸡内金10g，木香10g，郁金10g，射干10g，枇杷叶10g，焦栀子10g，北沙参10g。7剂，水煎，日1剂，分两次服。

4月27日二诊：服药后胃痛缓解，昨日晨起饮食不节，今日再发胃痛，咽梗。舌胖红，苔薄黄，脉细弦。

上方去栀子、北沙参，合半夏厚朴汤，即厚朴10g，茯苓10g，苏梗10g，生姜6g。14剂，水煎，日1剂，分两次服。

5月11日三诊：药后胃痛偶发，易消化不良，饱胀，嗳气。舌淡红，苔白，脉细。

上方加木蝴蝶10g。21剂，水煎，日1剂，分两次服。

6月1日四诊：胃痛已除，偶有胸闷气短。舌尖红，苔白，脉细。

自拟"和胃方"合上焦宣痹汤加减。

治疗两个多月，其间偶因饮食不甚再发胃脘疼痛，服药后即缓解。

按语

"和胃方"乃胡珂教授自拟方，针对临床上肝胆主疏泄，易气郁；脾胃升降失常，致肝胆脾胃木土失和、胃腑积滞病机所设。药物组成即小柴胡汤合四逆散，以疏肝和胃理脾，加香附、乌药、槟榔、炒谷麦芽、炒鸡内金、木香疏气和胃导滞，旨在恢复脾升胃降、肝胆疏泄功能。本案患者有抑郁病史，加之服用药物，气机易郁，肠腑气郁则便秘，肝气抑郁则眠差，胃气抑郁则胃痛胃胀，甚至由气及形，出现胃黏膜糜烂或溃疡。柴胡四逆散可调节全身气机，合上焦宣痹汤一是针对咽部梗阻不利，二是协助调节气机。气机调和，则肝胆疏泄正常，脾升胃降，胃气降则和也。

案八

杨某，男，62岁，2020年12月10日初诊。

主诉：胃脘隐痛两月余。

现病史：自述两个月来胃脘隐痛不定时，轻压痛，有胃胀，矢气频，偶有嗳气、口干口苦、晨起明显。纳可，夜寐安。大便日1次、质软成形，小便平。舌暗红，苔薄黄白稍腻，脉弦。

中医诊断：胃痛（肝胃不和，痰热阻滞，胃失和降）。

治法：疏肝和胃，宽胸理气，化痰清热。

处方：柴胡四逆散合小陷胸汤加减。柴胡 15g，黄芩 10g，法半夏 10g，白芍 20g，炒枳实 15g，党参 10g，炙甘草 6g，黄连 3g，法半夏 10g，瓜蒌 15g，五灵脂 10g，生蒲黄 10g，槟榔 10g，香附 12g，木香 15g，花粉 10g，川楝子 10g，三七 3g，白及 10g。7 剂，水煎，日 1 剂，分两次服。

12 月 17 日二诊：服药后症状未见明显改善。胃脘隐痛未缓解，食后两小时疼痛明显，自觉夜间胃痛较白天轻，小腹部偶尔胀满；矢气、嗳气仍频；无反酸，偶有烧心，自觉咽喉有灼热感，口干缓解，喜热饮；大便日一行、不成形、糊状、黏厕，小便平。食纳可，有食欲，寐一般。舌暗红，苔薄白黄，脉弦滑偏软。

处方：大柴胡汤合半夏泻心汤加减。柴胡 15g，黄芩 10g，法半夏 10g，炒枳实 10g，炒白芍 20g，酒大黄 3g，炙甘草 6g，大枣 10g，黄连 3g，干姜 6g，党参 10g，槟榔 10g，香附 12g，木香 15g，川楝子 10g，柿蒂 30g。7 剂，水煎，日 1 剂，分两次服。

12 月 24 日三诊：服药后胃脘隐痛频率减，自觉有压痛，下腹部偶尔胀痛，矢气频繁，口苦口干，易口腔溃疡；纳可，眠一般，梦多；大便溏软、日一行、质黏。舌暗红、边有齿痕，苔中白厚腻，脉左弦滑、右弦偏细。

上方去柿蒂，加瓜蒌皮 10g，制乳香 10g。7 剂，水煎，日 1 剂，分两次服。

后予柴胡四逆散随症加减治疗 1 月余。随访 1 月余，胃痛未再复发。

按语

仲景云太阳病……柴胡证仍在者，先与小柴胡……为未解也，与大柴胡汤下之则愈。张锡纯亦曰柴胡汤证，有但服小柴胡不能治愈，必治以大柴胡汤始能治愈者。此病欲借少阳之枢转，外出而阻于阳明之阖，故宜于小柴胡汤中兼用升降阳明之品也。本案患者辨证考虑肝胃不和，脾胃失司，予柴胡四逆散疏肝理气和胃为主，效果不显。复诊根据胃脘部有压痛，辨为胃腑积滞；大便溏软、质黏，舌边有齿痕、苔中白厚腻、脉偏细属脾虚不升，故予大柴胡汤疏利肝胆，泻下食积；合半夏泻心汤，辛开苦降，调和脾胃，重在降胃理气止痛，故而取效。需要注意的是，大柴胡汤旨在通腑和胃，可损伤脾胃，故当中病即止，故后又用柴胡四逆散理气和胃止痛；半夏泻心汤辛开苦降，升脾降胃，恢复胃气通降之力，配合自拟方"宽中小方"（香附、槟榔、木香），加强理气止痛之力。

案九

刘某，女，41岁，2016年12月5日初诊。

主诉：胃脘痛反复发作两月余。

现病史：自述近两个月胃脘部剑突下冷痛，按之痛甚，热敷稍减；食多则胃胀，嗳气；无反酸，无口干口苦；平素性格偏急；四肢怕冷，胃部怕冷；纳可，寐安；二便平。舌红、有齿痕，苔薄白，脉右沉细乏力、左细弦。

中医诊断：胃痛（寒凝气滞，肝胃不和）。

治法：散寒行气止痛。

处方：良附丸加味。高良姜10g，香附10g，荜茇10g，炒白芍20g，甘松15g，乌药10g，炙甘草6g，鸡内金15g，炒谷麦芽各15g，青皮6g。10剂，水煎，日1剂，分两次服。

12月15日二诊：服药后胃中冷痛除，食多胃胀除，纳寐安，二便平。舌淡红，苔黄白腻、中心较薄，脉弦。

处方：半夏泻心汤加减。干姜6g，法半夏10g，黄芩6g，黄连3g，党参10g，乌药10g，香附10g，炙甘草6g，厚朴10g。20剂，水煎，日1剂，分两次服。

后随访两个月，未再复发。

按 语

《灵枢·五邪》云："邪在脾胃……阳气不足，阴气有余，则寒中肠鸣腹痛。"《素问·举痛论》曰："寒气客于肠胃，厥逆上出，故痛而呕也。"亦曰："寒气客于经脉之中，与灵气相薄则脉满，满则痛而不可按也，寒气稽留，灵气从上，则脉充大而血气乱，故痛甚不可按也。"皆说明无论虚实，中焦有寒则易痛。胃降则和，若寒滞胃腑，胃失通降，气机不利，则见腹痛，故以良附丸散寒理气，和胃止痛；佐以荜茇、甘松醒脾和胃；辅以《韩氏医通》"青囊方"（乌药、香附）理气止痛；重用芍药，加强缓急止痛之力。寒邪易除，寒凝易散，但脾胃升降之机易受影响，故复诊时虽无明显不适症状，却予半夏泻心汤巩固善后，实为对机治疗，调畅脾升胃降之机。

案十

余某，女，46岁，2020年12月15日初诊。

主诉：反复胃痛4年余，进食后加重。

现病史：自述反复胃痛4年余，进食后加重。服用雷贝拉唑肠溶胶囊、铝镁加混悬液症状稍改善，偶尔胃胀、反酸、烧灼感；口苦，无口干。大便日2~3次、质稀溏、便前易腹痛、便后痛减；右胁下隐痛，牵拉右后背疼痛；纳可，夜寐欠佳，入睡困难，小便可。舌淡红偏胖，苔薄黄，脉细滑。

中医诊断：胃痛（胃热脾湿，肝胃不和，气机壅滞）。

治法：清热祛湿，升脾降胃，疏肝和胃，理气止痛。

处方：柴胡四逆散合半夏泻心汤加减。柴胡15g，黄芩10g，法半夏10g，白芍20g，炒枳实12g，党参10g，黄连3g，干姜10g，炙甘草6g，大枣10g，槟榔10g，香附12g，木香15g，川楝子10g，炒谷麦芽各15g，鸡内金10g。7剂，水煎，日1剂，分两次服。

12月22日二诊：服药后诸症改善明显，胃痛缓解明显，仍稍胀，偶烧心感，无嗳气，偶反酸，口苦，无口干，右胁及右背隐痛，运动可缓解。纳可，寐差，入睡难，梦多。大便日一行、质溏稀，小便可。舌淡暗胖，苔薄白黄腻，脉沉细滑软。

上方增党参至15g，减黄芩至6g，加青皮10g。7剂，水煎，日1剂，分两次服。

后予此思路辨证治疗3个月，随访1个月，未再发作。

按语

脾胃之病，多责之于肝，"土得木而达""木赖土以培之"。肝脾两脏紧密联系，相互影响，或肝病及脾，肝木乘脾，肝脾不调，肝胃不和；或脾病传肝，土反侮木，而土壅木郁。胃痛之病机不外"不荣则痛""不通则痛"，而因肝致病者多见。治疗多宜肝脾同治，以"通"为用，根据胃痛致病原因，采用理气、解郁、健脾、活血等法。本案胃痛的发生因湿热壅滞胃腑，气机不通而痛。日久土壅木郁，肝胃不和，木不疏土，肝胆脾胃不和，故予柴胡四逆散疏理脾胃肝胆气机，半夏泻心汤清热祛湿，升脾降胃，恢复脾胃升降之机，全身气机调畅，则胃气通降，胃痛自止；辅以香附、槟榔、木香等理气药，以加强理气和胃止痛之力；佐以谷麦芽、鸡内金等消导之品，以导滞和胃止痛。用药虽多辛温，但有芩、连制约，故无助热之弊。

案十一

张某，女，53 岁，2020 年 6 月 11 日初诊。

主诉：胃中灼热复发两月余。

现病史：自述胃中灼热不适两月余，今年 3 月份行胃镜示胃炎伴糜烂（未见报告），予艾普拉唑肠溶片、达立通颗粒口服 1 月余，停药后复发。近两个月出现胃中灼热、烧心感，喜按揉，进食多则胃胀满感，有气上冲感，夜间胃中灼热甚；多口苦，无口干，双下肢乏力，多烦躁，易汗出，纳少，二便平，夜寐欠佳。舌暗红，苔黄厚腻，脉弦滑细。

中医诊断：胃痛（肝郁脾虚，痰热阻滞）。

治法：化痰祛湿清热，疏肝理气和胃。

处方：柴胡温胆汤加减。柴胡 15g，黄芩 10g，法半夏 10g，太子参 15g，竹茹 10g，炒枳实 10g，陈皮 10g，茯苓 10g，炙甘草 6g，焦栀子 15g，连翘 10g。7 剂，水煎，日 1 剂，分两次服。

6 月 18 日二诊：服药后诸症减轻，胃脘胀满减，夜间烧灼感减，口干口苦，欲饮凉水；纳少，二便平，夜寐可。舌暗红，苔黄腻，脉细滑弦。

上方去连翘，加黄连 5g，槟榔 15g。14 剂，水煎，日 1 剂，分两次服。

按语

六腑者"以通为用""以降为顺"。叶天士认为，"胃宜降则和"，故通降是胃气重要的生理功能之一。胃气和降，可将所摄纳之水谷下传小肠分清泌浊，糟粕则由大肠排出体外。胃的通降以降浊为主，降浊是受纳的前提，即胃气下降肠腑。若胃气不降，壅滞胃腑，气机不通，不通则痛，胃痛作矣。小柴胡汤见于《伤寒论》，寒热并用，攻补兼施，升降协调，为千古名方。温胆汤多据《三因极一病证方论》，主治心胆虚怯，触事易惊，或异象眩惑，心胆虚慑，气郁生涎诸症等。两方相合，名为柴胡温胆汤，治疗少阳枢机不利、痰热阻滞而成的脾胃病。本案患者痰湿郁热阻滞，胃气壅滞，脾失健运，肝胃不和，故以小柴胡汤疏肝理气和胃，以温胆汤化痰清热和胃，胃气和降，则胃痛止。

案十二

蒋某，女，68 岁，2018 年 10 月 11 日初诊。

主诉：胃脘痛 6 月余。

现病史：自述 6 个月前因饮食不规律出现胃中易饥，饥则胃脘灼痛，进食则减，时而反酸，呃逆；口干甚、口苦，欲饮水，饮水则舒；咽干，时心慌胸闷，叹气则舒；时而腹部胀痛；寐差，夜间饮水 3～4 次；纳可，二便平，畏寒畏热。舌暗淡、边有瘀点，苔薄，脉弦细软。

辅助检查：胃镜提示胃窦糜烂。

中医诊断：胃痛（肝郁脾虚）。

治法：疏肝健脾和胃。

处方：小柴胡汤合异功散加减。柴胡 10g，黄芩 10g，党参 6g，白术 10g，当归 10g，黄精 15g，山药 10g，枳壳 10g，炙甘草 6g，陈皮 6g，太子参 10g，天花粉 10g。7 剂，水煎，日 1 剂，分两次服。

10 月 18 日二诊：服药后胃中饥饿痛缓解，略灼痛，脘胀，嘈杂感明显。舌暗淡，苔白，脉弦。

处方：归芪六君子汤加减。党参 15g，白术 10g，茯苓 10g，法半夏 10g，陈皮 6g，当归 10g，黄芪 15g，炙甘草 6g，香附 10g，郁金 10g。7 剂，水煎，日 1 剂，分两次服。

10 月 25 日三诊：服药后胃脘痛有所减轻，但食后腹胀加剧，易饥饿，晨起 3～4 点便有饥饿感，饥饿时有嘈杂感，口干口苦，夜间口干咽干明显，寐差，入睡困难，二便平。舌暗，苔薄白微黄腻，脉缓。

治法：辛开苦降，健脾和胃。

处方：半夏泻心汤加减。法半夏 10g，黄芩 10g，黄连 6g，干姜 5g，党参 15g，炙甘草 6g，大枣 10g，天花粉 10g，槟榔 10g。7 剂，水煎，日 1 剂，分两次服。

11 月 2 日四诊：服药后胃脘痛胀感明显减轻，现突出症状为易饥饿，以凌晨 4～5 点明显；口干咽干，不欲饮；口苦、晨起明显；二便平。舌淡胖暗、舌下络脉粗紫，苔白腻，脉弦。

处方：柴胡四逆散合半夏泻心汤加减。柴胡 6g，黄芩 10g，黄连 6g，党参 10g，北沙参 10g，枳壳 6g，白芍 15g，炙甘草 6g，石膏 20g（先煎 30 分钟）。7 剂，水煎，日 1 剂，分两次服。

按语

胃痛隐隐，按之则舒，得食则减，此为虚痛，故予异功散。《素问·玉机真脏论》说："五脏相通，移皆有次。"正常情况下，脏腑间存在相生相克关系，以维持机体的"阴平阳秘"。其中，肝脾关系甚为密切。胃失和降，肝失疏泄，气机内壅，郁而化热，热能消谷，亦能伤津，故合柴胡四逆散疏肝和胃，理气健脾，清透郁热。胃腑和降离不开脾之升清功能，脾升方能胃降。脾虚不升，也可导致胃气不降引起胃痛，故辅以升脾降胃、升清降浊、辛开苦降之半夏泻心汤。

案十三

万某，女，36 岁，2015 年 3 月 9 日初诊。

主诉：胃脘痛伴嘈杂感 20 天。

现病史：患者除夕夜喝浓茶及饮酒后出现胃脘痛，以饥饿痛为主，心慌，胸闷，乏力。既往有胃脘痛病史，症状不明显。现食辛辣即胃脘痛，拒按，食粥无明显改变，乏力，心慌，肠间窒息感，遇风则缓。嘈杂感，饱则腹胀。食欲可，无口干、口苦、口黏。平素畏寒，手脚冷。大便日两次、不黏，便前腹痛，便后痛减。小便平，眠可。舌淡红，少苔，脉沉细弦滑。

中医诊断：胃痛（脾胃虚弱，食滞肠腑）。

治法：导食滞，和脾胃。

处方：桂枝加大黄汤加减。桂枝 10g，白芍 20g，生姜 4g，大枣 4 枚，制大黄 5g，炙甘草 6g，枳壳 10g。7 剂，水煎，日 1 剂，分两次服。

3 月 16 日二诊：服药后胃痛嘈杂感明显减轻，昨天受冷后出现发热恶寒，无汗出，胸时闷，自觉与西药相关，纳少。舌偏红，苔薄白，脉弦。

中医诊断：胃痛（外感风寒，肝胃不和）。

治法：疏气解表，疏肝理气。

处方：柴胡桂枝汤合四逆散加减。柴胡 10g，黄芩 10g，法半夏 10g，党参 10g，生姜 4g，大枣 4g，枳壳 10g，炙甘草 6g，白芍 10g，桂枝 10g，薤白 10g。7 剂，水煎，日 1 剂，分两次服。

3 月 23 日三诊：服药后胃脘不适基本消失，无胸闷。舌稍红，苔薄黄，脉弦。

处方：柴胡四逆散加减。柴胡 10g，黄芩 10g，法半夏 10g，白芍 15g，枳壳 10g，党参 10g，青皮 10g，郁金 6g，蒲公英 15g，炙甘草 6g。7 剂，水煎，日 1 剂，分两次服。

3 月 30 日四诊：晨起饥饿痛，午后胃胀、时有时无、较轻微，牙齿痛减轻；大小便平。舌红胖，苔少，脉弦细。

处方：四逆散合归脾汤加减。柴胡 10g，白芍 20g，枳壳 10g，黄芪 15g，党参 10g，白术 10g，当归 10g，茯苓 10g，酸枣仁 12g，远志 10g，木香 6g，炙甘草 6g。14 剂，水煎，日 1 剂，分两次服。

按语

《伤寒论》云："观其脉证，知犯何逆，随证治之。"胡珂教授治疗胃脘痛亦强调随症加减。本案患者素来脾胃偏弱，因饮食不节而出现胃脘疼痛拒按、嘈杂，考虑食滞肠腑。《灵枢·平人绝谷》曰："胃满则肠虚，肠满则胃虚，更虚更实，故气得上下。"此虚实并非指正虚邪实之"虚实"，是指胃肠受纳水谷、排泄糟粕的"泻而不藏"功能，即胃受纳水谷而充"实"，同时肠排泄糟粕而空"虚"。继之，食糜排入小肠，则胃空"虚"而肠充"实"，故曰"更虚更实"。若"实"而肠腑不通，致胃气不降，使胃不得"虚"而胃气壅实不通而痛，治以桂枝加大黄汤健脾胃，消食滞。后因外感导致表里不和，故以柴胡桂枝汤解表气，和里气，胃痛症状缓解明显。后期以柴胡四逆散疏气和胃，以归脾汤养脾胃，善后调理。可见，胡珂教授治腹痛，虽方随证出，然治病必求于本，总离不开脾胃二字，皆因脾胃乃后天之本，气血生化之源，治疗胃脘痛，不可忽视顾护脾胃，脾升胃降，则各安其位。

案十四

王某，女，35 岁。2012 年 7 月 13 日初诊。

主诉：反复腹痛两年余，加重两周。

现病史：患者素有慢性胃炎、慢性结肠炎病史，近两年胃痛、泄泻反复发作。两周前因单位聚餐，进食凉菜、油腻食物而发作，胃脘胀痛，按之不减，但无明显加重，大便溏薄。前医用参苓白术散合保和丸作汤加减，症状无明显好转。症见胃脘胀痛、灼热，嗳气，无反酸，纳差，进食后胃痛加重，口苦，有时痛引两胁，矢气后脘胁不适可减，大便溏滞不爽、日 2～4 行，稍受凉则腹痛肠鸣，泄泻加重，大便次数增多，睡觉吹电扇腹部需盖薄被。情绪较急，夜寐不安，头晕头痛，头痛以两侧为主，目睛发胀。月经前后不定期，经量不多、色暗红，经前常乳房胀痛。舌偏红、舌体胖、边有齿印，舌苔黄腻，脉弦、按之较软、欠有力。

中医诊断：胃痛（肝胃不和，脾虚胃热，寒热夹杂，虚实并见）。

治疗：疏肝理气，健脾和胃，清热散寒。

处方：乌梅丸加减。乌梅 40g，干姜 10g，川椒 6g，附片 6g，细辛 6g，桂枝 10g，黄连 10g，黄柏 6g，党参 10g，当归 6g，水煎，日 1 剂，分两次服。

原方治疗 3 月余，未再复发。

按语

脾胃属土，肝胆属木。脾胃肝胆四个脏腑，相互之间关系非常密切。肝胆的疏泄功能能使脾胃气机畅达，纳运水谷正常。脾胃共处中焦，为人体气机升降的枢纽。脾气升，方能运化水谷精微以灌溉四旁；胃气降，方能受纳腐熟水谷，传送糟粕排出体外。肝气的升发、胆气的降泄，均依靠脾胃的正常升降。正如清代医家黄坤载所说，肝气宜升，胆火宜降。然非脾气之上行，则肝气不升；非胃气之下降，则胆火不降。本案患者肝胆气郁，疏泄失职，脾胃纳运失常，升降失调。胃气不降而壅滞不通，气郁而化热，形成胃腑实热之证。脾不升清，日久不得水谷精微之养而虚、而寒。加之脾土虚寒，肝木乘虚凌侮，故见肝胆气火亢旺之象。治以乌梅丸温脾清胃，泻肝降胆，扶正气，和寒热，调升降，脾胃肝胆同治。

案十五

段某，男，45 岁，2016 年 5 月 12 日初诊。

主诉：胃脘隐痛伴反酸 6 月余。

现病史：患者自去年 11 月开始出现胃脘隐痛、反酸烧心，胃镜示非萎缩性胃炎，服用西药（奥美拉唑类）、中药（具体不详）后现无明显反酸烧心，仍觉胃脘隐痛不适、按之甚，嗳气、矢气后可稍改善。纳一般，寐欠安，入睡难，易醒，大便日 1 次、质稀不成形，小便平。舌偏红，苔薄白微腻，脉弦。

中医诊断：胃痛（痰湿内停，气郁生热）。

治法：行气降逆，化痰祛湿。

处方：四逆散合小陷胸加减。柴胡 10g，白芍 20g，枳实 10g，瓜蒌皮 20g，法半夏 10g，黄连 6g，炙甘草 12g，丹参 10g，青皮 10g，郁金 10g，代赭石 10g，香附 10g，乌药 10g。14 剂，水煎，日 1 剂，分两次服。

5 月 26 日二诊：服药后胃脘隐痛减轻，反酸烧心夜间明显，食纳可，寐一般，大便日 1 次、稍成形，小便平。舌暗红胖，苔薄黄，脉弦细。

处方：柴胡四逆散合左金丸、小陷胸汤加减。柴胡 20g，黄芩 10g，法半夏 10g，黄连 12g，吴茱萸 2g，瓜蒌皮 10g，香附 10g，白芍 20g，枳实 10g，龙胆草 10g，炙甘草 6g，生牡蛎 20g。14 剂，水煎，日 1 剂，分两次服。

6 月 10 日三诊：药后症状几除，无烧心，偶尔胃胀、隐痛。舌淡胖，苔薄白，脉弦。

上方继服 14 剂，水煎，日 1 剂，分两次服。

按 语

本案患者为中年男性，饮食不规律，加之生活节奏快、压力大，故而导致气郁。饮食精细，且不规律、贪凉，易导致湿热内生。患者脉弦、嗳气，考虑气郁，矢气后可稍改善，是因气顺则舒；舌苔腻考虑湿热，而湿热缠绵日久，容易生痰，因此病因乃痰湿内蕴兼气郁，方以四逆散疏肝理气，调和肝脾，小陷胸汤清热化痰。清代医家柯琴在《伤寒来苏集·伤寒附翼》中云："热入有浅深，结胸分大小……止在心下，不及胸腹，按之知痛不甚硬者，为小结胸，是水与热结，凝滞成痰，留于膈上……"胡珂教授认为，该患者胃脘隐痛，按之剧烈，正是因为痰热互结于胸中，阻滞胸中气机引起的小结胸证。结合《伤寒论》第 138 条"小结胸病，正在心下，按之则痛，脉浮滑者，小陷胸汤主之"，故合用小陷胸汤荡涤胸中痰热，再配伍香附、青皮、郁金、乌药以增强行气止痛、消积化滞之效；丹参除烦安神。后期复诊，症状缓解，但腹胀及反酸加重，故加重行气之品，同时佐金平木，合左金丸。左金丸出自元代朱丹溪的《丹溪心法》，是治疗肝火犯胃证的代表方剂。患者中焦湿热内生，以致胃失和降，胃气不降则反升为逆，故腹胀、反酸加重。左金丸方中重用黄连苦寒泻火为君，佐以辛热之吴茱萸，既能降逆止呕，制酸止痛，又能制约黄连之过于寒凉。两味配伍，一清一温，苦降辛开，以收相反相成之效，共奏疏肝理气降逆、清热化痰除湿之功。

（章美玲　李绅绅　张　涛）

二十一、胁痛

胁痛是指以一侧或两侧胁肋部疼痛为主要表现的病证，属临床较常见的自觉症状。急慢性肝炎、胆囊炎、胆系结石、胆道蛔虫、肋间神经痛等多种西医学疾病都以胁痛为主要表现。

案一

刘某，女，2019 年 9 月 19 日初诊。

主诉：胁肋及脘腹胀痛，伴口干 3 月余。

现病史：自述 3 个月来自觉胁肋及脘腹胀痛，口干较甚，尿量每日 1000mL，下肢轻度水肿。舌暗红，苔薄白干，脉弦滑。

辅助检查：肝肾功能及电解质未见明显异常。血常规提示白细胞 2.7×10^9/L（↓），血小板 81×10^9/L（↓）。乙型肝炎病毒脱氧核糖核酸阴性，甲胎蛋白阴性。上腹部彩超未见明显异常。

中医诊断：胁腹痛（枢机不利，水湿泛滥）。

治法：和解枢机，行气利水。

处方：小柴胡汤合五苓散、四逆散加减。柴胡 15g，法半夏 10g，黄芩 10g，党参 10g，生姜 10g，炙甘草 6g，猪苓 10g，茯苓 10g，白术 10g，泽泻 15g，桂枝 6g，白芍 20g，炒枳实 15g，大腹皮 15g，北沙参 10g，泽兰 10g，益母草 30g，干姜 6g，牡蛎 15g，鳖甲 10g。21 剂，水煎，日 1 剂，分两次服。

10 月 20 日二诊：药后胁肋脘腹胀痛改善，偶有胃胀、嗳气，无反酸；夜间偶有口苦，无口干，口中稍有异味，夜间口干改善；寐安，左下肢仍稍水肿，自觉稍胀，左下肢静脉血管明显。舌淡红、稍胖，苔薄白黄、有裂纹，脉弦滑。

辅助检查：血常规示白细胞 3.32×10^9/L（↓）。

上方继服 21 剂，水煎，日 1 剂，分两次服。

11月21日三诊：服药后无胁腹痛，胃胀稍减，嗳气减，口稍干，无口苦，左下肢水肿不明显、稍胀；目稍干涩，吹风流泪；纳可；大便日1～2次、成条，小便可；夜寐欠佳，易醒，醒后难入眠，怕冷。舌暗红，苔薄白、中间裂纹稍黄腻，脉弦滑细。

上方改干姜3g，加女贞子15g，当归10g。21剂，水煎，日1剂，分两次服。

12月22日四诊：服药后胃胀除，嗳气减，无口苦，口干、饮水量少，纳可，食生硬易腹胀，大便1日2次、时干时溏、通便欠畅，小便淡黄；夜寐3～4小时，仍易醒；仍稍怕冷，平躺时胁肋有紧束感。舌淡红、边有齿痕，苔薄白黄、有瘀斑，脉弦。

效不更方，上方再进15剂善后。

按 语

胡珂教授指出，三焦为水液运行通道，乃"决渎之官"。经云"三焦膀胱者，腠理毫毛其应"，意即三焦和膀胱的功能正常与否均可通过腠理毫毛反映出来，而腠理卫表及膀胱均属太阳，少阳三焦枢机不利，水道不通，水液内停，又可影响膀胱"州都"气化功能，加重水饮内留。水饮内停，最易困阻脾土，使脾失运化水湿，泛溢肌肤，则水肿身重；若致肠胃升降失常，可见上吐下泻等。故以小柴胡汤、四逆散、五苓散三方相合治之。小柴胡汤和解少阳，调和枢机，畅达三焦，以利气与水之运行；四逆散调和肝脾，土旺则能崇水；五苓散化气利水，给水邪以出路。三方合用，共奏疏邪透表、和解宣利、利水渗湿、温阳化气之功，使太少双解，诸症自除。

案二

雷某，男，40岁，2016年12月29日初诊。

主诉：间断胁腹胀痛4年，再发1周。

现病史：自述间断胁腹胀痛4年，未经特殊检查，未行特殊治疗，可自行缓解。近几日无明显诱因再发胁腹胀痛，以右侧明显。胃无胀痛，反酸明显，纳差，口干苦。大便2～3日一行、干结，小便色微黄。寐可，易上火，脾气稍急。舌淡，苔薄白腻，脉沉细滑。

中医诊断：胁腹痛（肝气郁结，胃失和降）。

治法：调肝和脾，和胃降逆，散结消痞。

处方：柴胡四逆散合左金丸加减。柴胡 10g，黄芩 10g，法半夏 10g，党参 10g，黄连 8g，吴茱萸 3g，白芍 10g，枳壳 15g，路路通 15g，天花粉 10g，炙甘草 6g，大腹皮 15g。7 剂，水煎，日 1 剂，分两次服。嘱复查肝功能、乙型肝炎病毒脱氧核糖核酸、上腹部 CT。

2017 年 1 月 5 日二诊：辅助检查：乙型肝炎病毒脱氧核糖核酸阴性，肝功能：谷氨酰转移酶 51（↑）。上腹部 CT 平扫：肝硬化；脾大；胃壁增厚。现未服用抗乙肝病毒药物。患者述服药后症状明显好转，胁腹胀痛除，胃无明显不适，精神好转，大便日一行、时结时溏，小便黄。仍口干口苦。舌红，苔黄腻稍厚、中后为主，脉细。

上方加干姜 10g。14 剂，水煎，日 1 剂，分两次服。

1 月 19 日三诊：服药后胃胀减，纳食可，仍口干口苦，大便色黑、不规则、1~2 日一行、时结时溏，矢气频。舌淡红，苔中根部黄腻，脉弦滑软。

上方加鸡骨草 10g。14 剂，水煎，日 1 剂，分两次服。

2 月 2 日四诊：服药后症状缓解，停药后复发。仍胁腹胀，左腹为甚，胀时食欲欠佳；口干欲饮，口苦，怕冷，四肢欠温，腰酸，腹胀时矢气频，不欲便，时有胸闷，平素大便两日一行、时干时溏。舌淡红，苔薄白，脉沉细滑。

上方加桂枝 10g，牡蛎 15g，厚朴 15g，通草 10g。14 剂，水煎，日 1 剂，分两次服。

2 月 17 日五诊：服药后腰脊酸痛，天冷为主，大便可。舌淡红，苔根白黄腻，脉弦滑细。

上方加巴戟天 10g，乌药 12g，香附 12g。14 剂，水煎，日 1 剂，分两次服。

3 月 4 日六诊：腰酸、腹中不适明显好转。舌淡，苔根黄，脉弦滑细。

上方继服 14 剂，水煎，日 1 剂，分两次服。

按 语

本例西医诊断为乙肝肝硬化，伴脾大。胡珂教授认为，作为一名中医医生，不能一看见肝炎诊断，检验单病毒阳性，就想到清热化湿，清热解毒；一看见 CT 报告肝硬化、脾大就一味活血化瘀，软坚散结。慢性肝炎、肝硬化临床上常见证属肝郁脾虚，气血不和，或兼有湿热者，单纯用清热、活血为主治疗易损伤脾胃，凉过气机，耗伤气血，加重病情。胡珂教授遵照其师陈瑞春先生的经验，以柴胡四逆为基本方加减，以疏肝健脾、调和气血为主。胡珂教授曾给我们展示他当年跟诊陈老的临证笔记，2005 年 6 月的两则病例。58 岁女患者丁某和 42 岁女患者王某，都是肝硬化活动期转氨酶升高，肝功能失代偿期，腹水；丁某既往行脾切除术，王某为亚急性重症肝炎后肝硬化。陈老均以柴胡四逆散加减治疗，坚持守方，竟使活动期、失代偿期的肝炎肝硬化顽症转为静止期、代偿期，肝功能正常，腹水消退，腹胀消除，饮食、二便正常，病情稳定。正如陈老自己所言："方药虽似平淡无奇，但平淡之中有奇功。"

案三

龚某，男，2019 年 3 月 21 日初诊。

主诉：两胁疼痛不适 10 余年。

现病史：患者两胁疼痛不适 10 余年，既往有"大三阳"病史，2014 年 10 月 9 日乙肝脱氧核酸 8.74×10^4。2017 年 6 月 8 日腹部 B 超提示肝囊肿（17mm×12mm）；胆囊息肉。2019 年 3 月 21 日腹部 B 超提示肝囊肿（18mm×15mm）；胆囊壁毛糙。肝功能：间接胆红素 15.66μmol/L。超敏 C 反应蛋白 5.2mg/L。乙肝六项：乙肝表面抗原阴性（+），乙肝 e 抗体（+），乙肝核心抗体（+）。刻诊：两胁疼痛不适，与天气变化有关，按之稍舒；性格急躁，口稍干不苦，饮温水后缓解，饮水量一般；胃脘无不适；大便日行 1 次、不成形、软稠、排便不畅；小便稍黄；纳可；夜寐易醒，醒后不易复睡（肩膀酸痛致醒）；后腰部隐痛，眼干涩。舌淡暗胖，苔薄白，脉弦细。

中医诊断：胁痛（肝病日久不愈，由气及血，由经及络）。

治法：疏肝解郁，调气和血。

处方：柴胡桂枝汤加减。柴胡 15g，桂枝 6g，黄芩 6g，党参 10g，白芍 6g，法半夏 10g，炙甘草 6g，生姜 10g，玫瑰花 10g，黄芪 15g，姜黄 10g，秦艽 15g，当归 10g。7 剂，水煎，日 1 剂，分两次服。

3 月 29 日二诊：两胁仍不适，背痛，肩胛痛；晨起翻身难，腰背疼痛；晨起乏力，汗出多；右耳耳鸣；时而腹胀，肠鸣；夜寐可，近两日早醒；指甲竖纹；口干苦；大便日 1 次、不畅、不尽感、不成形；小便偏黄。舌嫩淡暗，苔白，脉弦软。

上方去玫瑰花，加香附 12g，浮小麦 30g。7 剂，水煎，日 1 剂，分两次服。

4月6日三诊：服药后症状好转，两胁疼痛不适减轻，全身疲乏稍减轻；食纳可；仍背痛；大便日一行、易挂厕、有不尽感；小便可；夜寐一般；仍耳鸣。舌淡胖，苔白，脉滑软。

上方去香附，加续断30g，白术10g，茯苓10g，干姜6g。7剂，水煎，日1剂，分两次服。

按 语

《伤寒论》第146条云："伤寒六七日，发热，微恶寒，支节烦疼，微呕，心下支结，外证未去者，柴胡桂枝汤主之。"由此可见，柴胡桂枝汤为太阳伤寒不解兼少阳所设。然本案患者肝病日久，两胁疼痛不适，又见口苦、口干，当属肝胆不利，胆火上犯；后背部疼痛，肩膀酸疼，饮温水后诸症皆缓，为太阳伤寒表证之症；虽患者并未具有太阳伤寒不解传入少阳之病机，但只要少阳病证与太阳病证并见，即胸胁苦满时，治疗当和解兼解表，可选用柴胡桂枝汤等方。柴胡桂枝汤既具解郁枢利之功，又兼调和营卫、调理气血阴阳之能，加玫瑰花、黄芪、当归等调治气血上下，调节人身表里内外。柴胡桂枝汤为小柴胡汤、桂枝汤合方，用以和解太少各半之邪。其中小柴胡汤和解表里，则微呕、心下支节自愈；桂枝汤调和营卫，解肌发汗，则发热微恶寒、支节烦痛自除。复诊腰背疼痛难以缓解，胡珂教授辅以肾着汤，予干姜、甘草温中散寒，茯苓、白术健脾除湿，疗效颇佳。

案四

万某，男，63岁，2020年6月29日初诊。

主诉：反复剑突下及右胁隐痛5年余。

现病史：患者反复剑突下及右胁隐痛5年余，曾行幽门螺旋杆菌根除治疗，呼气试验结果已转阴。现无明显诱因下出现剑突下及右胁隐痛，两处不同时发作，无明显缓解诱因，持续1~2小时可自行缓解；平素口干，饮水多，欲饮温水；不畏寒热，口臭，无口苦；大便平，小便可，夜寐安；稍多食易胃胀，右腰背酸痛，活动后减；时右枕侧头痛，受凉、疲劳易发。舌暗红、舌下脉络迂曲，苔黄腻有瘀斑，脉沉细滑软。

辅助检查：胃镜（2020年6月9日）示慢性非萎缩性胃炎伴糜烂；食管多发静脉瘤。病理（2020年6月13日）示慢性萎缩性胃炎重度；不典型增生轻度；幽门螺杆菌阴性。

中医诊断：胁痛（肝气不疏，气滞血瘀）。

治法：疏肝和胃，理气活血。

处方：自拟"慢性胃炎合剂"加减。柴胡10g，白芍20g，炒枳壳15g，炙甘草6g，黄芪20g，党参10g，乳香10g，儿茶10g，莪术12g，黄芩6g，白花蛇舌草15g，香附10g，乌药10g，丹参15g，三棱10g。14剂，水煎，日1剂，分两次服。

7月13日二诊：服药后未发剑突下疼痛，现大便日两次、成形；尿不尽，无尿频急；食纳一般，多食胃痛；稍口干欲饮，无口苦，无嗳气；稍有反酸，偶有胃热感，寐安。舌淡暗胖，苔白腻，脉细滑软。

上方加干姜3g，炒谷麦芽各15g。14剂，水煎，日1剂，分两次服。

7月28日三诊：服药后症状稍减，现自觉游移性腹部隐痛；颈肩背痛，活动后减；头痛，以后枕部为主；食欲尚可，多食则胀，恶心欲吐4～5天；口干，无口苦，欲温量可；大便日两次、先干后溏、无挂厕、通畅、有不尽感；小便可，寐尚可。舌暗紫淡胖、边有齿痕，苔白，脉沉细。

上方去黄芩，加佛手10g。20剂，水煎，日1剂，分两次服。

8月18日四诊：服药后右肋下隐痛几除，因天气变化（阴雨），出现右胁下及腰背疼痛，运动后减轻，夜寐晨起时明显；食纳可，恶心欲呕除；偏畏寒，吹空调后双手麻木；受凉、劳累后头痛，以枕部为主；胃胀，无反酸烧心；口干欲饮，无口苦；大便日两次、成形、有不尽感；小便。舌淡暗胖，苔白稍腻，脉细弦滑软。

上方去佛手、干姜，加桂枝6g，白芷10g。30剂，水煎，日1剂，分两次服。

按语

患者胃病影响及肝，肝胃相连，其痛以胃脘及两胁为甚。肝之疏泄不及，肝气郁滞，木不疏土，则肝脾不和，脾气不运，可见腹部胀痛，兼涉两胁，嗳气频频，喜叹气，故以自拟方"慢性胃炎合剂"为主方疏肝理气，健脾和胃。胡珂教授以小柴胡汤合四逆散为基础组建的"慢性胃炎合剂"，基于辨证与辨病结合，整体宏观辨证与胃镜、病理微观辨证结合的思路组方，药物组成为柴胡、白芍、炒枳壳、黄芩、党参、黄芪、丹参、乳香、三七、儿茶、莪术、三棱、白花蛇舌草、香附、乌药、炙甘草，可用于治疗慢性非萎缩性胃炎伴糜烂及慢性萎缩性胃炎，伴有或不伴胆汁反流，或肠上皮化生、异形增生。胡珂教授认为，肝郁脾虚，肝胃不和，兼有郁热或湿热是慢性胃炎最常见的病机，柴胡四逆散合青囊丸加黄芪可疏肝健脾，和胃止痛，清解郁热，清化湿热，黄芪又能益气托疮。现代药理研究证实，健脾益气药，如黄芪、党参、白术等可增强胃黏膜防护因子，促进上皮细胞再生，调节黏膜血循环，有助于胃黏膜修复；疏肝理气药能够调节中枢神经和胃肠自主神经功能，调节脑－肠轴，改善胆汁反流，缓解胃黏膜下血管的痉挛，改善黏膜血供，以助于黏膜修复；久痛入络，久病必瘀，丹参、乳香、三七、儿茶、莪术、三棱等活血化瘀药中，丹参"主心腹邪气……破癥除瘕……"（《神农本草经》），乳香、三七、儿茶敛疮生肌止痛，三棱、莪术消癥散结，多用于肠上皮化生、异形增生，一般认为，两药破血破气，药性峻猛，易伤正气，胡珂教授则认为其性较温和，有较好的行气、行血、消积、除胀作用。在胡珂教授看来，慢性萎缩性胃炎、肠上皮化生、异形增生多存在瘀血的病机，而活血化瘀中药能改善微循环，增加黏膜血液供应，加速炎症吸收，促进固有腺再生。胃黏膜糜烂、活动性炎症、肠上皮化生、异形增生与热毒相关，黄芩、白花蛇舌草可清热解毒消炎，如果黏膜充血、糜烂明显，可选加蒲公英、败酱草、连翘、金银花等。

案五

吴某，男，59岁，2020年8月4日初诊。

主诉：右胁下胀痛半月余。

现病史：患者半月前无明显诱因出现右胁下胀痛，既往有高血压病史。2020年8月2日胃镜示：①十二指肠球部溃疡（瘢痕期）；②非萎缩性胃炎伴糜烂。腹部彩超提示：①肝囊肿；②胆囊已切除；③右肾已切除；④左肾囊肿。自服胃苏颗粒、泮托拉唑、吗丁啉胃胀缓解，疼痛未缓解。刻诊：右胁下胀痛，夜寐时加重，平卧时胀痛连及胃脘，稍有反酸，嗳气，无烧心；口干苦，欲饮；大便日1～2次、成形，夜尿多。舌偏淡胖，苔白，脉弦滑略软。

中医诊断：胁痛（肝郁气滞，肝胃不和）。

治法：疏肝和胃，理气宽中

处方：柴胡四逆散合"宽中小方"加减。柴胡15g，黄芩6g，法半夏10g，白芍20g，炒枳实15g，党参10g，炙甘草6g，槟榔10g，香附12g，木香15g，青皮10g，佛手10g，陈皮15g，旋覆花15g，炒谷麦芽各15g，鸡内金 10g，川芎 10g。7 剂，水煎，日 1 剂，分两次服。

8 月 13 日二诊：疼痛稍向下移，现觉右胁下闷、麻痛，无明显规律，稍口干口苦口淡；大便可，夜尿频，纳寐可。舌淡暗胖，苔白腻，脉弦滑软。

上方去旋覆花、陈皮，改黄芩 8g，香附 15g，加牡蛎 30g，路路通 15g，姜黄 10g。7 剂，水煎，日 1 剂，分两次服。

按 语

患者右胁下胀痛，为肝郁气滞，进而木郁犯脾而致脾胃虚弱。肝、胆、脾胃同病，连及胃脘，土木失调，肝失疏泄，胃失和降，胃气上逆则嗳气。少阳主诸气之枢机，行一身之水火，以手经司令，以气滞郁热为主，则合用四逆散。少阳以厥阴互为表里，肝为将军之官，其性刚暴，病气滞郁热之中，多夹血少阴短之机，配枳实以升中有降，配白芍以散中有收；气滞郁热以透散为主，佐以清泄，即火郁发之。邪热乃相火被郁，无以外出而蓄生，故必随宣透外泄而自平。两方合用，即为柴胡四逆散，可疏利肝胆，清解郁热。"不通则痛"，再加入理气活血之药，肝胃同治，共奏疏肝和胃、理气止痛之功。

案六

肖某，女，30 岁，2020 年 8 月 13 日初诊。

主诉：右胁下闷痛 1 年余。

现病史：自述 1 年前食凉后出现右胁下闷痛，部位较固定，无压痛，波及后背，饥饿、辛辣、食生冷则发作，服消炎利胆片可稍缓，1 个月可发作 4～5 次，胃镜（2019 年 10 月 17 日）示慢性非萎缩性胃炎，自述 2020 年 1 月腹部彩超未见异常。刻诊：右胁下闷痛，波及后背，烧心，食多胃胀，纳寐一般，二便可。舌暗胖、尖稍红，苔薄黄腻，脉弦。

中医诊断：胁痛（肝气不疏，肝气犯胃）。

治法：疏肝解郁，健脾和胃，理气止痛。

处方：柴胡四逆散合自拟"栀连饮""宁神小方"加减。柴胡 15g，黄芩 10g，法半夏 10g，白芍 20g，炒枳实 15g，党参 10g，炙甘草 6g，栀子 15g，连翘 10g，远志 10g，石菖蒲 10g，灵芝 15g，薏苡仁 40g，青皮 10g，郁金 10g，炒谷麦芽各 20g，鸡内金 15g，姜黄 10g，槟榔 10g，木香 10g，川楝子 10g。7 剂，水煎，日 1 剂，分两次服。

8月21日二诊：服药后痛减，现觉进食冰冷、辛辣则觉胃中烧灼，或右侧腹疼痛；嗳气，偶反酸；无口干口苦，食纳尚可；二便平，偶尔大便日2~3次、成形，寐尚可。舌淡红、偏大，苔薄黄，脉弦细软。

上方去姜黄，加干姜3g。7剂，水煎，日1剂，分两次服。

8月28日三诊：偶尔右腹隐痛，行经时易复发；食纳尚可，稍反酸，嗳气，进食后稍胃胀，烧心，嘈杂；无口干口苦，二便平，寐可。舌偏红，苔薄黄，脉弦细。

上方加当归10g。7剂，水煎，日1剂，分两次服。

9月5日四诊：食辛辣、生冷食物烧心感严重，嗳气频，偶有反酸；无口干口苦，胆区隐痛；大便1日1次，小便平；纳可，寐一般。舌淡红暗胖，苔白黄，脉弦细偏软。

上方去青皮、郁金，加香附10g，川芎10g，茯苓10g，泽泻10g。14剂，水煎，日1剂，分两次服。

按语

脾、胃、肝、胆密切相关，脾胃运化有赖于肝胆的疏泄，反之，脾胃升降有序，气机和畅，则肝胆木性条达而不易郁滞。肝胆气郁易导致脾胃病，脾滞则脾虚，湿阻则土壅木郁，肝胆不疏，气郁化热，蕴湿生热，故常表现为脾胃不和，肝脾不调，肝胆郁热，脾胃湿热。肝与胃土木乘克，情志所伤，肝气郁结，横逆犯胃，胃痛乃作，故《素问·六元正纪大论》曰："木郁之发，民病胃脘当心而痛。"胃失和降，气逆于上则嗳气、烧心、泛吐酸水。小柴胡汤为胆胃不和、胆郁中虚而立，四逆散主治肝脾失调，两方均可用于木郁影响中焦。胡珂教授认为，前者重在肝郁影响于脾为主，后者重在胆郁影响于胃为主，合方而用，则为柴胡四逆散，可调和肝胆脾胃，疏肝健脾，缓急止痛，清解郁热，清化湿热。《神农本草经》云柴胡"主心腹肠胃中结气，饮食积聚，寒热邪气，推陈致新"。胃失和降，则影响食物受纳、消化，导致食欲减退；"胃不和则卧不安"，故加炒谷麦芽、鸡内金健胃消食；加远志宁心安神。肝胃调和，疗效颇佳。

案七

熊某，男，57岁，2020年4月28日初诊。

主诉：右胁胀痛两年余。

现病史：自述两年来反复右胁胀痛，伴口干口苦，偶尔左上腹胀，服用自拟"和肝方"（柴胡15g，黄芩10g，法半夏10g，白芍10g，炒枳壳10g，党参10g，青皮10g，郁金10g，炒谷芽15g，炒麦芽15g，炒鸡内金10g，炙甘草6g）后，咳嗽、咽痛消失，但出现口腔溃疡，余可。舌偏红，苔薄黄，脉弦。

中医诊断：胁痛（枢机不利，肝郁化火）。

治法：疏肝理气兼清郁热，健脾和胃。

处方：柴胡四逆散加减。柴胡15g，黄芩10g，法半夏10g，白芍20g，炒枳实15g，党参10g，生甘草12g，莲子心6g，青皮10g，郁金10g，蒲黄15g。14剂，水煎，日1剂，分两次服。

5月14日二诊：服药后一般情况可，天气变凉时易引发胃脘部隐痛，左胁部稍感胀痛；晨起稍口干口苦；食纳可，二便平。舌淡胖，苔黄白稍腻，脉弦。

上方去莲子心、郁金，加香附12g，乌药10g。14剂，水煎，日1剂，分两次服。

5月29日三诊：服药后症状改善，右胁压痛减轻；左上腹胀，饥饿时闷痛，腹胀与进食无明显关系，纳寐可，二便平。舌质红，苔中后黄腻，脉弦。

处方：四逆散合半夏泻心汤加减。柴胡15g，黄芩10g，法半夏10g，白芍20g，炒枳实12g，党参10g，黄连3g，干姜6g，炙甘草6g，牡蛎30g（先煎），香附10g，青皮10g。14剂，水煎，日1剂，分两次服。

6月12日四诊：服药后症状改善，腹胀消，右胁压痛较前减轻，但夜间压痛；纳寐可，二便平。舌淡胖，苔中后黄腻，脉弦滑软。

上方继服14剂，水煎，日1剂，分两次服。

6月27日五诊：药后情况改善一般，右胁压痛、早晚较甚，偶食辛辣则左上腹疼痛；纳寐可，二便平。舌淡胖，苔中后少许黄腻，脉弦。

上方改香附15g。14剂，水煎，日1剂，分两次服。

7月12日六诊：药后右胁压痛较前减轻，纳寐可，二便平。舌淡、有裂纹，苔黄，脉弦滑软。

上方改香附10g，黄芩6g。14剂，水煎，日1剂，分两次服。

按 语

肝气不和，克犯脾胃，胃火盛则出现口腔溃疡，治以小柴胡汤疏肝利胆和络，合四逆散，加强疏肝理气之功。两方合用，即为柴胡四逆散，可疏利肝胆，清解郁热。脾气不升，胃失和降，则壅滞不畅，表现为腹胀、胃脘痞闷、舌红、苔黄腻等，方用四逆散合半夏泻心汤调理升降，调和肝胆、脾胃、寒热、虚实。胡珂教授指出，泻心汤之泻，非言补泻之泻，而言通也。泻心之意为通其壅阻闭塞，以复其升降。泻心者，泻胃气壅滞不降也。古人所言之"心下"乃今之"胃脘"，故应泻胃除痞，暗合"六腑以通为顺、以降为用"。诚如李时珍所说，用泻心汤，亦即泄脾胃之湿热，非泻心也。四逆散疏肝解郁，半夏泻心汤辛开苦降，健脾和胃。诸药相伍，可使肝脾升，胆胃降，枢机利，阴阳和，呕利止，痞利消而痛必自止。

案八

聂某，男，61岁，2016年5月16日初诊。

主诉：左胁部隐痛10余天。

现病史：自述10多天来左胁部隐痛，胃胀，稍食油腻后明显；嗳气，反酸，服兰索拉唑、阿莫西林后胃胀、反酸基本除，有烧心感，近两个月体重下降约5kg，口苦，纳可；大便日1次、成形，小便平、色稍黄，寐安。舌淡红，苔薄白，脉弦。

辅助检查：胃镜（2015年11月26日）示十二指肠球部溃疡（愈合期）；非萎缩性胃炎伴糜烂。

中医诊断：胁痛（肝气不疏，连及胃脘）。

治法：疏肝理气，健脾和胃。

处方：四逆散合金铃子散加减。柴胡6g，白芍20g，枳壳15g，青皮10g，川楝子10g，元胡10g，石斛10g，石膏15g，黄芩6g，党参10g，佛手15g，炙甘草6g。14剂，水煎，日1剂，分两次服。

5月30日二诊：服药后左胁部隐痛缓解，口干除，胃胀减，无反酸、嗳气，无烧灼感，纳可，二便平，寐安。舌尖稍红，苔薄白，脉弦。

上方去石膏，枳实改10g。14剂，水煎，日1剂，分两次服。

6月14日三诊：停药两天后复发，左胁部隐痛，反酸，无明显胃胀；食纳可，二便平，夜寐可。舌暗红，苔薄腻，脉弦。

首诊方去石斛、石膏，加黄连3g，瓜蒌皮12g，法半夏10g。7剂，水煎，日1剂，分两次服。

6月21日四诊：药后无胃胀，无胃痛、烧心感，偶有嗳气，无反酸，无口干口苦，口中有异味感；无胸闷、气短、急躁，无汗，纳可，寐可，二便平。舌质红，苔薄白、根部厚腻微黄，脉弦。

辅助检查：胃镜示非萎缩性胃炎；胆汁反流。

处方：小柴胡汤合温胆汤加减。柴胡 10g，黄芩 10g，竹茹 15g，枳实 10g，法半夏 6g，陈皮 6g，黄连 6g，太子参 12g。炙甘草 6g。14 剂，水煎，日 1 剂，分两次服。

按 语

《灵枢·五邪》曰："胁在肝，则两胁中痛。"胁乃肝之分野，肝胆互为表里，木横则克土。肝气失于条达，则气阻络痹，症见胁肋疼痛、胃胀不舒、脉弦，治宜疏肝理气，健脾和胃。药用柴胡、白芍、枳壳、青皮、黄芩、川楝子、元胡等，加郁金理气解郁，使邪去郁解，气血调畅，清阳得升，肝胃调和，诸症皆去。少阳三焦为气、水、火三者通道，胆、三焦同属少阳经，三焦作为津液运行之腑，若气滞郁热化火，阻遏此通道，则可导致水饮湿痰。痰湿阻遏脾胃，胃热气逆移胆，则三焦枢机不利。叶天士认为，温胆汤重在分消走泄，透邪外出，故予柴胡温胆汤疏肝理气健脾，通利三焦。

案十

胡某，男，35 岁，2018 年 7 月 12 日初诊。

主诉：反复右胁胀痛 1 年余。

现病史：患者 1 年前无明显诱因下反复出现右胁胀痛，现左胁偶针扎样疼痛，晨起食后觉口甜，无口苦，口干不明显，无腹胀，大便可，晨起尿黄。舌淡红胖，苔前薄黄、中后黄稍腻，脉细弦软。

中医诊断：胁痛（肝郁脾虚，气滞血瘀）。

治法：疏肝健脾，行气活血。

处方：柴胡四逆散加减。柴胡 10g，黄芩 10g，白芍 20g，枳壳 10g，党参 12g，枸杞子 10g，当归 10g，丹参 15g，女贞子 10g，菊花 10g，炙甘草 6g，玫瑰花 10g，青皮 10g，茵陈 15g，香附 12g。7 剂，水煎，日 1 剂，分两次服。

7 月 19 日二诊：右胁时不舒，腹胀隐隐，尿稍黄。舌淡红偏暗胖，脉细滑。

上方去青皮。21 剂，水煎，日 1 剂，分两次服。

8 月 10 日三诊：服药后症状有所改善，现偶右胁不适，眼发胀，易疲劳，唇干，饮后不缓解，饮水量一般，偶尔下午 5~6 时胃胀，饮温水或食物缓解；偶尔烧心，不反酸；大便 1~2 次、黏腻、成形，小便可；夜寐近日易醒，醒后不易复睡，梦多；纳可，黑眼圈。舌偏淡嫩胖、有齿痕，苔薄白，脉弦细。

辅助检查：上腹部 B 超（2019 年 1 月 16 日）示肝脏回声欠均匀，颗粒稍增粗；肝内团块，考虑血管瘤可能；胆囊结石。肝硬度 12.9（中度）。肝功能未见明显异常。乙肝脱氧核苷酸阴性。乙肝 e 抗原阳性。

上方去女贞子、菊花、玫瑰花，加青皮 10g，郁金 10g，白蒺藜 10g，鸡内金 10g，炒谷麦芽各 15g，牡蛎 15g，鳖甲 15g。30 剂，水煎，日 1 剂，分两次服。

9 月 10 日四诊：服药后胁部不适发作减少，额头油腻感减轻；眼胀感减轻；仍偶尔右胁不适；食欲可；唇干；无口干口苦；眠尚可，梦多；大便日 1~2 次、时成形时不成形、质黏缓解、无不尽感，小便可。舌淡胖暗、边有齿痕，脉沉细滑软。

上方去枸杞子，改丹参 30g，加黄芪 15g。30 剂，水煎，日 1 剂，分两次服。

10 月 10 日五诊：服药后不适，因 5 天前爬山食辛辣后胁部不适复作；额头油腻感改善不明显；眼胀基本消；唇干；梦多；大便日行 1~2 次、不成形、质黏；小便黄；纳佳。舌淡红胖，苔薄黄，脉弦细。

上方去白蒺藜，加炒白术 10g，茯苓 10g。14 剂，水煎，日 1 剂，分两次服。

按 语

本案属中医学"胁痛"，治以柴胡四逆散为基础方疏肝理气。肝郁气滞，波及两胁，久痛气滞血瘀，病入于络，故加青皮、香附等增强疏肝行气活血之功，加丹参、女贞子滋阴活血。胡珂教授指出，治疗本病当疏肝与养肝并施，肝秉木质，其性刚燥，宜条达舒畅，不宜抑郁，故治疗应以条达肝气为主旨。肝体阴而用阳，因此论治肝病，应疏肝养肝并施，以符合肝之生理特性。另外，用药应以柔克刚，不可过用攻伐之药，养阴不能腻，健脾不能燥，使肝脾得调，胃气得顺，并酌加黄芪等补益脾气之品，以资化源。

案十一

刘某，男，29 岁，2019 年 2 月 11 日初诊。

主诉：反复右胁下胀痛 1 年余，再发 27 天。

现病史：自述 1 年前反复右胁下胀痛，可自行缓解。27 天前无明显诱因下突发右胁下胀痛，疼痛剧烈，后于急诊输液后疼痛减，仍有胀满感，近 1 年多发作 3～4 次。刻诊：右胁下时有气胀感，进食后缓解，平素剑突下时常隐痛；大便近两个月便溏、日行 2～3 次；纳寐一般，难入睡，易烦躁。舌淡红略暗，苔薄白，脉弦细。

辅助检查：上腹部彩超示：①胆囊泥沙样结石；②肝脏、脾脏、胰腺未见明显异常。腹部磁共振提示胆囊结石并胆囊炎。

既往史：糜烂性胃炎 3 年。

中医诊断：胁痛（肝胆郁热，湿热气滞）。

治法：疏肝利胆，清热祛湿，调和脾胃。

处方：柴胡四逆散合半夏泻心汤加减。柴胡 15g，黄芩 10g，法半夏 10g，白芍 20g，炒枳实 15g，党参 10g，黄连 3g，干姜 10g，炙甘草 6g，香附 10g，郁金 10g，鸡内金 15g。7 剂，水煎，日 1 剂，分两次服。

2 月 18 日二诊：服上药后症状明显改善，现右胁胀痛较前减轻，前两天稍觉右上腹胀痛、食肉类后加重，无口干口苦，大便 1～2 天 1 次、成形，小便可，食欲一般。舌淡红，苔前薄白、中后白黄稍腻，脉弦偏细。

上方去枳壳，加焦山楂 20g，枳实 6g，槟榔 10g。21 剂，水煎，日 1 剂，分两次服。

按语

本案为胆结石伴急性胆囊炎发作，牵连近月，经西医抗感染治疗减轻，但未完全缓解。常法治疗本病多从肝胆热结、少阳阳明同病入手，用大柴胡汤加减。然患者治疗近月未愈，伴便溏，舌淡红，苔白，脉弦细，当考虑正虚御邪乏力，尤其是脾虚胃气不和，升降失司。此种病机临床并不少见，患者或素体脾虚，或久用寒凉（包括西药抗生素类）损伤中阳，或肝胆气郁，日久化热，湿热内蕴。此类正虚之人，抗邪无力，也是西药抗菌疗效不佳的一类人，中药治疗也不能一味用寒凉清降，犯虚虚之戒。当虚实寒热兼顾，以柴胡四逆散合半夏泻心化裁，疏肝利胆，升降脾胃，调畅枢机，扶正祛邪。

案十二

罗某，男，46岁，2019年1月28日初诊。

主诉：右胁下隐痛两年余。

现病史：患者既往有乙肝病史20余年，脂肪肝病史10余年，近两年出现右胁下隐痛不适感，与情绪变化相关；食纳可，口苦，口干，饮水适量，喜饮温水；无口黏；二便可，关节稍有酸胀感，运动后好转；夜寐可，稍头晕。舌淡红暗，苔黄白，脉细弦软。

中医诊断：胁痛（肝胆郁热，阻滞气机，停湿成痰）。

治法：和解少阳，疏肝清热，燥湿化痰。

处方：柴胡四逆散合温胆汤加减。柴胡15g，黄芩10g，法半夏10g，白芍20g，党参10g，炙甘草6g，炒枳实10g，竹茹10g，陈皮10g，茯苓10g，青皮10g，郁金10g。14剂，水煎，日1剂，分两次服。

2月11日二诊：服药后右胁下隐痛及口干口苦减轻。现晨起口干口苦，咽中不适；纳寐可，二便调，自觉体重，肩颈酸重。舌偏红，苔黄腻，脉沉细弦滑软。

上方黄芩改15g，加郁金10g，射干10g，枇杷叶10g（减味上焦宣痹汤），姜黄10g。14剂，水煎，日1剂，分两次服。

按语

患者口苦、口干、右胁下隐痛，当属肝胆不利、气郁化热所致。肝主疏泄，胆与三焦同属少阳，而三焦又为气水运行通道。肝胆不利，气机不运，津聚成痰成湿，痰湿内蕴反过来影响肝胆气机疏泄。胡珂教授以柴胡四逆散为基础方，合温胆汤，共奏疏肝利胆、清热化痰之功。方中柴胡疏肝，透热，升阳；黄芩清热燥湿，泻火解毒，二者配伍，和解少阳，升清降浊，既能清肝胆郁热，又可燥湿化痰，共为君药。半夏燥湿化痰，降逆和胃；竹茹清热化痰，除烦止呕，共为臣药。枳实下气消痰；陈皮行气燥湿化痰；茯苓健脾利水渗湿，共为佐药。甘草调和诸药为使。

案十三

谭某，男，35岁，2021年9月16日初诊。

主诉：左侧胁部疼痛两年余。

现病史：自述两年前出现左侧胁部反复疼痛，可自行缓解；食纳可，无口干口苦，无反酸嗳气；睡眠欠佳，难入睡，易醒，多梦；平素易生气；小便平，大便日 1 次、成形。舌淡胖、边有齿痕，苔白，脉细滑。

辅助检查：胃镜（2021 年 8 月 30 日）示非萎缩性胃炎伴糜烂。病理示肠上皮化生（中度）。

中医诊断：胁痛（肝气郁结，脾胃虚弱）。

治法：疏肝理气，调和脾胃。

处方：四逆散合四君子汤、"宽中小方"加减。柴胡 10g，白芍 20g，炒枳实 10g，炙甘草 6g，党参 15g，茯苓 10g，白术 10g，香附 12g，木香 15g，黄芪 20g，三棱 10g，莪术 10g，八月扎 10g，猫爪草 15g，当归 10g，白芷 10g，白及 10g，川芎 10g。14 剂，水煎，日 1 剂，分两次服。

9 月 29 日二诊：服药后左侧胁部疼痛缓解，食纳可，睡眠可，多梦，余无不适。小便正常，大便日 1 ~ 2 次、成形、不挂厕。舌淡胖、有齿痕，苔白，脉沉细滑软。

上方改木香 10g，黄芪 30g，加仙鹤草 20g。14 剂，水煎，日 1 剂，分两次服。

按 语

胁痛属肝脾不和，乃肝郁气滞所致。张子和云"诸病皆生于气"。人体气机的升降开阖，枢纽在脾，调畅在肝。若肝脾两脏功能失调，势必导致全身气血失调。胡珂教授治疗本病，以振奋中州为首务，选用四君子汤加黄芪为主方加减。方中党参益气生津，润而不燥；白术补中益气；茯苓健脾渗湿，健脾助运，资生化源。另用四逆散疏肝理气，并酌情选用八月扎等性平和缓之品，稍佐行气活血药祛瘀止痛。诸药合用，共奏透邪解郁、疏肝理脾之功，使邪去郁解，气血调畅，阴阳自通，自然得寐。

案十五

吴某，男，35 岁，2018 年 9 月 10 日初诊。

主诉：左胁下阵发性隐痛 10 余日。

现病史：自述 10 多天前无明显诱因情况下出现左胁下方隐痛，1 日 2 ~ 3 次，每次持续 10 余秒；无口干口苦，纳尚可，偶有嗳气；大便溏，小便调，寐可。舌淡暗胖，苔薄黄白腻，脉弦细滑。既往胃溃疡病史 4 年。

辅助检查：腹部磁共振示：①肝实质多个结节状异常信号，提示囊肿或血管瘤可能；②脂肪肝。自述肝功能正常。

中医诊断：胁痛（肝气不疏，脾胃失调，气血不和）。

治法：疏肝理气，健脾和胃。

处方：四逆散合当归芍药散加减。柴胡 10g，白芍 30g，党参 10g，白术 10g，当归 10g，川芎 10g，茯苓 10g，白蒺藜 15g，炙甘草 10g。7 剂，水煎，日 1 剂，分两次服。

9 月 17 日二诊：服药后症状未见明显变化，左胁下疼痛如前，大便尚可、日行两次，无口干口苦，偶有嗳气，寐差，易醒。舌淡红胖，苔薄，脉细弦。

辅助检查：甲胎蛋白阴性。胃镜提示：①非萎缩性慢性胃炎；②十二指肠球部溃疡；幽门螺杆菌阳性。

处方：小柴胡汤合当归芍药散加减。柴胡 10g，白芍 20g，黄芩 10g，法半夏 10g，党参 10g，香附 10g，青皮 10g，炙甘草 10g，木瓜 20g，当归 10g，川芎 10g。7 剂，水煎，日 1 剂，分两次服。

9 月 24 日三诊：服药后左上腹疼痛稍减，但仍觉胀痛，每日下午 4～5 点钟发作，平日未觉异常；眠差，睡后易醒，其余无不适。舌胖暗红，苔白腻夹黄，脉弦细，

处方：四逆散合四君子汤、当归芍药散加减。柴胡 10g，白芍 20g，枳壳 10g，党参 10g，川芎 10g，当归 12g，白术 10g，茯苓 10g，厚朴 15g，香附 10g，炙甘草 6g。14 剂，水煎，日 1 剂，分两次服。

按语

脂肪肝虽病位在肝，但病之本在脾，肝脾生理病理紧密联系。肝木畅达中州，协脾胃运化。肝气不疏，阻滞气机，肝气犯胃，胃失和降，则见胁部隐痛不适伴嗳气，治以柴胡配白芍，疏肝解郁，提升阳气；当归、川芎行气活血。左胁痛发作，瞬时即逝，乃肝急生风，伴嗳气、便溏乃风木凌土，治以四逆散合当归芍药散。胡珂教授认为，芍药甘草汤中二药虽已含在四逆散中，但药量加大，取其缓急止痛，所谓"肝苦急，急食甘以缓之"。芍药，加上复诊中的木瓜，味酸入肝，养肝柔肝，补肝体，泻肝用，再加白蒺藜平肝息风。脾胃为后天之本，气血生化之源。脾胃虚弱，受纳与健运乏力，则饮食减少；湿浊内生，则大便溏薄。脾气得肝气疏泄，则运化水谷功能正

常；肝气失和，脾运不得肝气之调畅，则易见肠胃功能失常之症，故曰"土得木而达"。方用四君子汤治疗，以其皆中和之品和中益土，理气散逆。肝气疏通发散，脾胃是全身气机升降之枢纽，斡旋于五脏六腑之间，共同维持气机的运行，肝脾同调，随症加减则功效佳。

案十五

熊某，女，47岁，2019年3月21日初诊。

主诉：左胁下不适伴异物感4月余。

现病史：自述左胁下不适伴异物感4月余，与进食、天气、情绪无明显相关。查幽门螺杆菌阳性。足底湿疹反复发作，无口干口苦，纳寐可，大便日行1次、溏稀、挂厕，小便可。舌偏红，苔薄黄，脉细弦。

中医诊断：胁痛（脾胃虚弱，湿热蕴结）。

治法：益气健脾和胃，清利湿热。

处方：四逆散合四君子汤、青囊丸加减。柴胡10g，白芍20g，炒枳实10g，炙甘草6g，党参15g，茯苓10g，炒白术10g，醋香附12g，乌药10g，白鲜皮15g，土茯苓15g，路路通15g。7剂，水煎，日1剂，分两次服。

3月28日二诊：服药后足底湿疹改善明显，大便日行1次、不成形较前改善，现无挂厕，左胁下不适未明显改善，小便可，纳寐平，手脚易发凉。舌稍红，苔黄白腻，脉细弦。

处方：柴胡四逆散合半夏泻心汤加减。柴胡15g，黄芩10g，法半夏10g，白芍20g，炒枳实12g，党参10g，黄连3g，干姜10g，炙甘草6g，大枣10g，香附12g，八月扎10g，元胡12g，白鲜皮15g。7剂，水煎，日1剂，分两次服。

按语

李中梓《内经知要》曰："木旺侮脾，脾伤则不化谷而飧泄。"肝郁脾虚常表现为肝区胀痛、心情抑郁不舒，伴脘腹痞闷、便溏不爽、脉弦或细。患者左胁下胀闷不舒，应先调肝脾，以四逆散疏肝理气，调和脾胃，加四君子汤健脾益气。方中人参甘温，大补元气；白术苦温，运脾补气；茯苓甘淡，渗湿泄热；甘草甘平，和中益土；白鲜皮、土茯苓、路路通可清利湿热。气足脾运，湿热去，则余脏受荫，色泽身强矣。青囊丸出自《韩氏医通》，由香附、乌药组成，二药均有良好的理气止痛功效，"治一切气痛"。

复诊患者湿热已除大半，见手脚发凉乃阳郁不宣，胡珂教授继续予四逆散宣郁达外，予半夏泻心汤辛开苦降，阴阳和，则痛自止。

案十七

张某，女，55 岁，2019 年 3 月 25 日初诊。

主诉：左胁下隐痛 1 月余。

现病史：自述 1 个多月前疑咳嗽感寒后出现左胁下隐痛，伴双侧腰部酸胀，无明显诱发及减轻因素；胃纳可，时反酸，口中和；大便近 1 周偏稀、量偏少、欠顺畅；时咳，痰白、量一般；夜寐可，烧心少发。舌淡红，苔薄白根腻，脉沉细滑软。

辅助检查：上腹泌尿系彩超示脂肪肝。幽门螺杆菌阳性。胃镜提示慢性非萎缩性胃炎伴糜烂。

中医诊断：胁痛（肝气犯胃，胃失和降）。

治法：疏肝理气，健脾和胃。

处方：四逆散合半夏泻心汤加减。柴胡 15g，黄芩 10g，法半夏 10g，白芍 20g，炒枳实 12g，党参 10g，黄连 6g，干姜 10g，炙甘草 6g，杏仁 10g，白前 10g，防风 6g，槟榔 10g，香橼 10g。7 剂，水煎，日 1 剂，分两次服。

4 月 1 日二诊：服药后咳嗽减轻，大便较前成形，仍左胁隐痛、前颈痛，稍恶寒，偶烧心，余尚可。舌暗红、边有齿痕，苔黄白，脉滑软。

上方改黄连 3g，加香附 12g，乌梅 15g，八月扎 10g，青皮 10g。7 剂，水煎，日 1 剂，分两次服。

4 月 8 日三诊：服药后左胁下隐痛减轻，偶尔咳嗽，无反酸烧心，食欲可，大便时成形、时偏稀，晨起易偏稀，日行两次。舌淡红胖、边有齿痕，苔黄白腻，脉细滑。

上方加白蒺藜 10g。14 剂，水煎，日 1 剂，分两次服。

按语

《岳美中医案集》云，左右者，阴阳升降之路，中气胀满，升降不利，则两胁间歇性疼痛。此案属"胁痛"范畴，病机关键在于感受外邪，脾阳受损，致使中焦气机郁结，升降失常，肝气犯胃，故而出现胁痛、口苦、烧心等症。正如《灵枢·四时气》所说："邪在胆，逆在胃，胆液泄则口苦，胃气逆则呕苦汁，故曰呕胆。"方用半夏泻心汤辛开苦降，散结消痞，泄热补虚。方中半夏、干姜辛温，能散结消痞，兼降逆止呕；黄芩、黄连苦降，清热燥湿；党参、炙甘草药性甘平，补脾益胃；再加防风疏风解表；合四逆散疏肝理气，兼调畅气机。整个治疗以理气、降逆、和胃为根本大法，随症加减，故获良效。

案十八

刘某，男，40 岁，2017 年 3 月 27 日初诊。

主诉：左胁下痛 3 月余。

现病史：自述 3 个月来左胁下痛，无反酸，偶嗳气，食后偶觉饱胀，口不苦不干；咽中异物感两年余，喜做吞食动作；纳可，食辛辣咽中更觉不适；寐安，大便日 1～2 行、见食物残渣、成形，小便平。舌暗红胖，苔薄白稍腻，脉细弦。

辅助检查：胃镜提示慢性非萎缩性胃炎伴糜烂。

中医诊断：胁痛（肝气郁结，气滞痰阻）。

治法：疏肝解郁，行气化痰。

处方：柴胡四逆散合半夏厚朴汤加减。柴胡 12g，黄芩 10g，法半夏 10g，党参 10g，厚朴 6g，苏梗 12g，茯苓 10g，炙甘草 6g，枳壳 12g，白芍 20g，郁金 10g。14 剂，水煎，日 1 剂，分两次服。

4 月 10 日二诊：药后胁痛、咽中不利均减。舌偏淡暗胖，苔腻，脉细弦软。

处方：柴胡四逆散加减。柴胡 10g，黄芩 10g，法半夏 6g，党参 10g，仙鹤草 30g，苏梗 10g，茯苓 10g，白芍 20g，枳壳 15g，郁金 10g，炙甘草 6g，延胡索 10g，桑寄生 20g，黄芪 15g。14 剂，水煎，日 1 剂，分两次服。

按　语

气机升降学说中的脾胃升降理论尤为重要，脾胃乃气机升降之枢纽。而肝主疏泄，性喜条达。若肝气郁结，气机失调，肝气上逆胸膈则易发本病。脾失健运，土壅木郁，肝气克伐脾胃，均可导致肝郁脾虚，致气机不畅，津液不布，聚湿生痰，使痰气互结于咽喉。治宜疏肝解郁，行气化痰。对于咽喉不利，胡珂教授常以小柴胡汤、柴胡四逆散合减味上焦宣痹汤，或半夏厚朴汤，或两方同时合入。气郁郁热明显者，多选减味上焦宣痹汤；气滞痰阻、热象不显者，合半夏厚朴汤，严重者两方同入。方中半夏辛温，入肺胃，化痰散结；厚朴助半夏散结降逆；茯苓甘淡渗湿健脾，助半夏化痰；苏梗理气宽中，助厚朴行气宽胸，宣通郁结；佐以郁金行气活血。诸药合用，辛以行气散结，苦以燥湿降逆，使郁气得疏，痰涎得化，痰气郁结之梅核气自除。

案二十

李某，女，64 岁，2020 年 5 月 28 日初诊。

主诉：胁痛 1 月余。

现病史：自述今年 4 月确诊直肠癌，手术切除及化疗后出院，近 1 个月出现胁肋疼痛。现右胁部胀痛、烧灼感，口干口苦，无明显胃胀胃痛，纳寐一般，偶尔腰痛，大便时稀、两日一行、成形，小便平。舌暗红，苔中黄厚，脉弦滑细软。

中医诊断：胁痛（胆郁痰扰）。

治法：理气化痰，健脾利胆，兼清热解毒散结。

处方：小柴胡汤合温胆汤加减。党参 15g，白芍 20g，炒白术 10g，香附 12g，灵芝 12g，半枝莲 15g，白花蛇舌草 15g，槟榔 6g，柴胡 15g，法半夏 10g，黄芩 10g，生姜 10g，炙甘草 6g，炒枳实 10g，竹茹 10g，陈皮 10g，茯苓 10g。7 剂，水煎，日 1 剂，分两次服。

6 月 4 日二诊：服药后精神好转，右胁痛缓解，偶有不适；受情绪波动影响，偶有腰腹痛；大便频、日 10 余次、细条状、量少、难解，肛门灼痛，有便意感，矢气频，夜寐尚可。舌红，苔薄白干，脉弦。

上方去温胆汤、炒白术。改槟榔 10g，枳实 10g，白术 20g，北沙参 10g。7 剂，水煎，日 1 剂，分两次服。

按语

《医家必读》曰："积之成也，正气不足，而后邪气踞之。"胡珂教授认为，大肠癌乃本虚标实之证，正气不足是病之本，瘀毒、湿热是病之标。其发病与外感内伤、饮食劳倦等密切相关。人体正气不足，阴阳失调，可导致气滞、血瘀、痰凝、热毒、湿邪积聚而成本病。患者首诊因知身患重疾而心情抑郁，胁部不适、矢气频、舌暗红、苔黄厚、脉弦滑皆胆郁痰扰之症，故予柴胡温胆汤理气化痰，健脾利胆，兼清热解毒散结。对于癌症的治疗，胡珂教授认为，首应顾护正气，他要求我们不仅要补气固元，还应重视疏调气机，既要补气，也要理气。补气注意调补脾胃中焦之气，理气则重在疏利肝胆、调畅三焦。肿瘤的发生除正气不足、瘀毒内结外，与情志失调、肝胆气郁、三焦不利有关，况患者易"因病致郁"，患癌后情绪低落，心情焦虑，故治以柴胡四逆散为主。脾肾元气虚弱，可用人参培元补中。另外应慎用"抗癌药"，尤其是清热解毒、苦寒败胃之品，"以毒攻毒"易耗伤气血。脏腑虚弱、正虚无力抗邪是肿瘤复发转移的根本，正气充足则脾胃健运，气血充足自可抗邪，即所谓"正气存内，邪不可干"。患者一般情况较好时，可顺应患者及家属的要求，适当加用些许"抗癌药"，如白花蛇舌草、半枝莲、山慈菇、菝葜、蜂房等，但用量不宜大，15g左右即可。此外应注意脾胃之运化。癌症患者易出现脾胃失健，尤其是手术、化疗之后，故用药不宜温补滋腻，应配合理气活血之品。

（章美玲　李清梅　张　涛）

二十二、泄泻

泄泻是以排便次数增多，粪便稀溏，甚至泻出如水样为主症的病证，多因脾胃运化功能失司、湿邪内盛所致，是一种常见的脾胃肠病证，一年四季均可发生，但以春秋两季多见。胡珂教授从升脾降胃、调和肝脾、辛开苦降及清热化湿论治，收效明显。

案一

易某，女，62岁，2018年10月15日初诊。

主诉：大便不成形伴胃脘隐痛3个月。

现病史：自述3个月前无明显诱因出现大便不成形，伴胃脘隐痛，近期无系统治疗。现大便不成形、日1～2次、甚则3～4次、便时稍腹痛，排便急迫感；无明显腹部怕凉；胃中隐痛为主，剑突下无压痛；食欲尚可，多食则胃胀；嗳气；无反酸；偶有烧灼感；无口干口苦。舌偏红胖，苔薄白，脉弦滑偏细。

辅助检查：胃镜示慢性非萎缩性胃炎。

中医诊断：泄泻（寒热错杂，湿热气滞夹虚）。

治法：平调寒热，清热燥湿行气。

处方：柴胡四逆散合半夏泻心汤加减。柴胡10g，黄连3g，黄芩5g，干姜6g，法半夏10g，党参10g，防风10g，炒白芍20g，木香10g，麦芽15g，鸡内金10g，茯苓10g，炙甘草6g。7剂，水煎，日1剂，分两次服。

10月22日二诊：服药后大便次数减少，胃脘痛明显减轻。现大便稍不成形、日1～2次，自觉吃油条后易腹痛腹泻；仍觉胃脘胀满，喜温饮，食凉后胃脘部不适；小便可。舌红、中有裂纹，苔中根白黄厚腻，脉弦细滑。

上方加厚朴10g。7剂，水煎，日1剂，分两次服。

10月29日三诊：药后大便糊状、日行两次，无明显腹痛；胃脘隐痛胀感明显减轻，稍胸闷，无气短，食欲可。舌偏红胖，苔薄白有裂纹，脉弦细。

上方去黄连、木香、麦芽、鸡内金、厚朴，黄芩改 6g，党参改 15g，白芍改 15g，加炒白术 10g，乌药 10g，香附 10g。7 剂，水煎，日 1 剂，分两次服。

按 语

胡珂教授临证非常重视体质因素与病证的关系，将其作为辨证选方用药的重要依据。他认为，人之所以患病，体质因素很大程度上会决定病证的走向，即"疾病跟着体质走"。国医大师王琦虽将国人分为 9 种体质，但临床所见，一个人可以同时出现不同甚至相左的体质。这种不同或寒热虚实相反的体质是在不同脏腑体现出来的，可表现为对某些病和证的易感性。如气郁质易患消化胃肠病、结节性疾病等，易出现肝胃不和、肝脾不调证。脾胃因脏腑升降的生理病理特点，尤易出现脾寒胃热或脾寒肠热（湿热）的相反病机。就泄泻而言，可因脾寒所致，也可因肠热导致。脾寒者，表现为大便溏薄，不耐寒凉，稍受凉或进食生冷、油腻则腹痛肠鸣，或泄泻加重，腹部隐痛、冷痛，喜温喜按；肠热者，可见腹痛里急，泄下不爽，排便不畅，甚至里急后重，大便黏腻垢着，黄褐臭秽，甚至便血，肛门灼热，进食辛辣炙煿、酒醴则泄泻发作或加重，腹痛欲便，便后痛减，腹部灼热。然而就脾胃寒热夹杂的整体病机而言，脾寒者常兼有胃热，肠热者常兼有脾寒。

此案患者素体脾气偏虚，大便不成形、次数多，舌质胖，苔薄白，提示脾气虚不能升清；胃中偶有烧灼感、胃胀、嗳气，提示胃中有热，气机郁滞。此乃脾胃同病。脾寒不能升清，胃热不能降浊，寒热虚实夹杂，中焦气机升降失司。《金匮要略·呕吐哕下利病脉证治》云："呕而肠鸣，心下痞者，半夏泻心汤主之。"此患者虽症未全然相仿，但却不离上（胃）热而下（脾）寒之病机，故治以小柴胡汤合半夏泻心汤合四逆散加减，温清并施，寒热平调，且顾护脾气，疏利肝胆，以调气机。半夏泻心汤寒温并施，温脾清胃，清肠燥湿，以恢复脾胃正常升降之功，泄泻无论脾寒胃热，抑或脾寒肠热（湿热），均可用半夏泻心汤治疗。该方主要由三部分组成：一是干姜温脾升清，半夏辛开散痞；二是黄连、黄芩苦降泄热，胃肠两治，既能清胃泻痞，又可清肠治利，厚肠止泻，所谓"厚肠"，实为清肠，清热燥湿，"薄"肠腑之邪，肠腑湿热之邪得去，大肠传导功能恢复，即所谓"厚肠"，自可"止泻"，此也即"以薄为厚"；三是人参、甘草、大枣补益脾胃。三组药物使本方补泻兼施，苦辛并投，寒热互用，热者得清，寒者得温，虚者得补，实者得泻，脾气得升，胃气得降。合小柴胡汤、四逆散疏利肝胆，调畅中焦气机，以复脾胃升降之能，加广木香（合香连丸意）温以行气，加麦芽、鸡内金消食健脾，化胃中积热。需要注意的是，治疗过程中，需根据寒热虚实的变化，随时调整寒热药的比例、清补的偏重。

案二

李某，男，47 岁，2018 年 3 月 12 日初诊。

主诉：泄泻 1 年余。

现病史：患者于 2017 年因脾栓塞行介入治疗，后出现腹泻症状。口服参苓白术散可减轻，但仍反复发作。现腹泻，便前腹痛，便意急迫，大便稀溏、日行 1~2 次、伴黏液、无脓血、时夹不消化食物，肛门灼热感；食寒凉之品则腹泻，胃脘部怕冷；口苦，晨起为甚；咽中痰多、痰白、黏稠；纳寐一般，小便平。舌偏暗红，苔黄白，脉弦。既往口腔溃疡反复发作史。

辅助检查：腹部彩超示肝硬化；脾大。

中医诊断：泄泻（肝郁脾虚，寒热错杂）。

治法：疏肝健脾，平调寒热。

处方：小柴胡汤合半夏泻心汤加减。柴胡 10g，黄芩 6g，法半夏 6g，黄连 3g，党参 10g，炒白芍 20g，木香 6g，炒白术 10g，茯苓 12g，干姜 6g，吴茱萸 3g，北沙参 10g，防风 6g，炙甘草 5g。7 剂，水煎，日 1 剂，分两次服。

3 月 20 日二诊：服药后症状改善明显，大便成形、质偏软、偶不成形，肠鸣；右胁下闷痛，全身怕冷，口干口苦；眠差，难入睡；纳可，小便平。舌暗红，苔黄白厚，脉弦。

上方去北沙参、黄连、防风，黄芩改 8g，加桂枝 10g，香附 10g，天花粉 10g。14 剂，水煎，日 1 剂，分两次服。

4 月 3 日三诊：服药后大便成形、通畅，肠鸣、胁痛、畏寒减轻，时口干口苦，睡眠改善，纳可，小便平。舌淡红，苔黄白，脉弦。

效不更方，继服 10 剂巩固疗效。

按语

小柴胡汤与半夏泻心汤合方，简称"柴胡泻心汤"。半夏泻心汤出自《伤寒论》，原为治疗"满而不痛"之痞证的常用方剂。胡珂教授认为，此方的病机为寒热错杂、脾胃升降失司、湿热或痰热阻滞气机，兼脾气虚，病位涉及三焦、脾、胃。柴胡泻心汤乃脾胃肝胆同病方。将其合方，用于脾胃病治疗，所谓"观其脉证，知犯何逆，随证治之"。本案患者肝胆气郁，枢机不利，相火上炎，则见口干、口苦；气郁痰凝，则见痰多黏稠；加之素体脾胃虚寒，易致肝气来犯，脾失健运，升降失职，故见大便稀溏、完谷不化、食冷则泻、胃脘怕冷；气机不降，而致肠道湿热内滞，传导失常，故见便意急迫、肛门灼热、便有黏液。舌暗红、苔黄白，提示肝郁脾虚，上（脾）寒下（肠）热，脾寒为主。胡珂教授说，临床也可见脾阳、胃阴虚同见的情况，如本案，此时既可用干姜温脾，又可用北沙参养胃。

案三

龚某，男，42 岁，2019 年 12 月 30 日初诊。

主诉：大便溏结不调 1 年余。

现病史：自述近 1 年出现大便次数多、日 4～5 次、先干后软，平素易腹泻，便前腹痛；胃纳可，脘腹胀满，食多则甚，伴恶心欲呕；寐差，视物模糊，精神差，易疲劳，怕冷。舌淡红、有裂痕，苔薄黄，脉弦细。

中医诊断：腹胀（脾胃升降失调）。

治法：辛开苦降，消胀除满。

处方：半夏泻心汤加减。柴胡 15g，黄芩 10g，法半夏 10g，白芍 10g，炒枳实 12g，党参 10g，乌药 10g，黄连 3g，炙甘草 6g，大枣 10g。7 剂，水煎，日 1 剂，分两次服。

2020 年 1 月 7 日二诊：服药后大便日一行、先干后软、略挂厕、无不尽感；平素易腹泻，便前腹痛。胃纳可，食多则不适，微恶心欲呕；寐好转；视物模糊；精神差，稍动易疲劳；怕冷。舌淡红、有裂痕，苔薄黄，脉弦细偏软。

上方去乌药，加干姜 10g，白蒺藜 15g，菟丝子 10g。7 剂，水煎，日 1 剂，分两次服。

1 月 16 日三诊：服药后精神好转，疲劳感减。症状停药即反复。服药时大便正常，停药后日 1 次、质干如羊屎、排便费力、量少，小便黄、频急、易夜间排尿；食欲可，食量少，食多则胀，食后易矢气；寐差，视物模糊。舌淡，苔薄白、中边两侧较厚，脉弦。

上方改干姜 6g，加乌药 10g，炒莱菔子 15g，制大黄 2g。7 剂，水煎，日1剂，分两次服。

按语

患者大便不调，时秘时泄，属西医学肠易激综合征（便秘腹泻交替型）。本病治疗殊为棘手，涩之则秘，通之则泻。胡珂教授认为，排便虽关乎大肠传导，实与脾胃升降关系密切，所谓"大肠小肠皆属于胃"（《灵枢·本输》）。胃气不降则便秘，且又腹胀，即所谓"浊气不降则生䐜胀"。脾气不升则泄泻，即"清气在下则生飧泄"。治应治病求本，以调脾胃升降为要，方选半夏泻心汤加减。方中芩、连苦降胃气；姜、枣、参、芪温升脾气；半夏药性辛温，升降两宜，可助脾气上升。而芩、连、干姜之药量可根据脾胃升降之程度而适当调整。若脾升不明显，可减芩、连之一，只取其中一味；胃气不降甚，可加制大黄1~2g。此处用大黄不专为通便而设，取其苦降胃气力胜，因其影响脾升，故用量甚少。伴便血可用酒大黄，诸药同煎，不后下，但要中病即止，不可过用。

案四

章某，女，70岁，2017年6月2日初诊。

主诉：泄泻5年，加重3年。

现病史：自述5年前出现腹泻较频，常于当地诊所或医院输液，治疗后可好转，但近3年腹泻加重，且输液疗效不佳，遂来诊。现稍进食油腻之物则腹泻，便质稀软、褐色、量少、不尽感、1日3~6次，肛门坠胀感，饭后常有便意；口干口苦，喜温饮；腹部畏寒；近来食欲减退，稍贪食则腹胀；时发偏头痛，躺下则舒；双下肢易抽搐，夜间明显，影响睡眠，梦多；小便次频、尿清白。舌嫩红，少苔、根部偏黄、中部少许裂纹，脉弦。

中医诊断：泄泻（肝旺脾虚胃热，土木不和，寒热虚实错杂）。

治法：敛肝息风，温脾清胃，调和寒热。

处方：加减乌梅丸。乌梅30g，川椒6g，干姜6g，附片3g，桂枝6g，黄柏3g，黄连5g，木瓜15g，白芍10g，白蒺藜10g，党参10g，北沙参10g，炙甘草6g。7剂，水煎，日1剂，分两次服。

6月10日二诊：服药后大便次数减少，仍偏软、不尽感，口干口苦、畏寒、双下肢抽搐减轻，食欲略有改善，小便频次减少。舌嫩红，少苔，脉弦。

上方去黄柏，改黄连 3g，加炒白术 10g，炒麦芽 15g。7 剂，水煎，日 1 剂，分两次服。

6 月 17 日三诊：服药后大便渐成形、通畅，无口干口苦，畏寒明显缓解，食欲改善，偶有下肢抽搐，小便可。舌淡红，苔薄白、中有裂纹，脉弦。

上方去附片、黄连、川椒、北沙参，继服 10 剂而愈。

按语

加减乌梅丸乃胡珂教授根据《伤寒论》乌梅丸化裁而成。原方去当归之养血润肠，不利泄泻，易细辛为吴茱萸，以温脾止泻，白芍柔肝缓急。乌梅丸本治蛔厥，又治久利。《伤寒论本旨》云："乌梅丸为厥阴正治之主方也。木邪肆横，中土必困，故以辛热甘温助脾胃之阳，而重用酸以平肝，佐苦寒泻火，因肝木中有相火故也。"加减乌梅丸旨在酸苦辛甘合用，寒热同治，肝脾同调，气血兼顾。方中乌梅敛肝泻风，涩肠止泻；白芍养血柔肝，缓急止痛，白芍与乌梅相合，可增强敛肝息风之功；炮附子、干姜、肉桂、花椒、吴茱萸辛温刚燥，温阳止泻，散寒止痛；党参补脾益气，共同温脾散寒，脾强则御肝胆之侵凌；黄连、黄柏可清肠化湿，厚肠止泄。全方从药味配伍看，酸与甘合则化阴，酸与苦合则泄热，辛与甘合则温阳，辛与苦合则通降（辛开苦降，或苦辛通降），故脾胃肝胆同治，能扶太阴，护阳明，泻厥阴，和少阳，调寒热，燮阴阳。胡珂教授认为，本案为老年女性，阴液亏损，素体脾虚，肝气亢旺，横逆脾土则纳呆、泄泻、腹胀、偏头痛；脾虚则湿浊内停，蕴久化热则口干口苦；脾阳不升，则腹寒喜温；筋失濡养则抽搐；舌嫩、根黄、脉弦乃一派土木不和、上热下寒之象，故选用乌梅丸化裁，以敛阴息风，平调寒热。方中大剂量乌梅、白芍、木瓜以敛阴液，柔肝息风；干姜、桂枝、附片、黄连、黄柏平调寒热，调和阴阳；白术、党参健脾。药证相符，故调治月余而愈。

案五

王某，女，36 岁，2017 年 4 月 25 日初诊。

主诉：反复泄泻 1 年。

现病史：自述 1 年前无明显诱因出现反复泄泻伴肠鸣音亢进，每因情志不畅及饮食生冷则加重。形体偏瘦，性格忧郁，既往有胃肠炎病史两年，曾多次使用中药（逍遥散、痛泻要方等疏肝健脾方）治疗，症状改善不明显。大便日 3～4 行、不成形、质溏，便前腹痛，急迫，便后痛减，有不尽感；肠鸣音亢进明显，甚时影响睡眠；饭后稍胃胀，嗳气则舒；头晕，口苦，纳可，寐欠安；小便平。舌红，苔薄黄稍腻，脉弦。

中医诊断：泄泻（肝风横逆，木旺乘土，寒热错杂）。

治法：泻肝息风，调和寒热。

处方：加减乌梅丸。乌梅 30g，黄连 3g，川椒 6g，干姜 10g，法半夏 10g，黄芩 5g，党参 10g，防风 10g，僵蚕 8g，炙甘草 6g，茯苓 10g。7 剂，水煎，日 1 剂，分两次服。

4 月 30 日二诊：服药后大便日一行、成形、质软，仍便前腹痛，时肠鸣、夜间明显。余症平平。舌稍暗胖，苔白腻，脉弦。

上方加白蒺藜 10g，全蝎 3g。10 剂，水煎，日 1 剂，分两次服。

药后而安，随访 3 个月，未见复发。

按语

肝风是体内阳气亢逆变动而形成的一种病理状态。动为阳的表现，其对肝功能的影响，表现为"升发""疏泄"太过或不及。疏泄不及，常因情志失调、忧郁恼怒、精神紧张，终致气机不畅，郁遏肝木，致肝失疏泄。肝主动，为风木之脏，气郁化风，横逆犯脾，肝脾失和，致脾气不升，表现为泄泻。

胡珂教授辨证肝风克犯脾土，症见疼痛走窜、部位不定，肠鸣较甚，大便急迫，矢气频频，腹痛即便、便后痛减。因风善行而数变，故常表现为消化道以外的症状，如头晕、肢体麻木、肢体颤动。治疗以乌梅为主药，一般用 30g，最多可重用达 60g，配以平肝息风之品，如白蒺藜、防风、钩藤、天麻，甚者用虫药僵蚕、蝉蜕，更甚者可用全蝎，效果多佳。胡珂教授曾治 1 例泄泻的中年男性，患者最大的痛苦是肠鸣，尤其在夜深人静之时，肠鸣尤甚，影响睡眠，夜半常因肠鸣醒来而无法再睡，甚为烦恼。胡珂教授以前法治疗效果不显，故加全蝎 5g，药后肠鸣明显缓解。

本案患者从形体、情绪方面多考虑为木郁乘土证，然其治疗效果不显。胡珂教授认为，虽知肝风犯脾，却未认识到此为寒热虚实错杂之证，未予寒热共调之法。患者肠鸣亢进，便前腹痛、急迫，便质溏薄，脉弦乃肝风横逆犯脾所致，头晕亦是肝风的佐证。气郁日久化热，故口苦、寐差；脾气不升，则水谷反为湿滞，故而便溏、胃胀、苔腻；湿为阴邪，易伤脾阳，脾中虚寒，故腹泻常食生冷后加重。陈修园云："厥阴不治，取之阳明。"治疗上急需泻肝风，调寒热，方予加减乌梅丸。方中乌梅用至30g，酸柔敛肝息风，为君。僵蚕、防风平肝息风，合而为臣。川椒、干姜温中散寒；法半夏消满除痞；黄芩、黄连之苦寒泄热燥湿；茯苓、炙甘草培土以抑木克，共为佐使。诸药合用，使肝气得泄，脾运得复，风木宁谧，中土运作，泄泻得除。

案六

徐某，女，40岁，2018年3月26日初诊。

主诉：腹泻3年余。

现病史：自述3年来无明显诱因下肠鸣、泄泻反复发作，便质黏腻夹不消化食物，伴肛门灼热感、针刺感，便前腹痛，痛则欲便，便后缓解，大便日行两次，第1次成形，第2次溏软。自觉较常人怕冷，寐时后背发凉。食欲佳，多食易饱胀，得嗳气则舒。夜间口干，平素不喜饮。时小便灼热。舌暗红，苔薄黄白相间，脉沉弦两关弱。

中医诊断：泄泻（肝脾不和，升降失常）。

治法：疏肝解郁，调畅气机。

处方：四逆散、痛泻要方合半夏泻心汤加减。柴胡10g，白芍20g，炒枳壳10g，法半夏10g，干姜6g，黄芩6g，党参10g，茯苓10g，炒白术10g，防风10g，炙甘草6g。7剂，水煎，日1剂，分两次服。

药后诸症改善。守方继服半月善后。

按语

胡珂教授认为，本案患者的泄泻系土虚木乘。因肝主动，为风木之脏，气郁化风，木气横逆，风木疏泄太过，土虚木乘，以致肝脾不和，脾受肝制，运化失常而发痛泻。便前腹痛、痛则欲便、便后缓解乃典型"痛泻"之证，正如吴崑所云"泻责之脾，痛责之肝"；肠鸣、腹泻反复发作，脉两关较弱，此乃脾虚之象；多食易饱胀，嗳气则舒，考虑中焦虚弱、升降失职而成"痞证"；且患者既有身体怕冷又有小便黄、肛门灼热，应为寒热错杂，故治疗上宜采用补脾柔肝、寒热平调之法。四逆散虽冠以少阴病，却实为主治肝郁脾滞、气机失调之证，合痛泻要方柔肝止泻，合半夏泻心辛开苦降，在此尤为适用。方中柴胡、白芍、枳壳相伍，透邪解郁，调畅气机；白术、茯苓健脾渗湿；防风辛散肝郁，香舒脾气；半夏、干姜、黄芩具有寒热平调、辛开苦降之用。诸药合用，疏肝补脾，补泻兼施，寒热得解，升降复常，则痛泻自止。

案七

张某，男，36岁，2019年5月16日初诊。

主诉：大便溏伴黏液血便两年余，加重7个月。

现病史：患者两年前出现大便溏伴大便带血、黏液，未进行系统检查，间断口服药物治疗，症状时有缓解。7个月前上述症状加重，于外院行肠镜检查，提示乙状结肠（距肛门18～25cm）散在斑片状浅溃疡及糜烂面，直肠黏膜充血水肿，血管纹理紊乱、模糊。西医诊断为溃疡性结肠炎。经西药治疗后效果欠佳，易反复。症见大便稀溏，夹黏液血便，大便日2～3次、质黏，受凉、多食及进食油腻食物后腹泻加重，时有里急后重，时有腹部隐痛，进食辛辣易腹部灼痛，食纳欠佳，食后易脘腹胀满，易倦怠，夜寐尚可，晨起口黏，无口干口苦，小便平。舌淡红、体胖、边有齿痕，苔白黄腻，脉沉细。既往饮食不规律，贪凉喜冷，嗜食辛辣。

中医诊断：泄泻（脾虚失运，湿热蕴肠）。

治法：健脾益气，清肠化湿，佐以止血敛疮。

处方1：溃结方加减。党参15g，炒白术12g，茯苓10g，炒白扁豆10g，白豆蔻10g，陈皮10g，薏苡仁15g，焦山楂10g，炙黄芪20g，制乳香10g，地榆炭20g，黄连6g，败酱草10g，干姜10g。7剂，水煎，日1剂，分两次服。

处方2：灌肠方。青黛15g，马勃15g，儿茶30g，鸡冠花30g，煅牡蛎30g（先煎）。7剂，煎煮取汁150mL左右，每日1次，外用灌肠。患者取左侧卧位，每次保留药液两小时以上。

5月22日二诊：大便夹黏液血便好转，偶尔发作，里急后重未发，大便溏较前好转、日2～3次；腹部怕冷同前，时有腹痛；食欲改善，食后易腹胀；倦怠乏力；无口干口苦口黏。舌淡红胖，苔白腻，脉沉细。

上方去焦山楂、败酱草，干姜改炮姜6g，加炒麦谷芽各20g，鸡内金15g。10剂，水煎，日1剂，分两次服。并配合灌肠，用法同前。

6月3日三诊：药后无明显黏液血便，大便成形、日1～2次、偏软，腹痛、腹部怕冷较前好转，食欲改善，时有食后腹胀，精神好转，余无明显不适。舌淡红胖，苔白稍腻，脉沉细。

处方：炙黄芪15g，党参12g，炒白术10g，茯苓10g，炒白扁豆10g，炮姜6g，黄连6g，制乳香10g，槟榔10g，炒谷麦芽各15g，炙甘草6g。14剂，水煎，日1剂，分两次服。

6月17日四诊：药后症状稳定，黏液血便未发，大便成形、日1次，饮食注意未发腹泻，食纳可，精神体力可，无腹胀腹痛等不适。舌淡红胖、边隐见齿痕，脉细少力。

上方去槟榔、白扁豆，改炮姜为干姜6g，改炒白术为生白术10g，改黄连为3g，加仙鹤草20g，丹参6g。30剂，水煎，日1剂，分两次服，巩固治疗。嘱平素注意饮食，少食生冷肥甘及刺激性食物。

按语

溃结方系胡珂教授治疗溃疡性结肠炎（UC）的自拟方，由炙黄芪、党参、炒白术、茯苓、柴胡、炒白芍、枳实、槟榔、黄连、槐花、地榆炭、乳香、炙甘草组成。胡珂教授认为，UC虽有多个中医辨证分型，但一般而言，单纯大肠湿热证多见于初发患者，但并非很常见，在临床上更多见的是慢性复发型和部分慢性持续型。因病情持续，反复发作，耗损正气，易出现虚实夹杂、寒热错杂证。尤其是湿热伤脾，多见脾虚湿热证。众多研究资料表明，脾胃虚弱在本病的发生发展中有非常重要的地位，补益脾胃为治本之法。然湿热蕴结大肠的病机往往贯穿始终，治宜清化湿热。病程日久，久病入络，故活血化瘀、理气行滞是重要治则。结肠溃疡属"内疡"，又当祛腐敛疮生肌；脾虚肝乘，肝脾不调，治脾勿忘和肝，故以四君子汤合四逆散化裁，疏肝理脾，调和气血。方中重用炙黄芪补益中气，托疮生肌；黄连清湿热，厚肠胃；槐花、地榆清热凉血，二者尤善治肛肠出血；地榆味酸，解毒收涩，外用治烫伤、皮肤溃烂，内服有清热敛疮之能，名老中医周鸣岐就喜重用生地榆25～30g治疗，认为能"收敛、解毒、凉大肠、止赤痢"；槟榔合枳实行气导滞；乳香活血散瘀，消痈生肌；脾阳虚者加干姜、花椒温中止泻；兼肾阳虚者，加附片、补骨脂温肾暖土；饮食积滞者，加炒谷麦芽、鸡内金、焦山楂消食化滞。临床还可辨病用药，依据肠镜和病理改变进行用药。肠镜示充血水肿明显，脓性分泌物多，可增加清热化湿解毒之药，如白头翁、败酱草、蒲公英等；黏膜粗糙呈颗粒状，须加活血化瘀之品，如三

七、蒲黄、丹参等；收敛愈疡，可选加儿茶、白及等；肠镜示假息肉、黏膜桥，病理示息肉伴不典型增生（上皮内瘤变），可选用清热解毒、活血化瘀药，如薏苡仁、白花蛇舌草、莪术、三棱等。

胡珂教授认为，该患者平素饮食不节，饥饱失度，冷热不调，脾气受损，水湿不化，酿生湿热，蕴积肠腑而见诸症。本病以脾虚为本，湿热为标，故治疗应标本同治，予溃结方加减。方中党参、炒白术、炙黄芪健脾益气，培土固本；炒白扁豆、白豆蔻、仙鹤草补虚化湿止泻；茯苓、薏苡仁淡渗利湿，湿去则大便实；陈皮行气燥湿；黄连、败酱草清大肠湿热；脾虚不运易致食积，故加焦山楂消食化滞，佐以活血散瘀；制乳香活血敛疮；黄芪重用补气托疮生肌；地榆炭收敛止血；干姜温脾散寒，补火生土，以防苦寒伤中。诸药合用，脾气得健，湿热得清，诸症得除。配合自拟灌肠方外用，止血敛疮生肌，共同促进肠黏膜愈合。复诊患者黏液便血渐除，湿热渐清，故先去方中败酱草，后停用灌肠，去方中地榆炭，黄连减量，以清余邪，余药以健脾温中，扶正祛邪。

案八

罗某，女，42岁，2020年5月11日初诊。

主诉：大便溏5年余。

现病史：患者5年前经外院确诊为溃疡性结肠炎，经西药治疗后黏液血便症状改善，但大便仍稀溏，时夹不消化食物，偶有黏液，无血便，日3~4次，肛门后重感，腹中隐痛，脐下为主，便后缓解，腹部喜温，腹中鸣响，进食辛辣生冷则腹泻加重。全身乏力、畏寒，易外感，形倦神疲。食纳尚可，夜寐一般。舌淡胖，苔白黄稍腻，脉沉细软。

中医诊断：泄泻（脾肾阳虚证）

治法：温补脾肾，助阳止泻。

处方：理中汤合四神丸加减。党参12g，黄芪20g，炮姜6g，炒白术12g，补骨脂10g，肉豆蔻10g，仙鹤草30g，桔梗10g，黄连3g，炒白芍20g，槟榔6g，赤石脂15g。10剂，水煎，日1剂，分两次服。

5月21日二诊：服药后大便成形、质偏软、无明显黏液、日1~2次，腹痛缓解，肠鸣时作，精神较前好转，腹部仍怕冷。舌淡胖，苔白稍腻。

上方加香附10g，白蒺藜10g，继服14剂，巩固治疗。

按语

该患者病情迁延日久，反复发作，脾阳受损，病久由脾及肾，阳虚生寒。脾肾阳虚，火不暖土则便溏、完谷不化；阳虚难以温煦，则畏寒喜温；湿热余邪滞于大肠，则肛门后重、进食辛辣腹泻加重。《素问·评热病论》云："邪之所凑，其气必虚。"舌胖、苔黄白微腻、脉沉细弱提示属本虚标实之证。脾肾阳虚为本，湿热瘀滞为标。方中党参、黄芪、炒白术健脾益气；炮姜温中止泻；补骨脂、肉豆蔻温肾暖脾，固肠止泻；炒白芍缓急止痛，兼以止泻；赤石脂涩肠止泻，敛疮生肌；桔梗宣畅气机，排痰止痢；黄连清湿热，厚肠胃；槟榔行气导滞。全方补涩兼施，寒温并用，温补为主，佐以清消，使补而不留邪，清而不伤正，脾肾得暖，余邪渐清，其病渐愈。

案九

陈某，女，53 岁，2017 年 4 月 13 日初诊。

主诉：泄泻 10 余年。

现病史：自述反复泄泻 10 余年，大便每日 2～4 次、呈糊状，夹有白色黏胨，无肛门灼热感。食多易泄泻，无明显便前腹痛，偶有便前腹部坠胀，便后觉舒适。大便次数多时见便后头晕，时有乏力。腰部酸软，较怕冷。纳可，夜寐一般，夜尿频，小便色清，面色萎黄。舌暗淡而胖大，苔薄白，脉细两尺沉弱。

中医诊断：泄泻（脾肾阳虚，关门不固）。

治法：温肾健脾，涩肠止泻。

处方：四神丸合附子理中汤加减。吴茱萸 5g，补骨脂 10g，肉豆蔻 10g，干姜 10g，附片 6g（先煎），炒白术 10g，党参 12g，诃子 6g，川椒 6g，乌药 6g，炙甘草 6g。10 剂，水煎，日 1 剂，分两次服。

服药后大便次数减为 1 日 2 次，便中无黏液，乏力、头晕减。守方继服半月善后。

按语

《景岳全书·泄泻》云："肾为胃之关，开窍于二阴，所以二便之开闭，皆肾脏之所主。今肾中阳气不足，则命门火衰……阴气盛极之时，即令人洞泄不止也。"胡珂教授认为，此患者虽不是明显的"五更泻"，究其泄泻病机还应考虑脾肾阳虚阴盛，火衰不能助脾胃运化水湿，腐熟水谷。患者腰部酸软、怕冷、夜尿频、脉两尺沉弱，提示肾阳亏虚，命门火衰，阴寒凝聚，温化失职；头晕、乏力、腹部坠胀、便溏泄泻，提示脾阳不足，健运失职，清阳不升，符合"清气在下，则生飧泄"之描述。张景岳明确指出："四神丸，治脾肾虚，清晨溏泄。"《绛雪园古方选注》云："四种之药，治肾泄有神功也。"故治疗施以四神丸加味。方中补骨脂辛苦大温，补命门之火以温养脾土；肉豆蔻温暖脾胃，涩肠止泻；吴茱萸暖脾肾散阴寒；加附片增强补益命门火之功，益火之源以消阴翳；配党参、白术补益脾胃；干姜、川椒温运中焦；诃子敛肠止泻；佐以乌药散寒行气。诸药合用，相得益彰，故10剂获效。

案十

江某，男，43岁，2017年7月6日初诊。

主诉：反复泄泻伴自汗多年。

现病史：患者大便不调伴自汗多年，平素饮食稍不慎则腹泻，同时易自汗，易患感冒，今因腹泻加重就诊。诊见精神倦怠，易疲倦乏力，气短，大便1日3~4次、稀溏、饮冷纳凉或油腻之物则加重，无肛门灼热感，恶风畏寒，常自汗出，头晕昏沉，易干呕，晨起自觉眼皮沉重感，腰酸，性功能下降；纳寐一般，小便平。舌淡红、边有齿痕，苔薄白，脉弦细。

中医诊断：泄泻（脾阳亏虚，卫弱营虚）。

治法：温补脾阳，益气养阴，调和营卫。

处方：桂枝汤合附子理中汤加减。桂枝10g，白芍10g，生姜3片，大枣4个，附片6g，干姜6g，黄芪30g，党参10g，炙甘草6g，浮小麦30g，淫羊藿10g。7剂，水煎，日1剂，分两次服。

7月13日二诊：服药后精神状况得到改善，疲倦乏力、气短自汗、眼皮沉重感均减轻，大便稍成形、但仍略稀、次数减少，仍恶风，腰酸，纳寐可。舌淡红，苔中后白腻，脉沉细滑。

上方去浮小麦、党参，加红参3g，补骨脂10g，益智仁10g，菟丝子10g（即四神丸加减）。10剂，水煎，日1剂，分两次服。

7月23日三诊：服药后倦怠乏力减轻，时气短自汗，大便成形。舌淡红，苔薄白，脉细。

效不更方，继服14剂，水煎，日1剂，分两次服。

![按语]

胡珂教授认为，本案患者素体脾虚而见少神乏力，怕食生冷。脾气亏虚，影响营卫之气生成之源，进而营卫不和，表虚不固，故恶风、自汗；表气不通，则里气不顺，邪陷于下则泄泻，逆于上则干呕，故治疗需调和营卫，同时调理脾胃，以复营卫之气。《伤寒论》第53条云："病常自汗出者，此为营气和。营气和者，外不谐，以卫气不共营气谐和故尔。以营行脉中，卫行脉外，复发其汗，营卫和则愈，宜桂枝汤。"其中桂枝汤外和营卫，内调气血；黄芪、党参益气健脾；干姜温中散寒；"卫出下焦"，故用淫羊藿、补骨脂、菟丝子、益智仁补肾健脾，以资卫气；菟丝子、益智仁既可温肾止泻，又有健脾温脾止泻之功，为胡珂教授常用。

案十一

董某，男，46岁，2018年2月8日初诊。

主诉：腹泻两天。

现病史：自述昨晚在外就餐后突然出现腹泻，水样便、5～6次/日；口干，小便少，畏寒，无发热，无头痛头晕，无肛门不适，乏力欲寐，精神倦怠，食欲不振。舌淡，苔薄白，脉弦细浮。

中医诊断：泄泻（寒凝膀胱，气化不利证）。

治法：助阳化气，健脾渗湿。

处方：五苓散加味。桂枝10g，白术10g，茯苓10g，泽泻20g，猪苓10g，防风10g，焦山楂10g，麦芽15g。4剂，水煎，日1剂，分两次服。

后随访知，1剂而腹泻次数减少，2剂而泄止，第3、4剂予以巩固。

![按语]

胡珂教授认为，本案患者因饮食不节，加之偶感风寒，太阳受邪，致经腑同病。寒凝膀胱，气化不利，偏渗大肠而作泄。另饮食自倍，肠胃乃伤，脾胃受损，运化失司，则水谷不化，停积于中，水反为湿，谷反为滞，混合而作泄矣，两者相侵，则腹泻加重。《伤寒论》云，太阳为病后"若脉浮，小便不利，微热消渴者，五苓散主之"。方中泽泻、茯苓、猪苓利水渗湿，充分体现了利小便以实大便的思想；白术健脾；桂枝温阳化气，兼以解表；防风祛风止泻；焦山楂、麦芽健脾消食。诸药配伍，表寒得散，食滞得消，

水液蒸腾气化，输布正常，泄泻可止。

案十二

陈某，男，43岁，2019年12月9日初诊。

主诉：大便稀溏不成形数年。

现病史：自述多年来大便质稀不成形、不挂厕，1日3~4次，稍食重口味食物即易腹泻；无腹痛，腹部不耐寒凉，纳差，无食欲，小便可，夜寐多梦、多浅眠；易反酸，进食后易胃胀，不易饥饿；无嗳气，易疲倦乏力。舌淡红，苔薄白、微腻，脉沉细弦软。

辅助检查：肠镜（2019年9月10日）示大致正常。胃镜示非萎缩性胃炎伴糜烂；胆汁反流。

中医诊断：泄泻（脾阳不足，肝气犯胃，土木不和）。

治法：温脾止泻，柔肝和胃。

处方：椒梅理中汤合开胃方加减。乌梅20g，川椒6g，党参15g，干姜10g，炒白术10g，柴胡15g，法半夏10g，太子参15g，炒麦芽30g，炒谷芽30g，炒鸡内金15g，炙甘草6g，白豆蔻10g，生姜6g，大枣10g，胡黄连2g，石菖蒲10g，小茴香2g。7剂，水煎，日1剂，分两次服。

12月16日二诊：服药后大便次数减少、质糊、不成形、稍挂厕、1日1~2次，腹部不耐寒凉，夜寐多梦，纳差，食欲不佳，小便平。舌淡红胖，苔薄白，脉沉细弦软。

上方加茯苓15g，炒白扁豆12g。7剂，水煎，日1剂，分两次服。

按语

胡珂教授认为，本案是阳气虚馁的肝寒基础上继发相火的内郁化热，从而形成了寒热错杂证，即尤在泾所云的"积阴之下，必有伏阳"。治疗这种厥阴病脏寒继发相火证，胡珂教授仿仲景乌梅丸之方义，自拟椒梅理中汤温脾止泻，柔肝和胃，并强调本案患者的辨证关键在于脉沉细弦软而无力。

案十三

谢某，男，14岁，2022年8月26日初诊。

主诉：便溏半年余。

现病史：半年来大便溏烂、日行3~4次，食辛辣生冷后甚，挂厕，便前腹痛，不尽感，便后痛减，口臭。食纳一般，夜寐安，小便偏黄。舌淡红偏淡，苔中后白黄，脉弦偏细。

中医诊断：泄泻（脾阳不足，肝气犯脾，土木不和）。

治法：温脾止泻，柔肝和中。

处方：椒梅理中汤加味。川椒4g，乌梅15g，党参15g，炒白术10g，干姜10g，炙甘草6g，黄连1g，槟榔6g，炒麦芽10g，焦山楂10g，苍术30g。14剂，水煎，日1剂，分两次服。

9月9日二诊：服药后便溏症状缓解，大便日1~2次，不成形较前好转，无腹痛，食纳可，眠安。舌淡红，苔中后白黄，脉弦偏细。

上方去黄连，改干姜6g，加茯苓12g。15剂，服法同前。

案十四

周某，男，64岁，2022年8月3日初诊。

主诉：腹泻两年余。

现病史：自述两年来反复腹泻，大便日行2~3次，水样便，偶便前腹痛，服益生菌后好转，大便转日1次、质溏、偶偏干、偶不畅。身怕冷，体重下降，纳可，进食后脘胀。寐欠佳。舌偏淡暗、偏胖，脉弦细。

中医诊断：泄泻（脾虚肝乘，肝脾不和）。

治法：泻肝息风，温中健脾，燥湿止泻。

处方：椒梅理中汤加味。花椒3g，乌梅30g，党参10g，炮姜10g，炒白术10g，炙甘草6g，香附12g，木香12g，茯苓10g，炒麦芽15g，桂枝10g，焦山楂12g。7剂，水煎，日1剂，分两次服。

8月10日二诊：服药后便溏改善明显，大便日1~2次、溏稀便、有不尽感；怕冷，稍进食多则胃胀不适，腹泻后腹痛明显；无口干口苦，偶嗳气，无反酸，纳少（以稀饭为主），寐一般。述服上方药前2~3天拉黑便，后服蒙脱石散后颜色变黄，小便常。食肉则胃胀，泄泻。舌淡紫暗胖，苔白，脉弦。

上方加川芎10g，焦生山楂各10g，改党参15g。7剂，水煎，日1剂，分两次服。

按语

《素问·阴阳应象大论》云"湿胜则濡泻"。脾主运化，性喜干燥而恶湿。因湿为阴邪，脾为湿土，二者同气相求，同类相召，故湿邪易犯脾。脾受湿邪之伤则不能升清，脾阳下陷，水液渗入大肠，化为腹泻，即所谓"清气在下则生飧泄"。治以温中健脾，燥湿止泻。临床上胡珂教授根据土木之间的关系，治脾不忘和肝，针对脾虚湿盛之便溏泄泻，喜用椒梅理中汤温脾柔肝止泻。其中乌梅酸肝敛肝，以泻肝和肝，寓泻于补，补肝体，泻肝用，其用量不宜过小，常用至 15 ~ 30g；花椒散寒运脾。针对腹泻型肝脾不和，少用白芍而多用乌梅。胡珂教授认为白芍有一定的滑肠之弊。案十二患者不但存在脾虚肝旺病机，亦有肝胃不和、肝气犯胃之症，故合自拟"开胃方"疏肝和胃导滞。案十三考虑脾虚湿邪尤甚，故重用苍术 30g，以燥湿健脾止泻。案十四加香附、木香、麦芽等以理气和胃，恢复中焦脾胃升降之功，加桂枝助通阳，内以运脾，外以解表。

（王露露　汤善能　张　涛）

二十三、小儿感冒

小儿疾病多为肺系及脾胃系统疾病，胡珂教授认为，小儿脾胃虚弱，加之喂养不当，常易导致脾胃运化不及，气血生化不足，致卫外无力，受外邪所扰，发为感冒。胡珂教授治疗小儿外感，除从肺气不足论治外，重点关注脾胃运化之力，重视健脾开胃，调和枢机，使外邪不易侵犯而病愈。

案一

林某，男，6岁，2020年7月21日初诊。

主诉：体虚易外感1年余。

现病史：患儿易外感，常年感冒易发，发则双侧扁桃体Ⅱ°~Ⅲ°肿大。素来纳少，体瘦，大便时干，易鼻衄。舌偏淡，苔薄黄，脉细浮、按之少力。

中医诊断：小儿感冒（肺脾不足，卫外不固，中焦不运）。

治法：和畅枢机，扶正达邪，健脾助运，佐以消积开胃。

处方：自拟"开胃方"。柴胡12g，黄芩5g，法半夏6g，生晒参7g，生姜5g，大枣6g，浙贝母10g，炒麦芽20g，炒谷芽20g，鸡内金10g，槟榔6g，白豆蔻6g，甘草6g，胡黄连2g，甘松2g。7剂，水煎，日1剂，分两次服。

7月27日二诊：服药后近期未感冒，无鼻塞流涕，无咽痛咽痒，偶有口干，时眼睛发红，偶有鼻血，时有吸鼻动作；食纳尚可，无胃脘部不适，二便平。舌质淡红，苔薄白夹黄，脉细滑软。

上方白豆蔻减至3g，加侧柏叶10g。7剂，服法同前。

按 语

患儿以易外感就诊，考虑肺脾不足，腠理疏松，卫外不力，易感外邪。治疗时，胡珂教授结合患儿素体瘦小、纳差、脉略有不足，考虑关键病机为脾胃虚弱，运化不及，气血生化之源，致正气不足；土不生金，肺脏失养，肺卫失充，属虚人外感。所谓"虚人"，包括身体素虚、产后、年老、小儿、反复外感、感冒后不易速愈、常用抗生素及寒凉中成药等人群，尤其是老人、小儿更为常见。患者虚象的临床症状可以不很明显，但脉象或多或少有虚意，如偏细、偏软，而非浮而任按之偏实脉。《伤寒论》第97条云："血弱气尽，腠理开，邪气因入，与正气相搏……小柴胡汤主之。"江尔逊老中医认为，此段经文所述与虚人外感的病机正相符合。腠理乃少阳之分，不论邪在少阳抑或太阳，均可用小柴胡汤运转枢机，扶正祛邪，将太阳之邪转枢外出（江长康，江文瑜. 经方大师传教录. 中国中医药出版社，2010.）。胡珂教授认为，治疗体虚外感，可通过转枢少阳，调畅三焦，疏利气机，使欲入里之邪外达皮毛而解。如《灵枢·本脏》云："三焦、膀胱者，腠理毫毛其应。"其义为三焦与体表之腠理、毫毛相通，三焦之气可运行至皮毛。三焦为气血运行的通道，少阳为枢，肺主皮毛。少阳枢机畅达与上焦肺气宣降、腠理皮毛达邪密切相关。"开胃方"为胡珂教授治疗食欲不振，尤其小儿厌食、挑食的自拟方，实由小柴胡汤加味组成。方中以小柴胡汤调和三焦，畅达枢机，扶正祛邪，调和脾胃，调和肝胆；加炒麦芽、炒谷芽、鸡内金、槟榔化积消食；白豆蔻芳香醒脾；胡黄连苦以开胃，据胡珂教授老师陈瑞春老中医的经验，胡黄连还可清小儿积热；甘松"开脾郁，醒脾气"。根据陈瑞春老中医的经验，"浙贝为喉科要药"，可化痰散结，尤适于乳蛾肿大，可研末冲服，多服、久服。本例患儿双侧扁桃体Ⅱ°~Ⅲ°肿大，故方中加浙贝母10g。

案二

伍某，女，13岁，2018年8月4日初诊。

主诉：反复外感高热3年余。

现病史：患儿近3年反复外感发热，以高热为主，发病则体温高达39℃，伴咽痛咽红肿（扁桃体发炎为主），静脉滴注抗生素方可降低体温。发作频率逐渐增加，由数月1次至1月1次，甚至1月2次，稍不注意即高热。随着抗生素使用的增多，疗效逐渐下降，抗生素档次提高，治疗控制时间延长。近日又发高热，在医院静滴抗生素，并口服中成药咽扁颗粒，治疗数日好转，经人介绍来胡珂教授处中医调治。症见身重，倦怠，口气重，纳可，喜肉食；口干口苦，大便黏滞难解，小便平。舌苔黄腻，脉弦滑。扁桃体Ⅱ°肿大、稍红。

中医诊断：小儿感冒（肺胃痰热，正气不足，表里不和，易受外邪）。

治法：化痰清热祛湿，疏气和中畅表。

处方：小柴胡汤合温胆汤加减。柴胡15g，黄芩8g，法半夏10g，太子参10g，竹茹10g，陈皮10g，炒枳实6g，茯苓10g，桔梗10g，浙贝母10g，甘草5g。7剂，水煎，日1剂，分两次服。

8月12日二诊：服药后大便较前通畅，仍黏滞；咽部痰滞感，能咳出黄色黏痰。舌淡红，苔薄黄腻，脉弦滑。

上方加射干6g，郁金6g，枇杷叶10g。7剂，水煎，日1剂，分两次服。

8月19日三诊：患儿家长述，自中药治疗后未再发热，现精神较好，纳便正常，扁桃体仍Ⅱ°肿大、不红。舌偏红，苔薄黄腻，脉弦滑。

上方去桔梗、郁金、枇杷叶，改黄芩为6g，加玄参10g，昆布10g。10剂，水煎，日1剂，分两次服。

因患儿读初中，家长怕请假影响学业，遂自行去药店原方购药14剂，后一直未再发热。

按 语

患儿素喜肥甘，损伤脾胃，酿生痰热，阻滞肺胃。咽喉为肺胃之门户，痰热熏蒸阻结咽喉，故发为乳蛾；儿童脏气未充，若摄生不慎，易感外邪。该患儿痰热素盛，感寒则成外寒内热之势，治疗本应表里双解，透散外邪。陈瑞春老中医认为，西药抗生素性类中药之苦寒药，而市售治疗外感的中成药多以寒凉清热为主（如该患儿所用的咽扁颗粒），往往使病邪失于表散，凉遏内闭，留恋不去，导致病情反复发作；且抗生素苦寒伤正，致正气愈虚，抗邪愈弱，发作愈频。胡珂教授告诉弟子，该患儿之发热虽然不是往来寒热，但却是"休作有时"，乃小柴胡汤证之一，仍主以小柴胡汤治疗。患儿正气虽虚，但痰热邪实更甚，故去生姜之辛温助热，大枣之甘温碍邪，不用党参之温补，改用太子参清补；痰热内阻肺胃，里气不和，影响表气畅达，当以清热化痰治里，故予温胆汤调里以和表。小柴胡汤合温胆汤共奏调和枢机、畅达表里之功。复诊时咽部痰滞感，乃气机升降失常、肺胃不降所致，故合以减味上焦宣痹汤。

案三

张某，男，5岁，2021年11月26日初诊。

主诉：反复外感 3 年余，再发 1 周。

现病史：患儿自 2～3 岁开始反复感冒，或低热或咳嗽。近 1 周因受寒出现咳嗽，咽痒，声音嘶哑，咳痰，质稠色白夹黄；纳可，二便平。舌尖偏红，苔薄白黄，脉滑。

中医诊断：小儿感冒（风寒郁热夹痰，肺失宣降）。

治法：疏风散寒宣肺，清热化痰降气。

处方：三拗汤合杏苏散加减。麻黄 3g，杏仁 6g，黄芩 4g，白前 6g，紫菀 6g，防风 6g，前胡 6g，僵蚕 6g，枇杷叶 6g，苏子 3g，旋覆花 8g（包煎），浙贝母 3g，甘草 4g。7 剂，水煎，日 1 剂，分两次服。

2022 年 9 月 8 日二诊：家属述去年感冒咳嗽，服上方 3 剂后未再咳嗽。此次因低热（体温 37.5℃），流黄涕就诊。纳少，打喷嚏。舌淡红，苔黄白，脉滑略浮。

中医诊断：小儿感冒（风寒郁热夹滞）。

治法：调和枢机，外散风寒。

处方：小柴胡汤加减。柴胡 12g，黄芩 6g，桔梗 8g，法半夏 6g，防风 4g，枳实 4g，神曲 10g，甘草 4g，芦根 10g。4 剂，水煎，日 1 剂，分两次服。

按语

外感咳嗽乃感受外邪犯肺所致。肺为娇脏，受邪易侵袭肺脏，影响肺气之宣发肃降而引发咳嗽。胡珂教授认为，虽风、寒、湿、燥诸邪均可导致咳嗽，然尤以风寒为多。小儿为"纯阳之体"，风寒外束肺卫，阳气不得外达则易产生郁热，形成外寒里热之"寒包火"的病机。治以疏风散寒，宣肺止咳。胡珂教授常用三拗汤合杏苏散加减。遵陈瑞春老中医"肺药轻用"之经验，胡珂教授麻黄常用 2～5g，外邪不重则用炙麻黄，减其发散之性，存其宣肺止咳之功；常用黄芩清解郁热，外感风寒重在发散透表，使药势向外，黄芩苦寒清热，药势向内，不利散邪，故用量宜小，通常 3～6g。二诊患儿因外感发热就诊。患儿素易外感，正气不足，卫外不固，感受风寒，治宜小柴胡汤和枢机，解少阳。"若不渴，外有微热者（小柴胡汤证），去人参，加桂枝三两，温覆微汗愈"。因患儿里热素盛，感寒即鼻流黄涕，故不用温热之桂枝，改用"风药中的润药"防风发散风寒，加芦根清肺热。

案四

杨某，男，1 岁 7 个月，2022 年 8 月 25 日初诊。

主诉：消瘦 1 年。

现病史：患儿 2022 年 8 月 9 日体检示体重 9.2kg，身高 81.3cm。家属自觉患儿消瘦，欲调理。患儿纳可，大便日一行、成形、量可；平素易流黄绿色稠涕，今日起流清涕；眠可，夜间汗出，身凉。小便平。舌淡红，苔黄白，脉细滑。

中医诊断：体虚（肺脾两虚，兼感外邪）。

治法：调和营卫，调和脾胃，调畅肺气，佐散寒消导。

处方：柴胡桂枝汤加味。柴胡 10g，黄芩 3g，法半夏 3g，党参 6g，桔梗 4g，桂枝 2g，生姜 2g，大枣 4g，防风 2g，白芍 3g，陈皮 2g，炒麦芽 6g，焦山楂 6g，炙甘草 3g。7 剂，水煎，日 1 剂，分两次服。

9 月 2 日二诊：服药后流涕缓解，昨日上午低热，12～13 点体温逐渐升高至高热，腹泻两次，服退热药（布洛芬悬浮液）出汗少许，体温略降，下午 7 点复发热，至 10 点升至 40℃。昨晚注射退热药后无明显退热，现仍发热，哭时有汗出，其间呕吐 1 次。舌淡红，苔黄白，脉浮滑数，指纹紫滞。

中医诊断：小儿感冒（风寒郁热）。

治法：畅达枢机，调和三阳。

处方：小柴胡汤加味。柴胡 20g，黄芩 4g，法半夏 4g，生姜 5g，大枣 5g，防风 4g，葛根 6g，青蒿 10g，桔梗 4g，党参 3g，炙甘草 3g。4 剂，水煎，日 1 剂，分两次服。

9 月 6 日三诊：服药 3 天，低热 37.3℃，短时即自行汗出热退，大便溏泄、1 天 10 多次，纳少，尿短少、稍黄，不呕，不欲饮水，口疮，肛门红赤疼痛。舌尖偏红，苔薄黄白稍腻，脉浮滑。

中医诊断：小儿感冒（三阳合病，大肠湿热夹滞）。

治法：畅达枢机，清利肠腑，佐以消积。

处方：小柴胡汤合葛根芩连汤加减。柴胡 15g，葛根 10g，黄芩 4g，黄连 2g，生姜 3g，大枣 4g，车前子 6g，炒麦芽 10g，焦山楂 10g，槟榔 3g，砂仁 3g，甘草 6g。4 剂，水煎，日 1 剂，分两次服。

9 月 10 日四诊：服药后发热退，泄泻止。现咳嗽，喉中有痰，鼻流浊涕，大便日 1 次、偏干，食纳可，盗汗。舌淡红，苔薄白腻，脉细滑。

中医诊断：小儿感冒，咳嗽（体虚外感，肺气不利）。

治法：调和枢机，宣降肺气。

处方：止咳方加减。柴胡12g，黄芩3g，桔梗5g，法半夏3g，防风3g，白前3g，仙鹤草15g，紫菀3g，杏仁3g，浙贝母3g，甘草3g。5剂，水煎，日1剂，分两次服。

按语

患儿体质素弱，容易外感，体重、身高均不达标。此因脾虚运化不及，肺气失养，卫外不固所致，治以柴胡桂枝汤加味。柴胡桂枝汤能调畅枢机，调和营卫，调和脾胃，补脾养肺，扶正祛邪，陈瑞春老中医认为，本方是一张保健方，有病可治，无病可防。二诊患儿外感高热，体温高达40℃。因肺脾素虚，不耐单一驱邪，当虚实兼顾，故疏小柴胡汤加防风、葛根、青蒿。胡珂教授说，此为陈瑞春老中医治疗小儿外感发热的经验用法。方中小柴胡汤和解少阳，防风发散太阳风寒，葛根清透阳明并能解肌，妙在青蒿一味的使用。胡珂教授曾不解地问陈老，青蒿在此用意何在？陈老答曰"透散外邪"。三诊症见低热，汗出热退，为太阳少阳合病，脉浮乃太阳表邪未尽之象。然病机重点则是邪传手阳明大肠，大便泻下，肛门赤痛。故方选小柴胡汤加减，和解少阳，调畅枢机，使太阳余邪外出；以葛根芩连汤清利阳明大肠；用生甘草6g，合芩、连、（生）姜，有甘草泻心汤之意，以愈口疮；加车前子利小便，以实大便。胡珂教授因柴胡的不同用途而用量有别。升提阳气3～6g，疏肝理气6～15g，调畅三焦15～30g，和解退热25～60g。此成人用量，儿童可据年龄适当减量。本患儿用于调理体质，柴胡用至10g，外感发热用至20g。

案五

杨某，男，4岁1个月，2022年8月25日初诊。

主诉：干咳两周，腹部不适1周。

现病史：腹部不适，无压痛，喜清嗓，常夜间咳嗽，干咳为主；流少量黄涕；无口干口苦，口气重，无嗳气反酸；纳一般，进食少，眠可，夜寐9～10小时；大便日一行、成形、量可，小便平。舌淡红，苔薄黄白相兼，脉滑。

中医诊断：外感咳嗽（脾胃不和，肺热邪恋）。

治法：调理肝脾，调和枢机，消积化滞。

处方：小柴胡汤合四逆散加减。柴胡12g，黄芩4g，法半夏6g，炒白芍10g，枳实5g，桔梗6g，白前4g，槟榔4g，生姜4g，大枣5g，炒莱菔子10g，甘草4g，炒麦芽10g。7剂，水煎，日1剂，分两次服。

9月2日二诊：服药后症状缓解明显，无腹部不适，昼日复咳、干咳为主，偶尔咳痰；无口干口苦；略有口气，无嗳气反酸；纳一般，食量少，眠可；大便日一行、成形。舌偏红，苔中厚余薄白腻，脉细滑。

处方：止咳方加减。柴胡12g，法半夏4g，仙鹤草20g，杏仁4g，桔梗5g，枳实4g，生姜4g，大枣4g，白前5g，紫菀5g，甘草3g，黄芩3g。7剂，水煎，日1剂，分两次服。

按语

胡珂教授常说，小儿最常见的疾病就是脾胃病和外感病，尤以外感发热、咳嗽为多，二者相互影响。儿童脏气未充，卫外功能不强，运化不及。且少儿为纯阳之体，活泼好动，若汗出增减衣物不当，即易感外邪。加之少儿喜食生冷肥甘，挑食、偏食，不知饥饱，导致脾胃失运，而化生积食。外感邪气后又能影响脾胃运化，若父母认为生病后需加强营养，以利康复，强进肥美之食，导致运化益乖；脾胃积滞，阻碍气机升降出入，使运行受阻，卫气不布，故易感外邪。

小儿亦有情志为病者，虽无情志抑郁，但暴躁、易怒、任性也属肝热为患，部分患儿可见山根色青、目睛青蓝等肝旺之象，此均为使用柴胡剂的依据。该患儿首诊以腹部不适为主，兼喜清嗓、咳嗽，流少量黄涕，口气重，纳食少，证属肝脾不调；兼有积滞，故而腹部不适、口臭、纳差；因外感时日，邪气未尽，痰热阻肺，故咳嗽较轻、咽喉不利、鼻流黄涕。方用小柴胡汤合四逆散加减，去甘温碍邪之党参，调理肝脾，调畅枢机，疏达外邪；佐以理肺止咳、消积化滞之品。二诊在1个月后，腹部症状已缓，咳嗽较为明显，故更方止咳方。止咳方乃胡珂教授自拟方，亦以小柴胡汤为基础，使"上焦得通……身濈然汗出而解"；加枳实，取其消积导滞之功。

（汪　瑶　江水玉　章美玲　张　涛）

二十四、胸痛

胸痛是以胸部疼痛为主要症状的一种病证，为内科心、肺、肝系疾病的常见症状。此病好发于秋冬季节。基本病机为病邪壅阻心胸血脉，气血不通而痛。中医学将其分为"寒、热、痰、瘀、虚、实"六大证，胡珂教授从疏肝利胆、调和肝脾论治，从气血阴阳、六经辨证入手。

病案

王某，男，46岁，2020年9月18日初诊。

主诉：反复左侧胸痛3年。

现病史：自述3年来反复出现左侧胸痛，情绪不易稳定，易紧张，有时吸气有牵拉痛；大便溏薄、细、尚通畅；时反酸，纳可，睡眠欠佳，易醒，口干口臭。舌偏淡暗，苔薄白，脉弦、按之软。

中医诊断：胸痹（肝胆气郁，痰湿阻络）。

治法：疏利肝胆，燥湿化痰通络。

处方：小柴胡汤合香附旋覆花汤加减。柴胡15g，黄芩6g，法半夏20g，香附15g，旋覆花15g，紫苏子6g，陈皮10g，茯苓10g，薏苡仁40g，炒白术10g，党参12g，降香10g，灵芝12g，远志10g，石菖蒲10g，炙甘草6g。7剂，水煎，日1剂，分两次服。

9月25日二诊：自觉服药后尚可，胸痛缓解，偶尔心下痞硬，仍口臭，大便细、较溏软，手足不温，稍心悸。舌尖边暗，苔白，脉弦偏软。加强通阳化湿、行气和胃之力。

上方去灵芝、苏子、降香，加桂枝6g，枳实10g，佩兰15g。10剂，水煎，日1剂，分两次服。

2021年3月4日三诊：服药后诸症改善明显，现停药近半年。素来易焦虑，伴心慌胸闷，甚至胸部隐痛，吸气时有牵拉痛、堵塞感，自述可扪及包块，骨头痛。头部表皮发麻，下颌部自觉痛。前两日右腿臀部有麻木感，刮瘀后缓解。左腹部隐痛 10 余年，站久则明显。口臭，无口干口苦，晨起咳少量淡黄痰，无咳嗽咽痒，下颌部动则大脑两侧有声音，纳寐可。胃脘痞硬。大便日 1 次、偏软、细条状、挂厕。小便频，半小时到 1 小时 1 次，夜尿 1 次。舌淡红偏暗，苔薄白，脉右弦细软、左弦细。治以化痰通络，疏理气机，配合通阳化气利水。

处方：柴胡桂枝汤合五苓散加香附旋覆花汤化裁。柴胡 15g，黄芩 6g，党参 15g，法半夏 10g，桂枝 6g，白芍 6g，炙甘草 6g，生姜 10g，大枣 10g，猪苓 10g，茯苓 10g，白术 10g，泽泻 15g，香附 12g，旋覆花 15g，陈皮 10g，紫苏子 10g，薏苡仁 15g，炒枳实 10g，丝瓜络 10g，厚朴 10g，合欢花 10g。7 剂，水煎，日 1 剂，分两次服。

3 月 11 日四诊：服药后症状缓解，停药后复发，述胸骨及胸部按压痛，按之能触及小硬块，呼吸不畅。胃脘部仍觉痞硬。大便 1 日 1 次、不成形；小便平，食纳可；寐差，凌晨 1 ~ 2 点易醒。舌偏淡暗，苔薄白，脉沉细弦软。加强化痰散结通络之力。

上方去枳实、苏子，加白芥子 6g，香橼皮 10g。7 剂，水煎，日 1 剂，分两次服。

按 语

足少阳胆经下胸贯膈，循胁里，络肝属胆，行人身之侧；手少阳三焦经布于胸中，散络心包，下贯膈，属三焦。少阳枢机运转，三焦调畅，水火气机升降自如，则机体内外通达，营卫和谐，上下和畅，升降有序，阴阳平衡，脏腑相得，尤其是木土相宜。胡珂教授指出，该患者关键病机当为少阳枢机不利，肝胆疏泄气机失常，导致少阳三焦水气内停，日久化湿成痰；又少阳经循行至胸胁，故胸部闷甚至痛，治以小柴胡汤疏理气机，通调水道，气行则水行。考虑患者痛处固定，病久且有按压痛，结合口臭、舌暗、脉软等症，病发时痰湿阻络乃关键病机，故予香附旋覆花汤化痰祛湿通络。香附旋覆花汤出自《温病条辨·下焦篇·暑温伏暑篇》第 41 条，其源头可参考《金匮要略》"胸痹，其人常欲蹈其胸上，先未苦时，但欲饮热，旋覆花汤主之"。原方组成：生香附三钱，旋覆花三钱（绢包），苏子霜三钱，广皮二钱，半夏五钱，茯苓块三钱，薏苡仁五钱。水八杯，煮取三杯，分三次温服。腹满者，加厚朴；痛甚者，加降香末。吴鞠通云："香附、旋覆善通肝络，而逐胁下之饮；苏子、杏仁降肺气而化饮，所谓建金以平木；广皮、半夏消痰饮之正；茯苓、薏仁开太阳而阖阳明。"吴鞠通称此方为"苦辛淡合芳香开络法"，具有两调肝胆、脾胃，并通肝络、散结滞、逐胁下水饮之作用。四川名医江尔逊先生善用此方治疗"苦痛"，常合用小柴胡汤疏利三焦气机。若停水化热明显，则合用十枣汤逐水化饮。复诊时患者尿频，考虑三焦水停突出，故合用五苓散，通阳化气利水。

（万常俊　周　旋　章美玲　张　涛）

二十五、其他病证

案一 大便里急，肠鸣气窜

安某，男，40 岁，2020 年 3 月 22 日初诊。

主诉：大便里急 4 月余。

现病史：自述 2019 年 11 月开始出现大便里急，伴反酸、嗳气、胸咽灼热，餐后胃脘痞闷，肠鸣气喘；大便质可、时溏、便意感明显，时而腹痛。舌淡红偏暗胖，苔薄白，脉弦。

辨证：肝气犯脾，肝脾不和，肝胃郁热。

治法：疏肝理气，柔肝泻肝，调和肠胃。

处方：柴胡四逆散合痛泻要方加减。柴胡 15g，黄芩 10g，法半夏 10g，党参 10g，白芍 30g，枳壳 15g，陈皮 15g，当归 10g，白术 10g，茯苓 12g，蒺藜 15g，炙甘草 6g，乌梅 15g，香附 10g，柿蒂 30g。7 剂，水煎，日 1 剂，分两次服。

3 月 29 日二诊：服药后肠鸣气窜感、里急后重缓解不明显。腹中隐痛，矢气频，胸咽热，大便时干时溏。舌偏暗红，苔薄白，脉弦。加强理气导滞、息风平肝之力。

上方去乌梅，陈皮增至 20g，加薤白 10g，香附 12g。7 剂，水煎，日 1 剂，分两次服。

4 月 5 日三诊：服药后症状略改善，但仍肠鸣气窜，里急后重，腹中隐痛，矢气频，胸咽热，大便时干时溏。舌偏暗红，苔薄白，脉弦。

辨证：脾虚肝郁，寒热错杂，脏气不利。

治法：酸敛泻肝，健脾通阳，清热利湿。

处方：乌梅丸加减。乌梅 40g，花椒 6g，干姜 6g，熟附片 6g，党参 12g，肉桂 3g（后下），白芍 30g，防风 6g，蝉蜕 10g，黄连 6g，黄柏 6g，炙甘草 10g，木香 12g，陈皮 30g，炒蒺藜 10g。7 剂，水煎，日 1 剂，分两次服。

4 月 12 日四诊：服药后大便急迫、肠鸣、嗳气诸症明显好转，大便多成形、偏细，目睛干涩，午饭食入即欲大便，偶反酸。舌淡红，脉弦软。加强健脾养肝柔肝。

上方去防风，党参增至 15g，炒蒺藜增至 15g，黄柏减至 3g，木香减至 10g，陈皮减至 20g，加吴茱萸 1g，菟丝子 10g，枸杞子 15g。7 剂，水煎，日 1 剂，分两次服。

4 月 19 日五诊：服药后症状改善，现肛门坠胀感。舌偏暗红，苔薄白，脉弦。

后乌梅丸加减治疗两月余，2020 年 7 月 12 日因感冒、咳嗽就诊时述未再发作大便急迫及腹中肠鸣。

按 语

本案患者因大便里急就诊，伴反酸、嗳气、脘痞、便溏等症。首先考虑肝气不疏、肝气乘犯为主要病机，予柴胡四逆散疏肝理气，然健脾和胃效果不明显。胡珂教授认为，当以疏肝理气之法治疗效果不显时，应开阔思路，考虑寒热错杂之证，结合脉弦、病久，诊治方案改为调肝为主，兼顾寒热虚实，予乌梅丸加减。《医宗金鉴》云："此药之性，酸辛甘苦、寒热并用，故能解阴阳错杂、寒热混淆之邪也。"方中重用酸甘敛肝之药，以泻肝平肝，佐以养肝阴、健脾胃之品，故病情逐渐稳定。在临床遇到肝脾不和、肝胃不和甚至肝肠不和之病机时，疏肝理气是重点，但也不能忘记酸肝柔肝以泻肝理气亦是关键。因肝为刚脏，体阴而用阳，易犯他脏。

案二　夜间舌干案

方某，女，80 岁，2020 年 11 月 17 日初诊。

主诉：夜间舌干两月余。

现症状：患者近两个月凌晨 2～3 点易出现舌干，咽干不痒，有白痰，口干饮水不多，润口即可；无口苦，纳可，寐可，胃脘部无不适。舌淡红，苔白稍腻、偏干，脉弦。

辨证：肝阴不足，津气不化。

治法：养肝阴，化津气。

处方：小柴胡汤加酸甘养阴之品。柴胡 10g，黄芩 6g，太子参 15g，北沙参 15g，花粉 15g，乌梅 20g，生地黄 24g，麦冬 10g，山药 12g，山茱萸 12g，牡丹皮 10g，炙甘草 6g。10 剂，水煎，日 1 剂，分两次服。

2021 年 1 月 21 日二诊：服药后诸症改善尚可，故自行停药。症见舌干，无口苦；咽干，可咳出少量白痰，偏黏；食纳可，寐可，余无明显不适。舌边红，苔薄黄，脉弦。加强清心热、敛气阴之力。

上方天花粉减至 12g，乌梅减至 10g，加连翘 10g，五味子 10g。14 剂，水煎，日 1 剂，分两次服。

2 月 4 日三诊：服药后舌干改善明显，仍口干，饮水多稍缓解；偶有咽干；胃脘部无不适，无嗳气及反酸；纳寐可；大便日一行、成形、解之畅，小便常。舌红，苔黄稍腻，脉弦偏细。加强养阴生津之力。

上方去乌梅，山药增至 20g，加天花粉 12g。21 剂，水煎，日 1 剂，分两次服。

后调治 1 月有余，随访 1 个月，未再复发。

按语

胡珂教授指出，患者因舌干燥就诊，突出表现于凌晨 2 ~ 3 点，肝经司令之时，并见脉弦、苔干之症；且夜半定时发作也属小柴胡汤证"休作有时"的发病特点。结合患者 80 岁高龄，考虑肝阴不足，津液不化，口腔舌体得不到阴津濡养，津液凝聚成湿成痰，故伴见咽喉痰多，白黏为主，或口黏、唇黏等症。治疗的关键当养肝阴，润肝体，濡体窍，用叶天士"酸甘养阴"之法，重用生地黄、乌梅酸甘之品养阴生津；因"肝阴肝血常不足，肝阳肝气常有余"，而肝阴不足势必影响肝气疏泄调达之性，故合小柴胡汤疏理肝气，不用半夏、生姜，是恐温燥伤阴；党参改太子参，减黄芩、柴胡用量，皆为养阴而设。

案三 心下悸动案

洪某，男，43 岁，2021 年 4 月 16 日初诊。

主诉：心下悸动不安两月余。

现病史：患者每至凌晨 3 点后自觉心下悸动，按压或端坐时缓解，近期频繁发作，两日一发；自述近期工作压力稍大；有口气；偶头晕，大便日 4 ~ 5 次、时溏时成形，小便平；食纳可，寐可。舌淡胖、尖红、边有齿痕，苔薄白腻，脉右沉细滑、左细软。

辨证：水饮中停，上犯凌心。

治法：温阳化水，潜镇心神。

处方：茯苓甘草汤合桂甘龙牡汤加减。桂枝 20g，茯苓 15g，生姜 20g，炙甘草 6g，法半夏 20g，党参 15g，龙骨 15g（先煎），牡蛎 15g（先煎）。7 剂，水煎，日 1 剂，分两次服。

4 月 22 日二诊：服药后心下悸动缓解明显，现时有心下悸动，偶胸闷，大便溏。舌淡红，苔薄白黄腻，脉细。

上方减桂枝、生姜至 10g，加龙骨、牡蛎至 20g，加乌药 10g，甘松 10g，降香 10g。10 剂，水煎，日 1 剂，分两次服。

按语

《金匮要略·痰饮咳嗽病脉证并治》指出："凡食少饮多，水停心下，甚者则悸，微者短气。"水饮停于胃中，最突出的表现就是"心下悸"。患者虽以心下悸动为主诉就诊，但结合舌体胖大、大便溏薄、脉弦等症，当为水饮上犯所致。患者小便尚可，水饮内停部位偏上，并见中焦胃脘之口气重，考虑中焦水停，上犯凌心，故治以茯苓甘草汤。张仲景常用本方治疗水饮停于胃中、阻碍气机、郁遏清阳所致的"厥而心下悸"。胡珂教授重用生姜，并加半夏以温化中焦水饮；重用桂枝，并加龙骨、牡蛎，是为桂甘龙牡汤。桂枝具有很好的降冲平悸功效，仲师多用于治疗悸动、上冲、奔豚证，其中桂枝、甘草温振心阳，龙骨、牡蛎潜镇心神，标本同治。复诊时予乌药、甘松、降香以降胃气，醒脾气，疏肝气。通过调节全身气机，以助平冲气上逆。

案四 手足麻、舌麻案

秦某，女，31 岁，2016 年 7 月 21 日初诊。

主诉：手足发麻 5 年。

现病史：患者 5 年来出现手足、舌唇发麻；四肢乏力，头晕；受凉后易咳嗽咳痰，且体窍发麻症状加重；胸闷，气短，口干口苦；食欲不振；大便平；夜寐一般；急躁易怒。舌淡暗，苔薄白中厚腻，脉细弦。

辨证：营卫不和，经脉不利。

治法：调和营卫，疏利经脉。

处方：柴胡桂枝汤加减。柴胡 15g，黄芩 6g，法半夏 10g，桂枝 20g，白芍 10g，生姜 6g，大枣 6g，党参 10g，川芎 10g，红花 6g，杏仁 10g，桔梗 10g，白前 10g，路路通 15g，炙甘草 6g。7 剂，水煎，日 1 剂，分两次服。

7月28日二诊：服药期间月经来潮，第1、2天量多，第3、4天量少，夹血块；咳嗽、胸闷、气短好转，口干苦减；舌麻、手足发麻减；纳寐安，大便平。舌滑嫩，苔薄黄，脉细。治以加强益气通阳之力。

上方加黄芪12g。7剂，水煎，日1剂，分两次服。

8月3日三诊：患者仍头晕，时而手足麻、舌中麻辣感；咳嗽减，胸闷、气短减；纳寐安，二便平。舌暗、边有瘀斑，苔薄黄，脉细弦。治以加强养血通经脉之力。

上方去白前，加鸡血藤20g。14剂，水煎，日1剂，分两次服。

8月17日四诊：服药后头晕、手足麻、舌麻均减轻；胸闷气短减少；二便平，纳寐可。舌淡暗、两侧瘀斑，苔薄黄，脉弦。治以养血活血通络。

上方去杏仁、桔梗，桂枝改至10g，加桃仁10g，当归10g，白芥子10g。14剂，水煎，日1剂，分两次服。

后以此思路辨证调治两月余，手足麻大减，未再就诊。

按 语

患者肢体经脉麻木，并舌体麻涩感，与天气变化有关，考虑经脉营卫不和，辨为太阳少阳两经之气郁滞不通，治当并去太少两经之邪，予柴胡桂枝汤调营卫，和表里。柴胡桂枝汤既有小柴胡汤之和解枢机、疏利肝胆之功，又有桂枝汤调和营卫、调节阴阳之效，适用于肝胆气机郁滞，郁热较轻，营卫不和，气血不足，尤其伴有肢体、关节酸软、疼痛、麻木、气窜者。复诊时加黄芪，乃成黄芪桂枝五物汤。本方主治血痹之证。血痹乃阳气不足，营卫不和，复感风邪，致营血运行不畅，痹阻肌肤所致，《素问·五脏生成》所谓"卧出而风吹之，血凝于肤者为痹"也。本案患者以手足、舌麻不仁为特征，故治以黄芪桂枝五物汤调营血，和卫阳；再加鸡血藤、当归、白芥子等加重养血活血通络之力，果获良效。

案五 腹中肠鸣案

饶某，女，49岁，2017年4月17日初诊。

主诉：腹中肠鸣3年余。

现病史：患者腹中肠鸣3年余，症见腹中肠鸣，无腹胀、腹痛、腹泻，进食青菜、木耳及解大便后缓解；食苹果后腹中肠鸣甚，进食生冷则牙痛，但腹部无不适；平素大便1~3天1次、多不成形、质软无黏液、无便血，未夹未消化食物；纳可，近因肠鸣影响睡眠；小便平；无口干口苦。舌暗淡、边有齿痕，苔白黄腻（自述刮苔，刮苔前有黄色），脉弦。

辨证：脾虚湿滞，肝脾不和。

治法：健脾祛湿，疏肝理气。

处方：当归芍药散加减。苍术 20g，白术 20g，白芍 30g，川芎 10g，当归 10g，路路通 15g，茯苓 15g。14 剂，水煎，日 1 剂，分两次服。

5 月 1 日二诊：服药后肠鸣有所好转，仍大便难解、3~4 日 1 次、成形、偏干；无口干口苦；纳可，寐一般；小便可。舌淡，苔薄白，脉弦。加强行气导滞通便。

上方白术加至 30g，加槟榔 10g，大腹皮 20g，火麻仁 20g。14 剂，水煎，日 1 剂，分两次服。

5 月 16 日三诊：服药后肠鸣明显好转；大便有便意需 7~8 小时后才能解出、3~4 日 1 次、成形，先燥如羊屎后正常；无口干口苦；纳可，寐可；小便可。舌淡，苔腻白，脉弦。

处方：白术 20g，白芍 30g，川芎 10g，当归 20g，路路通 15g，茯苓 15g，白蒺藜 10g，钩藤 20g，党参 10g，火麻仁 30g，柏子仁 10g，肉苁蓉 30g，杏仁 10g，苏子 10g。14 剂，水煎，日 1 剂，分两次服。

5 月 30 日四诊：服药后肠鸣好转明显，自行停药近两个月。现略肠鸣，无腹痛；仍排便不畅，需 7~8 个小时才能解出，4~5 天大便 1 次、成形；无口干口苦，无咽部不适；坐车有呕吐感，纳可，无胃胀反酸；月经先后不定期、量正常、有血块。舌淡暗、边有齿痕，苔白微腻，脉弦。治以柔肝健脾疏气，润肠升降通便。

处方：白芍 20g，白术 30g，当归 10g，白蒺藜 10g，火麻仁 30g，生地黄 10g，杏仁 10g，黄芪 20g，枳壳 30g，枇杷叶 10g。14 剂，水煎，日 1 剂，分两次服。

按　语

患者虽以肠鸣为主诉就诊，实乃大便难所致，概因肠腑通降不利而作响。治疗重点在于通降肠腑。患者无腹痛腹泻，以便意不强、肠腑通降缓慢为主症，结合舌苔、脉象及肝气易郁易犯他脏的病理特点，从治肝入手，予当归芍药散。该方为肝脾两调之方，其中又以治肝为主，可治肝脾不和，以肝经为主的病变。方中重用白芍，《伤寒论》云"太阴为病，脉弱，其人续自便利，设当行大黄芍药者，宜减之，以其人胃气弱，易动故也"。大黄、芍药作用虽不同，但其"易动"是一致的。正如《本经疏证》所说，"芍药能入脾开结""芍药合甘草以破肠胃之结"。芍药可通利气血而解便秘，配合通降腑气、润肠通便的治疗，虽未重在治肠鸣，而肠鸣得解。

案六 下腹及肛门坠胀案

王某，女，57 岁，2019 年 11 月 28 日初诊。

主诉：反复腹泻并下腹及肛门下坠感两月余。

现病史：患者两个月前因痔疮行灌肠术及服双歧杆菌四联活菌片后出现腹泻，并下腹及肛门有下坠感，以排便后明显；伴全身乏力；大便日一行、时不成形、偶挂厕；小便次数较多；易早醒，凌晨 4 点欲如厕；自述服用整肠生后下腹及肛门坠胀感缓解。舌红暗有瘀斑、体胖，苔白厚腻，脉细弦偏软。

辅助检查：肠镜（2019 年 10 月 28 日）示直肠息肉，已钳除。胃镜示非萎缩性胃炎；胃体多发息肉，已钳除。

辨证：脾气亏虚下陷，兼湿痰阻滞。

治法：健脾益气升阳，燥湿行气。

处方：补中益气汤加减。党参 12g，白术 10g，茯苓 10g，木香 6g，砂仁 3g，厚朴 10g，炙甘草 6g，苍术 10g，黄芪 15g，升麻 6g，柴胡 6g，陈皮 6g。7 剂，水煎，日 1 剂，分两次服。

12 月 5 日二诊：服药后症状改善，下腹及肛门坠胀感减轻，仍排便后明显，大便日行 1 次、质软成形、无挂厕、无黏液脓血；小便可，夜尿频；寐一般，凌晨 3 ~ 4 点欲排便；食后易胃脘胀痛，时反酸，无烧心，嗳气，无胃脘疼痛。舌红暗有瘀斑，苔白厚腻，脉弦滑偏细。

上方去陈皮，柴胡增至 15g，木香增至 10g，加黄芩 10g，防风 6g，羌活 6g。7 剂，水煎，日 1 剂，分两次服。

12 月 12 日三诊：服药后胃胀反酸减，便后肛门下坠感减，仍全身乏力；大便日 3 ~ 4 次、便软成形；夜尿 5 ~ 6 次。舌淡红有瘀斑，苔黄白腻，脉弦。治以增强酸肝敛肝泻肝之力。

上方改黄芪 20g，加乌梅 20g。14 剂，水煎，日 1 剂，分两次服。

后依此思路辨证调治 1 月余，肛门下坠感轻微，可忽略不计，未再求诊。

按 语

《医门棒喝》云："升降之机者，在于脾土之健运。"本案患者小腹及肛门坠胀，便后明显，并全身乏力，结合年龄及脉象，考虑脾虚气不举所致，治以升发脾阳为主，胡珂教授选用补中益气汤化裁。补中益气汤是李东垣根据《内经》"劳者温之""损者益之"提出的补益剂，可升提中气，恢复中焦升降功能。因肝易犯脾，尤其脾虚之时，故患者凌晨 3～4 点肝经司令时欲便明显。治疗时，全程不忘柔肝以泻肝，以达肝脾调和而补脾之效。

案七　腹中气窜案

王某，女，51 岁，2015 年 3 月 4 日初诊。

主诉：腹中窜痛 1 周。

现病史：自述 1 周来腹中肠鸣，气攻窜，腹痛时作；大便日两行、质软。舌暗红胖，苔薄白黄腻满布，脉弦。

辨证：肝郁脾虚湿阻，肝脾不和，肝亢乘脾。

治法：柔肝健脾，祛湿行气。

处方：当归芍药散合痛泻要方加减。当归 10g，川芎 10g，白芍 30g，茯苓 15g，白术 10g，乌梅 30g，防风 10g，黄连 5g，炙甘草 10g。7 剂，水煎，日 1 剂，分两次服。

3 月 11 日二诊：服药后自觉腹痛减，气攻窜感减轻；大便尚成形、质偏软；偶下脘痛。舌偏胖，苔白腻夹黄满布，脉弦。

上方黄连改为 3g，加藿香 10g。7 剂，水煎，日 1 剂，分两次服。

4 月 13 日三诊：服药后诸症好转明显，遂自行停药至今。现腰部酸、冷，如有物环束，紧绷感，睡觉时觉气短；夜间醒后有汗、黏；食后饱胀感，不可多食；矢气多，味臭。舌红，苔薄白，脉弦细。

处方：当归芍药散加减。当归 10g，川芎 6g，白芍 20g，白术 10g，茯苓 10g，泽泻 10g，柴胡 10g，黄芩 6g，乌梅 10g，钩藤 15g，防风 10g。14 剂，水煎，日 1 剂，分两次服。

按 语

患者腹中气窜感明显，并伴腹痛、肠鸣，考虑肝气犯脾，肝脾不和，治当疏肝理脾，方选当归芍药散。该方出自张仲景《金匮要略》，原文用治肝郁脾虚之腹中隐痛，正合本病病机。腹中气窜感、肠鸣乃肝气亢旺乘犯所致，肝强脾弱，木旺乘土，故治以抑木扶土。吴崑《医方考》云："泻责之脾，痛责之肝；肝责之实，脾责之虚。脾虚肝郁，故令痛泻。"胡珂教授选用痛泻要方，用补脾泻肝之法，肝脾同调。方中重用白芍、乌梅30g，取其性酸入肝，可柔肝养肝；再加防风、钩藤等酸甘敛肝，以平肝泻肝。

案八　脘腹怕冷案

吴某，女，71岁，2021年3月19日初诊。

主诉：脘腹部怕冷半年余。

现病史：患者自2001年行子宫切除术后逐渐出现肠胃不适。近半年脘腹怕冷，常需热敷方觉舒适；无胃胀胃痛，无反酸烧心；大便日两行、不成形、时黏厕；小便觉无力感，夜尿两次，血尿；时觉腰酸，稍动则易出汗；寐差，易醒。舌淡红偏胖，苔薄白腻，脉沉细滑软。

辨证：脾虚湿阻阳郁，阴阳不和。

治法：健脾祛湿通阳。

处方：柴胡桂枝汤合理中汤加减。柴胡15g，桂枝6g，黄芩6g，党参10g，白芍6g，法半夏20g，炙甘草6g，生姜10g，大枣10g，干姜6g，茯苓15g，白术10g，石菖蒲10g，菟丝子10g，远志10g，浮小麦30g，炒苍术15g。7剂，水煎，日1剂，分两次服。

3月26日二诊：服药后胃部怕冷改善，小腹怕冷甚，自服阿胶后出现。大便日1次、欠畅、不成形；喉中有痰；口干，无口苦；寐差，入睡困难，需服安定入睡；食纳可，天凉、阴雨天时全身困重；易出汗，以头颈部汗出为主；夜尿3次，下肢肿。舌淡红偏胖，苔薄白腻，脉沉细滑软。

上方茯苓增至20g，加炒白扁豆15g，以健脾祛湿。7剂，水煎，日1剂，分两次服。

4月1日三诊：服药后脘腹部怕冷较前明显改善；大便日一行、质稀溏、稍欠顺畅；无口苦，口干明显；出汗较前减少；双目干涩，下肢肿胀，无力感明显，以午后为甚；食纳一般、量少；小便频，夜尿3次；寐差，入睡困难，夜醒频繁，微汗出。舌淡红，苔根白黄腻，脉弦滑细。

上方去浮小麦、苍术、白扁豆，加重法半夏至30g，加薏苡仁40g，即合宁神方，加煅龙牡各20g（先煎），益智仁10g，以重镇养心安神。

按语

柴胡桂枝汤是在小柴胡汤功效的基础上合桂枝汤解肌祛风，调和营卫，调和阴阳，故驱邪扶正之力优于小柴胡汤，适用于少阳、肝胆气机郁滞、郁热较轻、正虚（营卫气血）相对明显，尤其伴肢体、关节酸软、疼痛、气窜者。本案患者因脾虚湿阻，肝胆疏泄失常，阳气内郁，故见脘腹怕冷而无胀痛；阳气内郁，阴阳不调，阳难入阴故而难入睡，治以柴胡桂枝汤调和阴阳，兼健脾和胃。患者脘腹怕冷，考虑脾胃气虚，脾阳不升，运化无权，故胡珂教授合用理中汤，加强温补脾胃、祛湿理气之功；再辅以自拟"宁神小方"加煅龙牡、益智仁交通阴阳，镇心安神。本案患者脘腹怕冷，实则阳郁为主，故临床不得不仔细辨别。

案九 舌糜案

熊某，男，43岁，2021年3月18日初诊。

主诉：舌头溃烂反复发作数年。

现病史：自述近年来舌头溃烂，口腔黏膜不适感明显，偶有口干口苦；胃脘部偶有灼烧感；无嗳气，偶泛酸；平素精神尚可，纳可，寐安；大便2～3天1次、偏软、成形、畅；小便常。舌红胖肿，苔白浊，脉弦软。

既往史：2015年行骨髓移植术。

辨证：脾虚湿热内伏。

治法：益气健脾，升阳透热，清热利湿。

处方：自拟"愈疮饮"合封髓丹加减。生甘草15g，党参15g，法半夏10g，黄芩6g，黄连6g，干姜6g，大枣10g，薏苡仁30g，琥珀6g（冲），苍术15g，蒲黄30g，柴胡15g，黄芪20g，砂仁6g，黄柏6g。7剂，水煎，日1剂，分两次服。

3月25日二诊：服药后胃脘灼热减轻；仍舌体易溃烂；纳可；口涎多；怕冷，易疲倦乏力，稍动则前额易汗出；寐安；大便成形偏黏、2～3日1次，有不尽感，小便平。舌红胖肿，苔白浊，脉弦细。

上方改干姜4g，加白及12g敛疮。7剂，水煎，日1剂，分两次服。

4月1日三诊：服药后感觉尚可，舌体红、糜烂、活动不利，无明显疼痛；口中涎液多，无异味，无口干口苦，无明显烧心；寐欠佳，易醒，多梦；晚餐后饮水则夜尿较前增多。舌暗红胖变形，苔少许白浊，脉弦细。

效不更方。7 剂，水煎，日 1 剂，分两次服。

4 月 8 日四诊：服药后症状较前稍缓解，仍舌体溃疡，口腔黏膜易溃烂；食纳较前增加；无口干口苦；无口中异味，多食则轻微胃胀；体瘦，易饥；寐可；大便 1～2 日一行、成形、挂厕，小便可。舌暗红胖变形，苔少许白浊，脉弦细。

上方改党参 20g，加炮附子 8g，制龟甲 6g，即合潜阳丹。14 剂，水煎，日 1 剂，分两次服。

4 月 22 日五诊：服药后症状较前好转，舌体溃烂愈合，食纳可，无口苦口干，胃饥多食；二便可；寐可，午后欲寐。舌暗红胖变形，苔少许白浊，脉弦细偏软。

上方去黄芪，改附子 10g，肉桂 1g。14 剂，水煎，日 1 剂，分两次服。

按 语

患者反复发作舌体溃疡，舌体糜烂，病程较长，伴湿浊内阻之脘胀，舌苔浊，舌体胖肿，考虑为脾虚阴火所致。采用自拟"愈疮饮"治疗。该方用于脾虚湿热内蕴，阴火上灼之慢性口腔溃疡，实为甘草泻心汤加减。该方见于《金匮要略》，用于治疗狐惑病。胡珂教授以该方治疗复发性口腔溃疡，疗效甚佳。再加入薏苡仁、琥珀、苍术、蒲黄、柴胡，针对湿邪郁遏生火之病机，再合潜阳封髓丹以清湿热，潜阴火。郑钦安这样解释潜阳封髓丹："夫西砂辛温，能宣中宫一切阴邪，又能纳气归肾。附子辛热，能补坎中真阳，真阳为君火之种，补真火即是壮君火也。况龟甲一物，坚硬，得水之精气而生，有通阴助阳之力，世人以利水滋阴目之，悖其功也。佐以甘草补中，有伏火互根之妙，故曰潜阳。"经云阴盛者，阳必衰，即此可悟用药之必扶阳抑阴也。

案十 耳鸣案

朱某，男，40 岁，2015 年 10 月 8 日初诊。

主诉：右侧耳鸣 10 个月。

现病史：患者自今年年初不明原因下出现右侧耳鸣，后听力减弱。经治疗（具体不详）后听力恢复。症见耳鸣时发，进食不慎或劳累后加重；自诉服龙胆泻肝丸后耳鸣略减轻，但服药后脘胀不适；夜寐正常，二便常，口时苦。舌淡红，苔薄。

辨证：脾虚阳郁，化风上扰。

治法：益气升脾开郁。

处方：补中益气汤加减。黄芪 20g，党参 10g，白术 10g，升麻 6g，柴胡 10g，黄芩 10g，石菖蒲 10g，葛根 30g，陈皮 6g，当归 10g，磁石 30g（先煎 30 分钟），炙甘草 6g。14 剂，水煎，日 1 剂，分两次服。

10 月 20 日二诊：服药后症状均较前明显减轻，但出现亢奋无法入睡，晨起口干，饮食可，大便调，小便平。精神尚可。舌淡稍偏红，苔薄偏黄，脉细。治以增强清降之力。

上方加栀子 10g，连翘 10g。12 剂，水煎，日 1 剂，分两次服。

后随访，耳鸣未再发作，未再就诊。

按语

患者因耳鸣就诊，临床上耳鸣多从肾或肝胆入手。该患者耳鸣以劳累或饮食不甚后明显，并服用龙胆泻肝丸以清泻肝胆实火，耳鸣虽略有缓解，但并见胃脘不适，故考虑患者虽是风火上扰耳窍所致耳鸣，而病位实则源自脾胃，脾不升清阳，阳郁可化火，扰及肝胆，循经上犯耳窍而出现耳鸣，故治疗重在升阳开郁散火，而非泻火，故以补中益气汤加减治疗。《古今名医方论》所谓："补中之剂，得发表之品而中自安；益气之品，赖清气之品而气益倍，此用药有相须之妙也。"另久病多虚亦多瘀，抓住患者劳累后耳鸣加重的辨证要点，辨为脾胃气虚，清阳不升证。补中益气汤也与病机相合，因而能够取得较好的效果。

案十一　尿血案

杨某，90 岁，2016 年 9 月 26 日初诊。

主诉：尿血 1 周。

现病史：自述既往尿常规隐血（++），蛋白（+++）。自上周开始尿频，尿血，发热，经西医抗感染治疗后好转，昨日又开始尿血，尿频，晨尿血，左下腹压痛；平素大便干结，数日 1 次；腹痛，烦热，口干咽燥，欲饮水，口中麻感。舌质偏暗、胖大，苔薄白，脉弦滑偏细。

辨证：下焦阴虚湿热，热伤血络。

治法：滋阴清热利湿，凉血宁络。

处方：猪苓汤加减。阿胶 20g（烊化），猪苓 10g，泽泻 10g，滑石 20g

（包煎），茯苓 15g，小蓟 10g，蒲黄 10g（包煎），焦栀子 6g，藕节 10g。4
剂，水煎，日 1 剂，分两次服。

9 月 29 日二诊：服药后尿频、尿血诸症改善；自觉咽喉干燥，喜饮，口
干无味，晨起口苦，口觉麻；腰痛涉及左下腹；双侧太阳穴牵拉痛，大便平素
干结，昨日服药后解大便。舌暗、胖大，苔薄黄，脉弦滑。治以养阴生津。

上方去栀子，加白茅根 20g，生地黄 10g，北沙参 10g。7 剂，水煎，日
1 剂，分两次服。

10 月 6 日三诊：服药后尿频、尿血减轻，咽中发干，不苦；下腹胀，不
痛；双侧太阳穴牵拉痛；大便先干后软；眠差；纳可。舌淡红，苔薄黄，脉
弦滑。

上方去北沙参，小蓟改 20g，加枳壳 10g。7 剂，水煎，日 1 剂，分两
次服。

10 月 13 日四诊：服药后诸症减；仍尿血，尿频，尿急，小便短，咽干，
口淡无味；今日头晕，身体作寒，精神差，左侧太阳穴抽痛；食欲欠佳，寐
差，白天神疲欲寐，大便质硬、日一行。舌红，苔薄黄干，脉弦。

上方去泽泻、蒲黄，加侧柏叶 10g，合滋肾通关丸（黄柏 6g，知母 6g，
肉桂 3g）。4 剂，水煎，日 1 剂，分两次服。

后随访 1 个月，未再复发。

按　语

患者尿血、尿频甚至尿痛，并有一派热象，考虑下焦湿热无疑。然患者
年岁已高，病程较长，故当考虑患者体质不足之存在，再者日久血络损伤外
溢，阴亏乃年老所致，故在清利下焦湿热、凉血止血宁络的同时，滋阴养阴
清热亦为关键。猪苓汤是张仲景在《伤寒论》中记载的处方，原文："若脉
浮发热，渴欲饮水，小便不利者，猪苓汤主之。"滋肾通关丸，又名滋肾丸
或通关丸，出自《兰室秘藏》，治"不渴而小便闭，热在下焦血分也"。本
案尿血乃阴虚有热，夹有脾肾气虚之证，故取《伤寒论》猪苓汤并合滋肾通
关丸以滋阴清热利湿，凉血宁络止血。

案十二　怕冷案

毛某，女，44 岁，2014 年 10 月 3 日初诊。

主诉：形体怕冷 10 年。

现病史：患者述全身怕冷 10 年。平素即怕风，10 年前在广东汕头打工时，于 4 月份至秋季在工作场所经常吹电扇，一次洗头后头发湿时吹电扇。自此之后即出现怕冷，不能吹风，冬季穿衣与常人无异，春、夏、秋季穿衣明显多于常人。因穿衣多活动汗出，汗出觉热，脱衣则凉。乏力不耐劳，腰酸活动后甚，纳少，食油腻食物易便溏。多方治疗，服用干姜、生姜、附子、鹿茸等热药，胃中、身上觉温暖，但易引发尿频、尿急、尿灼热，甚至导致妇科炎症带下色黄、量不多；食凉则怕冷加重。减少一件衣服即易外感，患外感后则口苦。曾服平和之药炖鸡、肉等，自觉症状有所好转。39 岁即已绝经，一般带下不多。刻诊：身穿三四件衣服，外为夹层外套，内为高领棉毛衫，不穿高领衣则觉风从颈部吹入（就诊的当天气温为 22～31℃，下午 27～28℃）。纳少，不耐油腻食物，口不干苦，小便少（白天两次，一般无夜尿），大便、睡眠可，身乏力。舌偏淡胖，苔薄白、中少许黄，脉右浮弦、左弦偏细。

辨证：肺脾气虚，卫外无力，反复受邪，枢机不利，肝胆气郁。

治法：疏利枢机，调和营卫，理气解郁，益气固表。

处方：柴胡桂枝汤合四逆散加玉屏风散加减。柴胡 10g，黄芩 6g，桂枝 10g，白芍 10g，党参 10g，半夏 10g，大枣 4 个，生姜 3 片，炙甘草 6g，黄芪 12g，白术 15g，防风 6g，枳壳 6g，水煎，日 1 剂，分两次服。

治疗两月余，怕冷明显缓解，与常人几无差异，故自行停诊。

按 语

本案患者身体素弱，肺脾气虚，卫外无力，不任外邪侵袭。反复受风，风寒之邪外侵，客于太阳卫表。因患者主要症状为怕冷，前医治疗多以温补为主，虽迁延时日逾十载，外邪一直未能表散，且补益之法又留邪。故外邪羁留体表不去，阻遏表阳，阳气上下内外运行不利，表里之阳气不通。少阳为枢，是全身气机升降出入的枢纽，表里阳气受阻，影响少阳枢机的运转，加之久病治疗少效，情志不畅，肝胆气郁，故予柴胡桂枝汤疏利枢机，调和营卫；因阳气阻遏不通，气机郁滞，身凉肢冷，故予四逆散理气解郁，疏通阳气；合玉屏风散益气固表，扶正达邪，补益肺脾。

案十三 癃闭案

林某，男，76 岁，1992 年 4 月 27 日初诊。

主诉：小便不通两天。

现病史：自述两天前在自家小商店卖货时无诱因突然出现小便点滴不通，小腹拘急，连及肛门坠胀，前医导尿两次失败，用行气利水、滋肾通关剂 1 剂，小便未通。患者小腹急胀难忍，前医只能用注射器自膀胱抽尿以缓其急。泌尿系 B 超提示：前列腺肥大并急性尿潴留。症见面色红赤，形体丰腴，语声洪亮，无腰痛膝软，纳食、大便正常。舌红，苔黄腻，脉弦滑，双尺脉不沉弱。患者既往咳嗽病史 1 年，近半年来稍喘，痰白黏稠，不易咳出。

辨证：痰热壅肺，水道不利。

治法：清热化痰，宣降肺气，通利水道。

处方：清金化痰汤加减。葶苈子 10g，前胡 10g，桔梗 10g，黄芩 10g，浙贝母 10g，车前子 10g，茯苓 15g，滑石 20g（布包），木通 10g。2 剂，水煎，日 1 剂，分两次服。

4 月 29 日二诊：服两剂后小便自行排出，小腹急胀若失。舌红，苔黄腻，脉弦滑。

上方两剂，水煎，日 1 剂，分两次服。

5 月 1 日三诊：服药两剂后，排尿通畅如初，唯咳嗽未瘥，继用清热化痰止咳之剂治疗。

按 语

经云："膀胱者，州都之官，津液藏焉，气化则能出矣。"肾司二便。小便排泄之异常，多责之水腑膀胱及水脏肾。寒凝膀胱、膀胱湿热等均可影响其气化，而发癃闭。肾阳亏虚，水气不化，膀胱失煦，故尿液潴留。脾胃中气不升，胞系了戾，亦癃闭之机。"肺为水之上源，通调水道，下输膀胱"。痰阻肺气，清肃失司，水道不利。胡珂教授提出，临证治疗癃闭之大旨当宣肺，不利水而收利水之效，"提壶揭盖水自流是也"，治肺而小便自利，此下病上取之法，治以清肺化痰汤，消除外邪犯肺之因，清其气郁所化之热，祛其津液凝聚之痰，通其津气痹郁之壅，复其肺气宣降之常。前列腺肥大、急性尿潴留、慢性支气管咳喘皆西医病名，与本病在发病上毫不相干，治疗用药也各不相同。中医治疗急性尿潴留伴咳喘，通过治肺而使尿潴留解除，充分体现了辨证论治的重要性。

案十四 肠结案

帅某，女，71 岁，2005 年 9 月 20 日初诊。

主诉：反复呕吐 1 年，加重 1 个月。

现病史：患者 1 年前无明显诱因出现呕吐，为胃容物，吐后则快，时腹胀，矢气后则缓，反复发作，时轻时重，一直未予正规治疗。1 个月前因情绪激动，病情加重，食入则吐，遂于 9 月 9 日住入某省级医院，诊为肠梗阻，经西医对症支持治疗 10 余天疗效不佳。后于我院门诊以攻下逐饮法治之，予己椒苈黄汤 3 剂，罔效，遂收入住院。入院症见：食入、饮入即吐，呕吐大量水液，盈碗盈盆，夹有未消化食物，烧心，反酸，偶腹胀，口干欲饮，小便短少，大便稀溏量少，夜寐差。舌暗红，苔薄白少津，脉弦细。

既往史：5 年前发现宫颈癌，放疗导致放射性肠炎，发生肠穿孔并腹膜炎，后行直肠穿孔改道术。有左腹股沟斜疝病史 1 年余。查体：神志清，精神差，腹软、稍膨隆，无压痛及反跳痛，肠鸣音减弱，2 次/分。

辅助检查：腹部 CT 示左斜疝伴肠梗阻。

辨证：饮犯中焦，腑气不通。

治法：利水化湿通腑。

处方：五苓散加味。桂枝 10g，白术 15g，茯苓 20g，猪苓 20g，泽泻 15g，炙甘草 3g，法半夏 12g。两剂，水煎，日 1 剂，分两次服。

9 月 23 日二诊：服药后症状明显缓解，未出现呕吐，仅清晨漱口时呕出少量黄水，大小便量均增多，口干较前缓解。舌暗红，苔薄白，脉弦细。

上方去法半夏，炙甘草改为 6g。4 剂，水煎，日 1 剂，分两次服。

9 月 26 日三诊：患者无呕吐，腹胀明显减轻，大便泻下如水样，呈喷射状，口干作渴，稍有口苦，心烦，小便量可。舌暗红，苔薄白，脉沉弦细。

辨证：热陷阳明之热利。

处方：葛根黄芩黄连汤合五苓散加减。葛根 15g，黄芩 8g，黄连 5g，生甘草 6g，猪苓 15g，泽泻 20g。两剂，水煎，日 1 剂，分两次服。

药后泻下好转，无呕吐，无腹胀，大便稀，有矢气，仍口干，心烦，小便量可，舌红，苔薄白，脉弦细。腹部立卧位片示肠腔内未见明显肠梗阻影像。

上方加法半夏 12g，两剂。

服药后大便成形，能进食，肠鸣音正常，9 月 30 日痊愈出院。

按 语

本例患者以食入、饮水即吐，呕吐物为大量水液为主症，盈碗盈盆，伴有口干，小便量少，舌少津，反不见腹满胀疼痛拒按等肠腑热结之征。胡珂教授认为，本案为典型的水逆证。仲景曰："……渴欲饮水，水入则吐者，名曰水逆，五苓散主之。""……其人渴而口燥，烦，小便不利者，五苓散主之。"据方证对应的治疗思路，此案正符合五苓散方证。据此断为膀胱气化不利，水饮上犯中焦。五苓散化气行水，加法半夏既能化饮，又能止呕。气化水行虽不治梗阻，而肠梗阻自除。患者入院之初大便稀溏量少，服五苓散后大便量增多，至服药 5 剂后出现大便泻下如水样，呈喷射状，口干作渴，当时考虑为热陷阳明之热利（暴注下迫）。现反思之，此判断有误。系因水饮除上犯胃腑，也下泄肠腑，阻遏太阴脾阳。五苓散通阳化气行水，水饮去则阳气通，脾气渐复，正胜邪祛，故肠中水饮随脾气充实而得以排出。正如《伤寒论》第 278 条曰："……系在太阴……至七八日，虽暴烦下利日十余行，必自止，以脾家实，腐秽当去故也。"

案十五　肝痛（肝脓疡）

徐某，男，5 岁半，2000 年 2 月 3 日初诊。

主诉：右上腹疼痛伴发热反复两月余。

现病史：患者两个月前开始出现右上腹痛，伴发热，体温最高 39℃，于省儿童医院住院治疗。腹部 B 超提示：①右肝脓疡并腹腔积液；②右侧胸膜炎并积液；③右下肺炎。当时予以抗炎、支持治疗，并行胸腔积液引流术，腹痛减轻，仍时有发热，故于 2000 年 1 月 21 日出院而入省中医院儿科住院治疗。入院后患儿体温波动在 38～39℃ 之间，最高达 40℃，咳嗽少痰，背部引流创口未愈，流出脓水。右上腹痛，间断发热，精神疲软，纳食、大便尚调，小便黄。查体：体温 36.5℃，营养较差，右颈部可扪及一黄豆大淋巴结，右肺可闻及湿性啰音，叩诊浊音，右肩胛下见一 1.5cm 手术创口，未愈合。腹部膨隆，腹肌较紧张，右上腹压痛，肝下界于右胁下可扪及 3cm，叩击痛，移动性浊音阳性。血常规检查：红细胞 2.65×10^{12}/L（↓），血红蛋白 61g/L（↓），白细胞 25.7×10^{9}/L（↑），N 0.81（↑），L 0.16（↓），ESR 85mm/h（↑）。腹部 B 超提示：肝右后叶见一直径约 7.6cm×6.1cm 的非均质性光团，内部光点粗大，不均匀，其中心探及 3.0cm×1.4cm 不规则液暗区。

腹部 B 超提示：①肝大；②肝脓疡。住院部医生诊为肝痈（湿热毒邪蕴结），治以清热化湿解毒，方用甘露消毒丹合五味消毒饮（藿香 6g，滑石 10g，虎杖 10g，黄芩 6g，连翘 10g，野菊花 15g，金银花 15g，紫背天葵 10g，蒲公英 15g，郁金 6g，甘草 3g。10 剂）。创口配合外科换药，西医予抗炎、支持、对症治疗。2000 年 2 月 1 日复查腹部 B 超提示肝右后叶见一直径约 7.7cm×6.7cm 的光团，内有直径约 2.4cm×1.6cm 的液性暗区。家属为求进一步诊疗，患者于 2000 年 2 月 3 日出院，并于出院当天至胡珂教授处求诊。

症见患儿仍发热，体温未测；右上腹压痛明显；精神萎软，汗出较多；右背部创口颜色不鲜活，脓水清稀。舌质淡，苔黄腻，脉滑数、重按无力。

辨证：气虚毒恋。

治法：益气托疮，清热解毒。

处方：托里消毒散加减。黄芪 15g，党参 6g，当归 6g，皂角刺 8g，白芷 6g，没药 4g，升麻 10g，金银花 10g，败酱草 15g，茯苓 10g，炙甘草 3g。5 剂，水煎，日 1 剂，分两次服。

2 月 8 日二诊：药后热退，仍右上腹压痛，但程度减轻。上方加柴胡 8g，加强疏泄肝气。

后复诊多次，在上方基础上加减，如出现胸闷咳喘，加 6g 桑白皮，并加 6g 天花粉助消痈排脓；为促进溃脓面愈合，加重黄芪至 20g，并加 8g 党参健脾益气固摄；脓液较多时，考虑热毒甚，升麻用至 18g；纳差时加谷芽、麦芽、山楂等消食健脾开胃；自汗较多时加煅牡蛎 15g，凤凰衣 5g。前后治疗 1 月余，患儿热退而未复，右上腹压痛除，精神转佳，体重增加，右背创面收口愈合，未见脓水。就诊期间先后 3 次复查腹部 B 超，提示脓疡逐渐缩小，乃至消失。

2000 年 2 月 16 日腹部 B 超示肝内光团大小约 7.3cm×6.0cm，液暗区大小约 1.9cm×0.7cm；胸水暗区 1.0cm。2000 年 3 月 2 日腹部 B 超提示肝内光团大小约 3.8cm×3.6cm，未见液暗区。结论：右肝脓疡恢复期。2000 年 3 月 30 日腹部 B 超提示肝回声较致密，光点粗强，未见光团。2000 年 12 月 26 日复查 B 超（超声号 20008608）示肝脏未见异常。

后随访两年，一直未复发。

按 语

肝脓疡多属热毒蕴结，故清热解毒、消痈排脓乃治之常法。然脏腑之热毒邪气的清除消散，不仅需依赖药物，更需借助人体正气的强盛以抗邪。若患者身体素弱，或高年或年幼，均可因壮火食气，而致病久邪热损伤正气。患者因形体羸弱，正气不足，不能祛邪外达，而致热毒留恋，而呈正虚邪实、虚实夹杂之候。此时若只见热毒之邪，忽视人体正虚，一味清热解毒化湿，则往往疗效不佳。

本案患儿素体身体羸弱，加之病延逾月，热毒久羁，进一步耗伤正气，导致正虚不能托邪于外，故而脓疡久不消散（表现为脓疡面积不缩小、不液化）。因热毒内结不散，故发热反复，且热势较高，并见右上腹压痛明显。

痈脓的产生为热毒蕴结，阻滞气血，热毒与气血相互搏结，化为脓血。治疗初期多为清热解毒，然痈脓日久不愈，可耗伤气血，而痈脓的愈合也需依赖气血以生肌长肉。气血不足，痈脓自然难以愈合，治当益气养血，托毒生肌，仿中医外科治疗疮疡久不愈合法，用托里消毒散。方中重用黄芪补气固表，托疮生肌，甘温除热；党参助黄芪温脾益气；茯苓健脾渗湿；背部创口迁延不愈，日久耗伤气血，配当归养血活血；皂角刺、没药活血化瘀，托毒排脓，去腐生肌；白芷消痈排脓；升麻、金银花、败酱草清热解毒；炙甘草调和诸药。全方共奏益气扶正、托里解毒、化瘀排脓之功。

案十六　高热案

胡某，男，32岁，工人，2009年5月17日初诊。

主诉：腹胀大两年，发热5天。

现病史：患者两年前出现腹部胀大，呈进行性加重，去年11月省人民医院剖腹探查病理诊为胃肠间质瘤，因瘤体包裹重要血管未能手术切除。近1年来，腹部进一步胀大、质硬。5天前，因出差外地不慎受寒出现发热恶寒，于当地社区医院消炎药治疗，发热不退，每于服退热药后热退，药效过后热势再起，以中低热为主，有时高热。进行性消瘦，腹部增大，尿少肢肿。症见腹胀大质硬，发热，无恶寒，尿少而黄，下肢轻度浮肿，剑突下疼痛，恶病质。入院体温38.8℃。舌质红，苔黄，脉弦。

中医诊断：发热（少阳发热）。

治法：和解少阳为主。

处方：小柴胡汤加味。柴胡15g，黄芩12g，人参6g，姜半夏12g，大枣12g，连翘12g，石膏25g，鳖甲9g。7剂，水煎，日1剂，分两次服。

5月24日二诊：服药后上症缓解，仍反复发烧，夜半热甚，今日凌晨2

点发热至 39.2℃，今晨测体温为 37.5℃，面色苍白，两颧桃红如妆，精神软弱，神疲乏力，少气懒言，汗出，左侧居多。舌淡，苔薄白，脉细弦有力。改用益气养阴清热法。

处方：竹叶石膏汤加味。淡竹叶 15g，石膏 25g，人参 9g，麦冬 30g，姜半夏 12g，黄芩 12g，大枣 9g，五味子 12g。3 剂，水煎，日 1 剂，分两次服。

中医诊断：发热（少阴病）。

辨证：阳虚阴盛，格阳于外，戴阳于上。

治法：温阳破阴，引火归原。

处方：四逆汤。制附片 30g（先煎 3 小时），干姜 20g，炙甘草 60g。两剂，以水 1500mL，煎取 600mL，冷服，每两小时服 200mL。

5 月 27 日三诊：仍四肢无力，冷汗，面色苍白，精神软，神疲乏力。发热明显好转，热势下降，脉搏较前反无力。且述近日饮食、服药呕吐。

处方：制附片 40g（先煎 3 小时），干姜 20g，炙甘草 60g，法半夏 30g，生姜 25g。两剂，以水 1500mL，煎取 600mL。冷服，每两小时服 200mL。

5 月 31 日四诊：凌晨 1 点发热 37.7℃，今晨热自退，面色较前转红润。舌淡红，苔薄白，脉细弦数。

处方：制附片 30g（先煎 3 小时），干姜 30g，炙甘草 30g，红参 10g，葱茎 9 根。两剂，以水 1500mL，煎取 600mL，冷服，每两小时服 200mL。患者要求出院。

按 语

实热面红为满面通红；阴虚内热面色潮红，两颧为主；阴盛格阳两颧淡红、浮红，红色看上去表浅，如化妆的粉脂，似乎用手都能擦去。晚期癌肿（癥积），正气衰败，阳气虚弱，御邪无力，故易感外邪；或感邪后难以速愈；或邪气入里，导致重证、危证。患者起病之初，社区医生多用解热药发汗，徒伤阴津、阳气；消炎药伤阳（一般认为抗生素类似中药苦寒药）。入院后医者因其有受寒病史，病程短，发热较高，尿少而黄，尤其是舌质红，苔黄，脉弦，辨证为少阳发热，治以小柴胡汤加味和解少阳为主。小柴胡汤虽能扶正祛邪，但毕竟以驱邪为主，后改用的益气养阴清虚热法也属清凉。况炎琥宁、复方苦参注射液更是苦寒伤阳之品，使用达 20 余天。以上诸法均虚其已虚之阳。患者阳虚之体，因公出劳顿，复外感寒邪。始属太阳病营卫不和，或太少合病，故见发热恶寒，治疗当邪正兼顾，随证用方，或桂枝汤，或桂枝加附子汤，或麻黄细辛附子汤，或麻黄附子甘草汤。太阳藩篱本已不固，邪气直中少阴，损伤阳气，心肾阳衰，阴寒内盛，阴阳格拒，浮阳外越。阳浮于外则身热，阳浮于上则面如妆朱。夜半阴气益甚，更易形成格阳之势，故每于凌晨热势更甚（子时一阳生，阳气出生，阳弱则阴盛）。阳衰本以微弱欲绝脉、浮大中空无根脉为多，但阴寒内盛亦可见脉弦紧，甚至可出现脉有力之脉证不符假象，为正衰邪盛之危象。火神派祖师郑钦安即认为脉可"浮空劲急"。

郑钦安认为，阳虚证有面赤如朱而似实火，有脉极大劲如石，有身大热，有满口齿缝流血，用气喘促，咳嗽痰涌者。治疗当回阳救逆，引阳回窟。附子是扶阳第一要药。大剂量使用时需注意：①宽水久煎。大剂附子必须先煎1~3小时，然后再入他药同煎。若煎煮过程中水量不够，应加冷水，不能加热水。高压锅加热至120℃两小时即可破坏附子的毒性。②配伍。附子与干姜、甘草同煎，其生物碱会发生变化，毒性大大减低。③解毒。一旦附子中毒，可用炙甘草、蜂蜜、绿豆、黑小豆、防风等解毒。

案十七　结胸案

吴某，女，40岁，2010年11月10日初诊。

主诉：上腹部胀痛两天。

现病史：患者于2010年11月8日午饭后突然出现上腹部持续性胀满疼痛，无暴饮暴食、饮酒及进食肥腻食物史。伴恶心呕吐，呕吐物为胃内食物。自服胃药未缓解，8日晚上仍持续性上腹部疼痛。当地医院诊断为急性胰腺炎，治疗后恶心呕吐止而腹痛无好转，反逐渐加重，故来我院治疗。症见上腹胀痛较剧，连及腰背部呈束带状，自胃脘至小腹硬满痛拒按而手不可触及，时反酸，口干口苦明显，喜冷饮，大便两日未解，未进食，稍有胸闷心慌，夜寐欠佳，形体肥胖。舌红，苔白黄腻，脉弦滑。

辅助检查：血淀粉酶131U/L，尿淀粉酶2092U/L。血常规示白细胞28.3×10^9/L，中性粒细胞91.2%。CT示胰腺炎；胆囊结石。

中医诊断：结胸（水热互结胸腹）。

治法：泄热逐水。

处方：大陷胸汤。大黄15g（水煎），芒硝10g（烊化），甘遂末1g（冲服）。

中药外敷：大黄250g，芒硝120g，以水调成稠糊状，装袋外敷胰腺体表部位。

11月12日二诊：昨急服中药1剂，共排大便7次、稀水样、量较多，腹部疼痛及压痛均明显减轻，可以按压。

11月13日三诊：两剂大陷胸汤服完，自觉腹痛轻微，欲进食，可自行行走，大便8次，仍如水样，量不多，上腹偏右轻度压痛。舌红，苔白腻微黄，脉弦滑。互结之水饮邪热得以顿挫，邪势已微。

辨证：肝胆湿热，水饮未尽。

治法：清利疏利肝胆为主，兼泄水热余邪。

处方：大柴胡汤加味。柴胡10g，黄芩15g，大黄15g，大枣3枚，生姜4片，法半夏10g，白芍20g，枳壳10g，槟榔15g，郁金10g，谷麦芽各15g，焦山楂30g。4剂，水煎，日1剂，分两次服。嘱禁食。

11月16日四诊：服药后腹痛消失，轻微压痛。血、尿淀粉酶正常。嘱患者可少量饮水和进食米汤。

因患者自行食较多稀饭，出现食入即吐，中上腹部压痛。证为热食痰互结。以四逆散合小陷胸汤加消导药。3剂后腹痛、压痛消失。复查CT，胰腺基本正常。

按语

急性胰腺炎属中医学"胰瘅""腹痛"等范畴。患者多因过食肥甘，恣饮酒醴，暴饮暴食，损伤脾胃，或情志内伤，肝郁气滞，横逆犯脾，脾失健运，食滞中焦，酿生湿热，湿热熏蒸肝胆，与肠腑宿食、糟粕相结，腑气不通而致。患者多见脘腹或脘胁胀痛，拒按，纳差，恶心呕吐，大便秘结，或伴黄疸，舌红，苔黄厚腻，脉弦滑数。治疗此病采用具有疏肝利胆、通腑泄热功效的大柴胡汤、清胰汤为临床有效方剂，甚至有用大承气汤通腑攻下为主者。若患者夙患水饮，或湿热阻滞，脾失运化，肝失疏泄，三焦气化不利，也可导致水饮内停；或肝郁化热，或脾胃肝胆湿热蕴结，邪热与水饮互结，水饮停于胸胁、心下胃脘，甚至弥漫全腹上下，表现为胃脘硬痛不可按，甚至从心下至小腹硬满而痛手不可近，大便不通，或兼有胸闷，脉弦（紧）滑，如同"大结胸证"，此时如用大柴胡汤等则病重药轻，当以大陷胸汤泄热逐水破结。方中甘遂峻下逐饮，大黄泄热荡实，芒硝软坚破结。

本方作用峻猛，尤其是甘遂，极易伤正，故临床使用时应注意以下几点。

1. 甘遂所含的三萜类成分是一种难溶于水的黄色树脂状物质，故甘遂煎剂无泻下作用。因此不宜入煎，应研末冲服。仲景在本方中"内甘遂末"于大黄、芒硝煎剂中，正是采用这种服用方法。

2. 甘遂苦寒，性猛有毒，用药剂量应极其慎重。仲景在本方中每剂用一钱匕，分两次服。汉时一钱匕相对于现代 1.5~1.8g，则仲景所用剂量每次为 0.75~0.9g。可见仲景使用甘遂也是很慎重的，剂量也不大，体现了其护正气、保胃气的思想。现临床常用量为每次 0.6~1.5g，大剂量也有用至 2~3g 者。为安全起见，起始以小剂量 0.5~1g 为妥，泻下作用不明显时再加量。大陷胸丸方后注"如不下，更服，取下为效"，逐渐加量。

3. 《素问·六元正纪大论》云："衰其大半而止，过者死。"《素问·五常政大论》曰："大毒治病，十去其六。"所谓"大毒"，并非指有毒药物，主要是指作用峻猛之药。大陷胸汤中的药物均属"大毒"，药后多大小便增加，特别是大便增多，始呈稀糊状，后为水样，此乃前后分消水饮、邪热，若过用，易耗气伤津，苦寒败胃，故用药当适可而止，仲景曰："得快利，止后服。""快利"的指征，或曰停药的指征，胡珂教授认为，第一要观察大便的多少，以每日稀水样大便 6~8 次，便量适中为度；第二更重要，要观察腹痛及压痛的变化。由于饮热互结，腑气不通，不通则痛，故腹痛越重，疼痛及压痛范围越大，说明饮邪越甚。腹痛、压痛明显减轻就证明饮邪已"衰大半"，乃停药的最直接证据。

4. 逐水剂泻下过猛，大便泻下太多，一般饮冷粥以养胃气，以助于减少泻下次数。此指其他疾病，如腹水、胸水、重度水肿而言。急性胰腺炎患者必须禁食，减少胰腺分泌，故不能饮粥。由于逐水攻下"泻下伤正"主要表现为失水、电解质紊乱，故在输液的基础上，需根据泻下失液的程度，适当增加液体和补充电解质。

5. 本方主要用于邪实体壮、正气不衰者，对邪实正虚者不能孟浪行事。仲景提出"结胸证，其脉浮大者，不可下，下之则死"（《伤寒论》第 132 条）。此浮大脉是指脉浮大无力，轻取即得，按之空豁，主正气虚衰。邪实当泻，正亏不任峻泻，故云"下之则死"。临床凡见脉浮大中空、微细欲绝者，或有严重并发症，如休克、心衰、上消化道大出血等，属中医邪闭正脱，禁用本方。可先予中西医结合抢救，危重情况纠正后，再根据病情或攻补兼施，或小制其剂专事攻下。对平素体质欠佳、气血不足的患者，本方并非绝对禁用，可在补充水、电解质，加强支持疗法，密切观察病情的基础上，小剂量审慎使用。

本案患者素患胆石，体态肥胖，其病机乃肝胆失疏，三焦不畅，脾失健运，痰、湿、热蕴结，水饮内停。肝胆气郁化热，与水饮互结，弥漫胸胁、腹腔上下，故见腹痛，自胃脘至小腹拒按而手不可触及，胸闷；水饮凌心则心悸；肝木曲直作酸则反酸；胆火上炎伤津则口苦口干喜冷饮；水热阻结，腑气不通则不大便。治以大陷胸汤后泻下大量水样便，水热之邪得以外泄，故服药1剂腹痛、压痛明显减轻；两剂服完，腹痛轻微，大便量减少。若用常规方药，如大柴胡汤类治疗如此重的急性胰腺炎患者，往往不能迅速控制疼痛，一般需1周以上。患者水饮已去大半，更方大柴胡汤清泻疏利肝胆为主，兼泻水热余邪。腹痛消失后，因患者饮食不慎，出现呕吐、胃脘部压痛，与《伤寒论》第138条"小结胸病，正在心下，按之则痛"的描述相似，故采用四逆散合小陷胸汤疏肝利胆，清热化痰开结，佐以消食导滞之品。

案十八　胸前发冷案

吴某，女，73岁，2022年5月27日初诊。

主诉：胸前发冷1月余。

现病史：患者近1个月觉胸前发冷，遇风则甚，时有心慌、胸闷；无咳嗽咳痰；双下肢冷，无水肿；大便日一行、成形，小便平；寐差，难入睡。舌边暗红，苔薄黄，脉弦。

中医诊断：胸前发冷（阳郁不宣，上焦郁热）。

治疗：疏气通阳，宣透郁热。

处方：小柴胡汤合栀子豉汤。柴胡15g，黄芩6g，法半夏10g，太子参12g，生姜10g，炙甘草6g，焦栀子15g，淡豆豉10g。10剂，水煎，日1剂，分两次服。

6月6日二诊：服药后胸前发冷及双下肢怕冷改善明显，现仍觉怕冷，时有心慌；寐差，入睡难，易醒；纳可；大便常，小便次数多、量少。舌偏红，苔薄黄，脉弦。

效不更方，7剂，水煎，日1剂，分两次服。

按　语

《金匮要略直解》言："诸阳受气于胸。"胸处阳位，乃清旷之区，诸阳受气于胸中，凡素体阳气不足，皆可从胸阳立论，故有"胸为清阳之府"之说。《临证指南医案》中清阳一词共出现五十余次，如"上脘部位为气分，清阳失司，仿仲景微通阳气为法"；"清阳不肯转旋，脘中不得容纳"；"俾清阳旋转，脾胃自强"；"清阳不得舒展，浊气痞塞僭踞"等。患者以胸前怕冷为主诉求诊，结合脉象及症状表现，并未发现其阳虚不足之象，胡珂教授指出，此时当知阳气不宣，畅达不利亦能影响阳气温煦之功，治疗当以通阳为主，故以小柴胡汤治疗。正如《伤寒论》第148条所云："伤寒五六日，头汗出，微恶寒，手足冷，心下满，口不欲食，大便硬，脉细者，此为阳微结……"阳郁日久化热，故见心慌、不寐、舌红等上焦郁热之症，故合栀子豉汤透散郁热，通行郁阳，阳气畅行，温煦敷布则恶寒怕冷自除。

案十九　脱发案

陈某，女，42 岁，2021 年 5 月 26 日初诊。

主诉：脱发两月余。

现病史：患者近两个月脱发严重，头皮易出油，情绪易焦虑，偶有心慌。纳一般，寐一般，不易入睡，易醒；口干无口苦，无嗳气；有贫血病史，偶有头晕，全身酸胀不适；大便 1～2 日一行、成形、畅；小便黄。舌偏淡胖边偏红，苔薄黄，脉沉细。

中医诊断：脱发（血亏气郁）。

治疗：疏气养血。

处方：小柴胡汤合四物汤加味。柴胡 15g，黄芩 10g，法半夏 10g，党参 15g，生姜 10g，大枣 10g，炙甘草 6g，当归 10g，川芎 10g，生地黄 10g，炒白芍 10g，桑葚子 15g，侧柏叶 30g，白术 10g，防风 10g，陈皮 6g，枸杞子 10g。7 剂，水煎，日 1 剂，分两次服。

随访 1 年，患者自述服上方后脱发改善明显，后自行停药，此次因外感就诊。

按语

《素问·六节藏象论》言："发为血之余。"脱发或因邪阻或因血亏，血不濡养发根所致。因"肝为藏血之脏"，血亏不能入肝，肝气疏泄不利，或肝气亢旺化风扰及头部；或肝气郁而不畅，气不行则血不行，故予小柴胡汤疏气柔肝养肝，四物汤养血生发，侧柏叶凉血防脱，防风柔肝息风。诸药合用，血可养，气可疏，发根得养，气血畅利，则脱发自止。

案二十 咽痛案

戚某，男，36岁，2022年7月29日初诊。

主诉：咽痛3天。

现病史：患者3天前食辛辣食物后，加之夜间吹空调出现咽部红肿热痛，自服阿莫西林后咽红症状稍缓解。症见仍咽痛，流清鼻涕，无恶寒发热。自述今年夏天不耐空调，易出现恶寒畏寒；大便日一行、成形、色深褐、进食生冷易腹泻，小便平；食纳一般，寐平。舌边偏暗红，苔白，脉弦、按之偏软。

中医诊断：咽痛（少阴阳虚阳郁）。

治疗：助阳通阳。

处方：麻黄附子细辛汤合桔梗汤。麻黄6g，附片6g，细辛5g，桔梗10g，甘草10g。4剂，水煎，日1剂，分两次服。

8月17日二诊：服药两剂后咽痛即除。此次因小便刺痛1周就诊，既往有前列腺炎病史，平素怕冷，不喜吹空调；进食生冷易腹泻，余尚可。舌边略红，苔薄白稍腻，脉弦细。

中医诊断：淋证（阳虚湿热滞下）。

治法：温阳化气，利水清热。

处方：真武汤加减。附片6g，炒白芍10g，炒白术10g，生姜6g，滑石15g（包煎），茯苓20g。5剂，水煎，日1剂，分两次服。

按语

足少阴肾经，从肾上行，穿过肝和膈肌，进入肺，沿喉咙系舌根两侧。仲景认为，咽痛亦有属于少阴病者。尤在泾云："少阴咽痛，甘不能缓者，必以辛散之，寒不能除者，必以温发之。"患者虽正值壮年，咽痛急发，但结合其脉象软而无力，腹不耐寒，考虑脾肾阳虚。外感风寒，阳郁客咽，郁而化热，故见咽部红肿热痛，治以麻黄附子细辛汤温阳散寒，予桔梗汤通阳除痹利咽。麻黄附子细辛汤出自《伤寒论》，仲景用治太阳少阴两感证，实际就是素体阳虚之人感受外寒之证。本方药虽寥寥数味，但组方严谨。方中麻黄辛温，散寒解表；附子辛热，温肾助阳；细辛辛温，归肺、肾二经，气味雄烈，性善走窜，通彻表里，助麻黄解表，鼓动肾中阳气，协附子温里。复诊时以淋证就诊，考虑下焦气化不利，水气内停，结合素体脾肾阳虚，故予真武汤加滑石利水湿，助气化。

（章美玲　李清梅　张涛）